Werner Bartens

Das neue Lexikon der Medizin-Irrtümer

SERIE PIPER

Zu diesem Buch

Ist fettarme Ernährung gesund? Deuten weiße Flecken auf dem Fingernagel Eiweißmangel an? Deckt der jährliche Gesundheitscheck verborgene Krankheiten auf? Schützt eine Gesichtsmaske vor der Ansteckung mit Sars? Entzieht Kaffee dem Körper Wasser? Verursachen Haarfärbemittel Krebs? Lebt man länger, wenn man weniger isst? Sind schwere Nebenwirkungen selten? Soll man bei Grippe viel trinken? In kaum einem Bereich existieren so viele verblüffende, erschreckende und unglaubliche Halbwahrheiten wie in der Medizin. Werner Bartens hat auch in seinem »Neuen Lexikon der Medizin-Irrtümer« jede Menge neue Vorurteile und fragwürdige Behandlungsmethoden zusammengetragen – zum Trost und zum Vergnügen der Patienten.

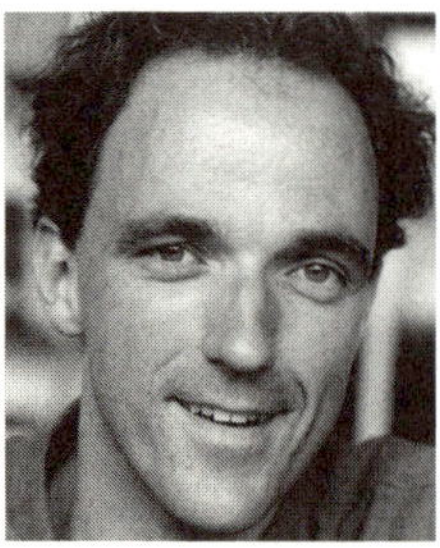

Dr. med. Werner Bartens, geboren 1966, ist Arzt, Historiker und Autor populärer Sachbücher. Er wurde mehrfach mit Preisen für Wissenschaftsjournalismus ausgezeichnet und arbeitet als Medizin- und Wissenschaftsredakteur bei der Süddeutschen Zeitung. Zuletzt veröffentlichte er »Lexikon der Medizin-Irrtümer«, »Das neue Lexikon der Medizin-Irrtümer«, »Alles über das Eine«, »Sprechstunde« und »Das Ärztehasserbuch«. Weiteres zum Autor: www.werner-bartens.de

Werner Bartens

Das neue Lexikon der Medizin-Irrtümer

Noch mehr Halbwahrheiten, Vorurteile, fragwürdige Behandlungen

Ein Eichborn. Lexikon

Piper München Zürich

Mehr über unsere Autoren und Bücher:
www.piper.de

Von Werner Bartens liegen bei Piper im Taschenbuch vor:
Lexikon der Medizin-Irrtümer
Das neue Lexikon der Medizin-Irrtümer

FSC
Mix
Produktgruppe aus vorbildlich bewirtschafteten Wäldern und anderen kontrollierten Herkünften
www.fsc.org Zert.-Nr. GFA-COC-1223
© 1996 Forest Stewardship Council

Ungekürzte Taschenbuchausgabe
Piper Verlag GmbH, München
Mai 2008

Umschlag: Büro Hamburg. Anja Grimm, Stefanie Levers
Bildredaktion: Büro Hamburg. Alke Bücking, Charlotte Wippermann
Umschlagfoto: photothek.net
Autorenfoto: Ilja Clemens Hendel
Satz: FVA, Fulda
Papier: Munken Print von Arctic Paper Munkedals AB, Schweden
Druck und Bindung: CPI – Clausen & Bosse, Leck
Printed in Germany ISBN 978-3-492-24926-3

Noch mehr
Halbwahrheiten,
Vorurteile,
fragwürdige Behandlungen

INHALT

S

T

U

V

W

Z

Vorwort

Kann zu viel Schlaf schaden? Helfen Antibiotika gegen Husten, Schnupfen, Heiserkeit? Warum drückt vielen Kindern trotz der richtigen Schuhgröße oft der Schuh? Was hilft am nächsten Morgen gegen Kater? Muss man im Krankenhaus wirklich nachts die Blumen auf den Flur stellen? Und gibt es den G-Punkt tatsächlich? Wenn ja, wo? Fragen über Fragen, aus dem Alltag, aus dem Leben. Wird zuckerkrank, wer viel Süßes isst? Haben Eltern hässliche Kinder genauso lieb wie hübsche? Führt ein erhöhter Cholesterinwert zwangsläufig zur Gefäßverkalkung und verhindern Antidepressiva wirklich Depressionen? Je mehr man sich mit der Medizin beschäftigt, desto mehr Fragen tun sich auf. Und dies gilt überraschenderweise nicht nur für so genannte Laien-Irrtümer, sondern auch für viele Glaubenssätze der Ärzte selbst. Der Unterschied: Laien lassen sich mit guten Argumenten verhältnismäßig schnell überzeugen, Mediziner sind da skeptischer.

Nachdem mein »Lexikon der Medizin-Irrtümer« im April 2004 erschienen ist und mit Zustimmung aufgenommen wurde, sind mir zahlreiche weitere vermeintliche Alltagsweisheiten und medizinische Dogmen zu den Themen Gesundheit und Wohlbefinden zugetragen worden. Die eigene Gesundheit beschäftigt – spätestens wenn sie bedroht ist – jeden und viele Körpervorgänge sind auch Wissenschaftlern noch immer rätselhaft. Zeit also für ein Lexikon mit neuen Medizin-Irrtümern, das viele Fragen aufgreift, die im ersten Band keinen Platz mehr fanden.

Die in diesem Buch beschriebenen Irrtümer, Mythen und Vorurteile lassen sich in verschiedene Gruppen einteilen: Einen Teil machen die angeblich bewährten und gut gemeinten Ratschläge aus, mit denen Eltern, Lehrer oder andere Autoritäten aufwarten und die bis heute an Kinder und Jugendliche weitergegeben werden. Empfehlungen zur vermeintlich gesunden Lebensführung zu überprüfen, war auch für mich oft aufschlussreich. Beispiele für solche Irrtümer sind: Kaugummi verklebt den Magen, das Überschlagen der Beine führt zu Krampfadern oder dass sich Kopfläuse aufgrund mangelnder Hygiene in den Haaren ausbreiten.

Andere Irrtümer und Mythen sind mir im Rahmen meiner Beschäftigung mit der Fachliteratur untergekommen. Als Medizinredakteur gehört es zu meinem Alltag, medizinische und naturwissenschaftliche Zeitschriften zu lesen. In der Fachliteratur werden gleichsam nebenbei immer wieder hartnäckige Irrtümer entlarvt und für unverrückbar gehaltene Glaubenssätze erschüttert – sowohl Laien als auch Mediziner spüren diese Beben gelegentlich.

Die entsprechenden Irrtümer habe ich allerdings nur dann aufgenommen, wenn sie nach meiner subjektiven Einschätzung (oder der mehrerer Experten) einen spannenden Sachverhalt auf den Kopf stellten oder eine bei Ärzten wie bei Laien verbreitete Ansicht gründlich widerlegten. Dazu gehören beispielsweise die Erkenntnisse, dass zu viel Trinken beim Marathon auch gesundheitsschädlich sein kann, dass neue Psychopharmaka nicht unbedingt besser wirken als alte (sondern in erster Linie teurer sind) oder dass der Placeboeffekt auf mehr beruht als nur auf der Kraft der Einbildung.

Die Grundlage für meine neue Irrtümer-Sammlung sind einerseits etliche Gespräche mit Ärzten und Forschern, die auf ihrem jeweiligen Gebiet führend sind. Zudem habe ich in vielen Fällen die Fachliteratur zitiert und angegeben, damit Interessierte das Thema bei Bedarf weiter vertiefen können. Dabei habe ich mich bemüht, qualitativ hochwertige Artikel zu zitieren, die in führenden Fachjournalen erschienen sind. Denn publiziert wird in der Medizin viel. Hinzu kommt die Flut der von der Pharmaindustrie beauftragten und – leider oft auch beeinflussten – Untersuchungen. Beide Phänomene haben zu der unbefriedigenden Situation geführt, dass fast 90 Prozent der als wissenschaftlich bezeichneten Fachliteratur den Qualitätsmaßstäben nicht genügt, die an gute Forschung und gute Publikationen anzulegen sind. Ich habe versucht, mich an die restlichen zehn Prozent zu halten.

In erster Linie sind es Studien, die nach den Kriterien einer evidenzbasierten Medizin (EBM) erarbeitet wurden, die in der Lage sind, bislang gültige medizinische Weisheiten zu erschüttern und eine Änderung in der Wahrnehmung einer Krankheit oder gar ihrer Behandlung zu bewirken. Die evidenzbasierte Medizin hat es sich zur Aufgabe gemacht, die besten verfügbaren Beweise (im Englischen heißt »evidence« Beweis oder Beleg – und nicht wie im Deutschen das, was offensichtlich ist) aus der Fachliteratur zu gewichten und daraus

Schlussfolgerungen zu ziehen. Sie trennt gleichsam die publizierte Spreu vom Weizen.

Studien, die methodisch schwach sind, weil sie – etwa beim Vergleich von Medikamenten – zu wenig Teilnehmer umfassen oder statistisch »hingebogen« wurden, fallen aus dem Raster dieses medizinischen Gütesiegels. Ich habe versucht, mich in der Auswahl der zitierten Literatur an diese Kriterien zu halten, wenn es möglich war. Leider gibt es nicht in allen medizinischen Bereichen entsprechend gute Untersuchungen.

Auf mein 2004 erschienenes »Lexikon der Medizin-Irrtümer« habe ich viele Rückmeldungen bekommen. Einige Leser haben mich auf weitere Irrtümer aufmerksam gemacht, die ich in dieses Buch aufgenommen habe. Herzlichen Dank dafür. Eine andere, nicht seltene Reaktion war allerdings auch: »Das glaube ich nicht« – etwa bei: Wer sich halbwegs normal ernährt, braucht keine zusätzlichen Vitamine in Form von Tabletten oder Brausepulver zu schlucken. Oder: Der Mond beeinflusst nicht den Ausgang von Operationen. Oder: Man kann den Körper nicht »entschlacken«. Auf die Zweifel an meinen Ausführungen folgte dann häufig die Äußerung: »Ich habe aber selbst erlebt, dass es wirkt.«

Diese Erfahrung kann und will ich niemandem nehmen. Nur: Um zu beweisen, dass etwas spezifisch wirkt, reichen keine Einzelfallberichte. Für die Medizin ist es wichtig, dass ein Medikament, ein Hausmittel oder eine andere Behandlungsmethode nicht nur bei einem Menschen hilft und vielleicht noch bei seinen Angehörigen, sondern bei der Mehrheit einer Behandlungsgruppe und auch im Wiederholungsfall.

Die beste Methode, um diesen Beweis anzutreten, ist nach wie vor eine sorgfältige wissenschaftliche Untersuchung, die im optimalen Fall eine Vergleichsgruppe umfasst. Wenn es sich um den Vergleich einer Therapie oder Diagnostik handelt, bekommt eine Gruppe ein als Placebo bezeichnetes Scheinmedikament (meist ist es Traubenzucker) oder wird zum Schein einem diagnostischen Verfahren unterzogen. Wird diese »placebo-kontrollierte« Studie auch noch »verblindet«, das heißt, Untersucher wie Untersuchte wissen nicht, welcher Teilnehmer (nach dem Zufallsprinzip) ausgewählt wurde, um Placebos zu erhalten oder die »richtige« Behandlung zu bekommen, ist die Grundlage für eine gute Studie gelegt.

Natürlich haben auch diese Untersuchungen ihre Schwächen, aber im Bereich der Medizin gibt es bisher nichts besseres, um die Wirksamkeit oder Nutzlosigkeit eines Eingriffs, einer Medikamentenbehandlung oder anderer ärztlicher Interventionen zu belegen. Erst nach einer solchen Untersuchung kann man mit einiger Sicherheit sagen: Es wirkt. Oder – leider häufiger – es wirkt nicht. Und natürlich kann sich langfristig auch das als falsch herausstellen, was in seriösen Studien bewiesen schien. Irren ist menschlich und jede noch so gute Untersuchung kann Fehler aufweisen. Deshalb: Bleiben Sie kritisch gegenüber Heilsversprechen jeder Art. Vor allem aber: Bleiben Sie gesund.

Danksagung

Danken möchte ich vor allem Silke. Hinweise auf Irrtümer und hilfreiche Anregungen haben gegeben: Gerd Antes, Ulrich Bröckling, Martin Fischer, Franziska Fritz, Martin Fritz, Florian Heinen, Sebastian Herrmann, Klaus Koch, Stefan Kohlbrenner, Martin Reincke, Klaus Reinhardt, Christoph Rochlitz, Johannes Stalter, Julian Stalter.

ADS – Aufmerksamkeitsdefizit

Die Auswirkungen von Ritalin sind bisher kaum bekannt

Das kann man zwar von fast jedem Medikament sagen, da bei jeder Arznei auch nach langjähriger Verschreibungspraxis noch unerwünschte Wirkungen auftreten können. Das Zappelphilipp-Medikament Methylphenidat – das unter dem Namen Ritalin oder Medikinet bekannt geworden ist – steht jedoch besonders in der Kritik. In den vergangenen 10 bis 15 Jahren wird es immer häufiger zur Behandlung von Konzentrationsstörungen und Aufmerksamkeitsschwäche verschrieben. Allein in den USA ist die Zahl der verschriebenen Tabletten seit 1995 um das 40fache gestiegen.

Nach diversen Alarmmeldungen in den vergangenen Jahren gab es im Sommer 2005 erneut Aufregung: Ärzte aus Texas hatten angeblich Hinweise darauf gefunden, dass Methylphenidat krebsähnliche Zellveränderungen im Laborversuch auslösen kann. Die US-Zulassungsbehörde für Medikamente und Medizintechnik, die Food and Drug Administration (FDA), überprüfte sofort die Ergebnisse der Forscher. Es zeigte sich, dass die Studie des Anderson-Krebszentrums in Houston etliche Schwachstellen aufwies: Die Tumorexperten fanden zwar Chromosomenschäden im Erbgut von Kindern, die seit drei Monaten das Psychopharmakon Ritalin einnahmen. Allerdings analysierten die Mediziner nur bei zwölf (!) Kindern entsprechende Erbgutschäden. Zudem wurde nicht, wie sonst üblich, eine Kontrollgruppe, die ein Scheinmedikament bekam, auf die gleichen Zellveränderungen hin untersucht. Eine ausreichende Teilnehmerzahl und ähnliche Vergleichsgruppen gelten dabei als Standards für seriöse Studien.

Ritalin steht immer wieder in der Kritik. Wenige Jahre zuvor behaupteten Forscher der Universität Göttingen, Ritalin könne im Gehirn Veränderungen auslösen, die später womöglich sogar zur Parkinson-Krankheit führen würden. Die Tierversuche, auf denen diese Hypothese beruhte, erwiesen sich als methodisch so fragwürdig, dass sich einer der beiden Autoren bald von der Veröffentlichung und von seinem Kollegen distanzierte.

Die amerikanischen Behörden zeigten sich trotz der schwachen Datenbasis auch in diesem Fall alarmiert. David Jacobson-Kram von der

FDA sagte zur New York Times, als die Zellstudien bekannt wurden: »Wenn sich die Daten reproduzieren lassen, wäre ich äußerst beunruhigt.«

Um Klarheit zu gewinnen, sollen die Versuche in größerem Umfang wiederholt werden, was jedoch mindestens ein Jahr dauern werde (bis zur Drucklegung des Buches waren die Ergebnisse noch nicht bekannt). Bisher gebe es aber keinen Anlass, die Verschreibungspraxis zu ändern, so Jacobson-Kram. In den USA wurden 2004 mehr als 29 Millionen Rezepte für Medikamente wie Ritalin und Medikinet ausgestellt.

In Deutschland werden mittlerweile schätzungsweise 50.000 bis 100.000 Kinder mit Methylphenidat behandelt. »Wir haben in der Praxis gute Erfahrungen mit dem Mittel«, sagt Harald Bode, Professor für Kinderheilkunde in Ulm und zudem Präsident der Deutschen Gesellschaft für Sozialpädiatrie und Jugendmedizin. »Das Medikament ist sicher, effektiv und auch über einen längeren Zeitraum äußerst gut verträglich«, bestätigt auch Aribert Rothenberger, Leiter der Kinder- und Jugendpsychiatrie Göttingen. »Methylphenidat ist wohl das am besten untersuchte Medikament in der Kinderheilkunde«, fügt er hinzu, »gerade weil es so stark in der Kritik steht.«

Aids

Aids wird in Deutschland immer seltener

Die Bedrohung wird verdrängt. Denn noch nie war das Risiko, sich mit HIV zu infizieren, in Deutschland so groß wie im Jahr 2005. Zu diesem Fazit kam das Robert Koch Institut (RKI) in Berlin, das im Herbst 2005 die Infektionsstatistik für das erste Halbjahr 2005 vorstellte. Die Zahl der neu diagnostizierten HIV-Infektionen liegt mit insgesamt 1164 Fällen um 20 Prozent höher als im gleichen Zeitraum des Vorjahres (www.rki.de). »Die Entwicklung gibt Anlass zur Sorge«, sagte Reinhard Kurth, Präsident das RKI. »Weitere Anstrengungen sind nötig, um zu vermitteln, dass es auch bei verbesserter Therapie keine Heilung der Erkrankung gibt.« Als Ursache für den Anstieg vermuten die Epidemiologen, dass öfter ungeschützter Sex praktiziert und die Gefahr in Deutschland für gering gehalten wird.

Der stärkste Anstieg bei den neuen Diagnosen wird bei homosexuellen Männern verzeichnet. Im Jahr 2001 lag die Zahl der HIV-Erstdiagnosen bei etwa 300 pro Halbjahr. Im Jahr 2005 ist sie um etwa 80 Prozent auf 550 pro Halbjahr gestiegen. Homosexuelle Männer haben damit ein fast doppelt so hohes Risiko, sich bei ungeschützten Sexualkontakten anzustecken, wie noch vor vier Jahren. Ihr Infektionsrisiko ist 7,5 mal größer als das der Frauen. Weniger stark – aber laut Robert Koch Institut dennoch Besorgnis erregend – hat sich die Zunahme der Infektionen durch heterosexuelle Kontakte entwickelt. Vor 2004 kam es in dieser Gruppe zu etwa 115 Neuinfektionen pro Halbjahr. 2005 waren es etwa 160 Erstdiagnosen in diesem Zeitraum. Die am stärksten betroffenen Altersgruppen sind bei Männern wie Frauen die 20- bis 29-Jährigen. Weitere Risikogruppen sind Drogenabhängige sowie Einwanderer aus Regionen, in denen Aids häufig vorkommt.

Die wenigsten Neudiagnosen gibt es in Ostdeutschland und in Niedersachsen. Am stärksten betroffen sind die Stadtstaaten und bevölkerungsreiche Länder wie Nordrhein-Westfalen, Bayern, Baden-Württemberg und Hessen. Am größten ist das Infektionsrisiko in Städten wie Berlin, Hamburg, München, Köln und Frankfurt. Ostdeutschland hat im Vergleich der Neuinfektionen aufgeholt: Zwar gibt es dort noch deutlich weniger HIV-Infizierte als in Westdeutschland. Die Zahl der Erstdiagnosen weist in Dresden, Leipzig oder Halle aber mittlerweile ein ähnlich hohes Niveau auf wie in den vergleichbar großen Städten Dortmund, Nürnberg oder Wiesbaden.

Besonders ansteckend ist die Verdrängung. Der Infektion förderlich sind weiterhin Vergesslichkeit, Ignoranz und auch Fatalismus. Anders ist kaum zu erklären, dass die Zahl der HIV-Neuinfektionen in Deutschland wieder zugenommen hat. Obwohl alle wissen, wie man sich schützen kann. Obwohl alle wissen, dass Aids noch immer nicht zu heilen ist.

Aids hat in Deutschland viel von seinem einstigen Schrecken verloren. Die apokalyptischen Hochrechnungen der ersten Jahre sind mittlerweile einer gefährlichen Gleichgültigkeit gewichen: Nach dieser verschleierten Wahrnehmung ist die Seuche zwar noch da – aber nicht hier, sondern kommt irgendwo in Afrika vor oder in statistisch ermittelten Risikogruppen, denen sich niemand richtig zugehörig fühlt.

Es ist ein Fortschritt der Medizin, dass Aids heutzutage nicht mehr ein sofortiges Todesurteil bedeutet, sondern eher einer chronischen Krankheit gleicht. Neue Medikamentenkombinationen können den Ausbruch der Symptome bei Infizierten bis zu zehn Jahre herauszögern. Doch auch wenn von »Langzeitüberlebenden« die Rede ist – überwinden können sie die Krankheit nicht, sondern ihr im günstigsten Fall 15 oder 20 Jahre Lebenszeit abtrotzen. Und auch in Deutschland gelten 20 Prozent der HIV-Infizierten als austherapiert. Ihnen hilft keinerlei Behandlung mehr. Wer dennoch die Aids-Gefahr verharmlost, unterliegt auch in Deutschland einem tödlichen Irrtum.

Literatur:
NN: Zum Welt-Aids-Tag 2005. Stand und Entwicklung der HIV-Epidemie in Deutschland. Epidemiologisches Bulletin 2005;47:437-446

Akklimatisierung

An Reizklima muss man sich langsam akklimatisieren

Diese Empfehlung stammt wohl aus Zeiten, in denen Riechsalz, Leibwickel und Einläufe noch zu den bevorzugten Behandlungsmethoden gehörten. Hält man sich an den Ratschlag einer langsamen Akklimatisierung, ist es bei einem Urlaub in den Bergen oder an der See sinnvoll, es die ersten zwei, drei Tage ruhig angehen zu lassen. Wegen des Reizklimas. Und um den Organismus zu schonen. Mütter empfahlen in den 1970er Jahren ihren Kindern immerhin noch, nicht so viel herumzutoben, wenn sie gerade erst am Urlaubsort an der Nordsee angekommen waren.

Ob dies – wie bei so vielen medizinischen Alltagsweisheiten – verkappte Erziehungs- oder Disziplinierungsmaßnahmen waren, sei dahingestellt. Der Ratschlag, sich zunächst langsam zu akklimatisieren, entbehrt jedenfalls jeder medizinischen Grundlage. Denn generell tut körperliche Betätigung gut und der Organismus stellt sich schnell auf veränderte äußere Bedingungen ein. In einem mehr als 700 Seiten umfassenden aktuellen Lehrbuch der Umweltmedizin kommt der Begriff Akklimatisierung jedenfalls nicht vor. Und in einschlägigen Medizin-Lexika wird darunter nur die Anpassung an sehr große Höhen, starke Kälte, Hitze oder »ein entsprechend extremes Klima« verstanden. Ein Urlaub an der Nordsee, Ostsee oder in den deutschen Mittelgebirgen kann damit wohl nicht gemeint sein.

Akupunktur

Bei der Akupunktur ist es wichtig, die richtigen Punkte zu treffen

Das behaupten die Anhänger der Nadel schon seit Jahrtausenden. Etliche Abbildungen stellen die Meridiane dar – Körperlinien, entlang derer die Stiche besonders effektiv sein sollen. Doch eine große Untersuchung von Wissenschaftlern der Berliner Charité hat 2005 bewiesen: Akupunktur wirkt zwar und ist in der Lage, Schmerzen und allergische Beschwerden zu lindern. In vielen Fällen ist es allerdings ziemlich egal, wohin die Nadeln gesetzt werden. Die Untersuchung erfolgte im großen Stil: Etwa 13.000 in der Akupunktur ausgebildete Ärzte waren daran beteiligt; bei rund 314.000 Patienten setzten sie insgesamt etwa 20 Millionen Mal die Nadel.

Bisher lautete das stichhaltige Argument der Akupunkteure, dass im Körper bestimmte energiereiche Bahnen verlaufen, die mit den kleinen Nadeln beeinflusst werden können. Mit dieser Behandlung konnten sie auch beachtliche Erfolge vorweisen: Drei von vier Patienten mit Kopf- und Kreuzschmerzen ging es auch ein halbes Jahr nach der letzten Behandlung noch besser als zuvor. Bei anderen Beschwerden lag der Anteil der Symptomlinderung sogar zwischen 80 und 90 Prozent. Sollte die Intensität des Schmerzes gemessen werden, gab die Hälfte der Patienten an, dass ihr Schmerz um etwa die Hälfte abnahm – und das bei äußerst geringen Nebenwirkungen.

Wo die Nadel sticht, scheint hingegen für die Wirkung auf die Patienten nicht so wichtig zu sein. Ob Kopfschmerzen, Heuschnupfen, Asthma oder Rückenschmerzen: Der lindernde Effekt der Akupunktur trat ein, auch wenn die Nadeln nicht vorschriftsmäßig gesetzt wurden. Lediglich bei Arthroseschmerzen im Knie schien es für die Schmerzlinderung von Bedeutung zu sein, dass die Stiche nach Vorschrift gesetzt wurden. Das Ergebnis können sich die an der Untersuchung beteiligten Therapeuten nicht ganz erklären. Für die Patienten mag dies auch nicht so wichtig sein: Sie sind zufrieden, wenn die kleinen Pikser wirken – egal wie und warum.

Literatur:
Bericht der Techniker Krankenkasse und der Charité am 20. April 2005 in Berlin
Gerac-Studie 16.11.2005

Alkohol I

Alkohol hält Herz und Gefäße jung

Liebhabern eines Glases guten Rotweins wird diese Nachricht nicht schmecken. Rod Jackson und seine Mitarbeiter von der Universität Auckland in Neuseeland behaupten, dass Alkohol – anders als immer wieder vermutet – keinen schützenden Einfluss auf Herz und Gefäße hat. Im Fachmagazin Lancet haben die Mediziner 2005 beschrieben, warum Spirituosen angeblich auch in geringen bis mittleren Mengen nicht gesundheitsfördernd sind. »Die Botschaft ist klar«, sagt Jackson: »In keiner Dosis ist der Nutzen des Alkohols größer als der Schaden. Es gibt eben nichts umsonst.«

Die Hypothese von den herzschmeichelnden Eigenschaften des Alkohols hat sich seit 1979 in der Öffentlichkeit verbreitet. Damals erschien – ebenfalls im Lancet – ein Fachartikel, der die lebensverlängernden Eigenschaften des Alkohols zu belegen schien. »Es gibt einen Zusammenhang zwischen Alkoholkonsum und weniger Herzinfarkten«, schrieben die Autoren seinerzeit: »Die schützende Substanz wird bald isoliert werden.«

Es folgten Hunderte Artikel von Wissenschaftlern, die auffällig oft in der Gegend um Bordeaux, im Chianti oder unweit des Napa-Valley forschten und die segensreichen Wirkungen verschiedener Alkoholika beschrieben. Nicht nur Rotwein, sondern auch Weißwein, Bier und selbst Schnaps hielten angeblich die Gefäße geschmeidig. Beiträge in Fachmagazinen wurden mit »Cheers!« betitelt, und die Mediziner waren froh, endlich auch mal positive Nachrichten für den Alltag verkünden zu können. Als Standardempfehlung galt, dass Männer von zwei halben Bier, zwei Vierteln Rotwein oder einem Drink am Tag profitieren könnten. Für Frauen lag die Dosis etwas geringer.

Die neuseeländischen Gesundheitswissenschaftler weisen nun auf den Pferdefuß der Untersuchungen hin. In den meisten Studien wollten die beteiligten Forscher anscheinend an die positiven Wirkungen des Alkohols glauben – und vernachlässigten darüber wissenschaftliche Standards. So seien beim Vergleich des Gesundheitszustands von gemäßigten Trinkern und Abstinenzlern oft fälschlicherweise auch ehemalige Trinker zu den Abstinenzlern gezählt worden. Dass viele von ihnen das Trinken aus gesundheitlichen Gründen aufgegeben hatten und mittlerweile über etliche Krankheiten klagten, erwähnten die Forscher nicht.

A

Dabei geben die neuseeländischen Mediziner zu, dass sich Alkohol sehr wohl günstig auf die Gefäße auswirken könne. Allerdings nur in großen Mengen – Autopsien von Alkoholikern würden oft erstaunlich unbescholtene Adern zeigen. In den entsprechend hohen Dosierungen sei Alkohol aber dennoch definitiv schädlich.

Mediziner aus Atlanta hatten ebenfalls im American Journal of Preventive Medicine auf weitere Fehlerquellen in Alkoholstudien hingewiesen. Demnach sind 27 von 30 Risikofaktoren für Herz und Kreislauf bei Abstinenzlern ausgeprägter als bei gemäßigten Trinkern. Jackson vergleicht die verzerrte Wahrnehmung der Alkoholwirkungen mit dem Debakel der Hormonbehandlung in den Wechseljahren. In beiden Fällen wollten Ärzte wie Laien jahrzehntelang an die günstigen Auswirkungen glauben. In beiden Fällen gab es fragwürdige Laborversuche und Studien, die die Vermutung unterstützten. »Für Alkohol gibt es keinen harmlosen Bereich«, sagt Jackson. Die endgültige Wahrheit müssen ausgedehnte Feldversuche an den Tag bringen.

Literatur:

Jackson R, Broad J, Connor J, Wells S: Alcohol and ischaemic heart disease: probably no free lunch. Lancet 2005;366:1911-1912

Naimi ZS, Brown DW, Brewer RD, et al.: Cardiovascular risk factors and confounders among nondrinking and moderate-drinking US-adults. American Journal of Preventive Medicine 2005;4:369-373

Alkohol II

Alkohol macht dumm

Zumindest für Frauen und wenn der Alkohol in moderaten Mengen genossen wird, scheint dieser Volksglaube nicht zu gelten. Denn eine Untersuchung von amerikanischen Medizinern hat gezeigt, dass Alkohol in mäßiger Dosierung sogar das Risiko für Demenz und andere Denkstörungen im Alter um etwa 23 Prozent verringern kann. Unabhängig davon, ob Bier oder Wein der bevorzugte Alkohol war.

Wissenschaftler aus Harvard und Nashville untersuchten die Denkleistung und andere kognitive Funktionen von mehr als 11.000 Frauen im Alter zwischen 70 und 81 Jahren, deren Alkoholkonsum in den zurückliegenden 20 Jahren mehrmals bestimmt und erfragt worden war. Die Frauen sollten beispielsweise innerhalb einer Minute so viele Tiere aufzählen, wie ihnen einfielen. Oder sie mussten Zahlenkolonnen rückwärts wiederholen. Die Auswertung ergab, dass die Frauen, die regelmäßig etwa 15 Gramm Alkohol am Tag zu sich nahmen, bessere Denk- und Logikleistungen erbrachten als diejenigen, die gar nichts tranken. 15 Gramm Alkohol entsprechen etwa einem 0,3-Liter-Glas Bier, einem 0,2-Liter-Glas Wein oder einem kleinen Drink. Auch das Risiko, in den kommenden Jahren an Demenz zu erkranken oder in der Denkleistung nachzulassen, war unter den gemäßigten Trinkerinnen geringer als unter Abstinenzlerinnen.

Es gibt verschiedene mögliche Erklärungen für dieses Phänomen, von denen eine allerdings am meisten überzeugt: Alkohol in Maßen wirkt sich positiv auf Herz und Kreislauf aus, verbessert den Blutfluss und kann daher Gefäßschädigungen der Adern im Gehirn bis hin zu Schlaganfällen verhindern helfen. Das Risiko für Alzheimer wird durch mäßigen Alkoholkonsum ebenfalls vermindert, wobei bisher unklar ist, welcher Mechanismus dafür verantwortlich sein könnte.

Literatur:
Stampfer MJ, Kang JH, Chen J, et al.: Effects of moderate alcohol consumption on cognitive function in women. New England Journal of Medicine 2005;352:245-253

Alkohol III

Alkohol erhöht das Krebsrisiko

Das stimmt zumindest nicht immer. Hoher Alkoholkonsum erhöht zwar das Risiko, an einem Krebs der Mundhöhle, der Speiseröhre oder der Leber zu erkranken. Es gibt jedoch offenbar auch bösartige Tumorarten, die seltener bei Menschen auftreten, die regelmäßig eine gewisse Menge Alkohol zu sich nehmen.

Eine internationale Wissenschaftlergruppe zur Erforschung bestimmter Lymphkrebse hat in der Fachzeitschrift Lancet Oncology belegen können, dass Alkoholkonsum in Maßen das Risiko vermindert, an einem Non-Hodgkin-Lymphom (NHL) zu erkranken. Non-Hodgkin-Lymphome umfassen verschiedene Tumore, bei denen Zellen des Lymphsystems bösartig entarten. Der Name ist zwar nicht so bekannt, aber ein NHL ist der sechsthäufigste Krebs bei Männern und der achthäufigste bei Frauen. Bei der Analyse der Daten von mehr als 15.000 Probanden fanden die Wissenschaftler, dass das Risiko, am NHL zu erkranken, bei gelegentlichem, aber regelmäßigem Alkoholkonsum um 27 Prozent geringer war als bei denen, die gar keinen Alkohol tranken. Das Risiko wurde mit steigender Alkoholmenge zwar nicht geringer, es war aber unabhängig von der Art des alkoholischen Getränks. Am stärksten – nämlich um die Hälfte – verminderte sich das Risiko bei einem als Burkitt-Lymphom bezeichneten Tumor.

Über die Ursachen für das verminderte Krebsrisiko bei moderatem Alkoholkonsum können die Forscher bisher nur spekulieren. Bekannt sei immerhin, dass Alkohol, wenn er nicht zu heftig genossen wird, das Immunsystem stimulieren und die Abwehr stärken kann. Zudem steigert Alkohol die Insulin-Empfindlichkeit der Körperzellen. Eine verminderte Insulinempfindlichkeit erhöht hingegen nicht nur das Risiko für Diabetes, sondern offenbar auch geringfügig für Lymph-Krebs.

Literatur:
Morton LM, Zheng T, Holford TR, et al.: Alcohol consumption and risk of non-Hodgkin lymphoma: a pooled analysis. Lancet Oncology 2005;7:469-476

A

Alkohol IV

Alkoholfreies Bier enthält keinen Alkohol

Da in jüngster Zeit immer wieder die 0,0-Promillegrenze für Fahranfänger diskutiert wird, ist diese Frage möglicherweise bald auch von (gerichts-)medizinischer Bedeutung.

Wer viel alkoholfreies Bier trinkt, kann sich nicht sicher sein, auch wirklich völlig nüchtern zu bleiben. Denn die Bezeichnung »alkoholfrei« erlaubt immerhin einen Alkoholgehalt von bis zu 0,5 Volumenprozent in Getränken. Bei den meisten handelsüblichen »alkoholfreien« Bieren liegt er zwischen 0,3 und 0,49 Prozent. Um damit die derzeit gültige Promillegrenze von 0,5 zu erreichen oder gar zu übertreffen, müsste man allerdings schon literweise alkoholfreies Bier trinken.

Alkohol V

Ein Schnaps nach dem Essen hilft bei der Verdauung

Besonders nach einem fetten oder schweren Essen wird gern ein Schnaps gereicht oder auch gefordert, weil er angeblich das Fett löst. Dabei erleichtert Hochprozentiges den weiteren Abend nicht gerade. Im Gegenteil – Alkohol bremst die Verdauung eher, als dass er sie befördert. Denn durch den Alkohol werden die Magensäure und andere Verdauungssäfte in ihrer Arbeit behindert. Zudem ist der Organismus (besonders die Leber) dann auch damit beschäftigt, den Alkohol abzubauen – und nicht nur das fette Essen. Das Völlegefühl hält sogar länger an.

Alkohol VI

Alkohol hilft gegen Kälte

Eine subjektiv wärmende Wirkung lässt sich Alkohol – zumindest kurzfristig – nicht absprechen. Nach ein paar Gläsern spüren die meisten Menschen, dass ihnen wohlig warm wird und sich das Gesicht rötet. Dies ist jedoch genau der Grund, warum Alkohol in der Kälte auf Dauer nicht wärmend wirkt. Die geröteten Wangen und die kurzzeitigen Hitzewallungen beruhen nämlich auf einer durch den Alkohol ausgelösten Weitung der kleinen Blutgefäße unter der Hautoberfläche. Dieser Mechanismus führt dazu, dass der Körper schneller als sonst Wärme abgibt. Obdachlosen und anderen Menschen, die getrunken haben und im Winter draußen übernachten müssen oder wollen, wird dieses Phänomen immer wieder zum Verhängnis. Vom Alkohol benebelt schlafen sie ein, die erweiterten Blutgefäße führen dazu, dass sie schneller auskühlen und bereits bei moderater Kälte zu erfrieren drohen.

Allergie

Allergien bleiben dauerhaft bestehen

Glücklicherweise nicht. Gerade Kinder, die früh unter starken allergischen Beschwerden gelitten haben, reagieren mit zunehmendem Alter häufig nicht mehr oder zumindest nicht mehr so stark auf die ehemals Allergie auslösenden Substanzen. Um dies zu belegen, haben Kinderärzte von der Johns Hopkins University im amerikanischen Baltimore die Entwicklung einer Nussallergie an etwa 280 Kindern untersucht. Dabei zeigte sich, dass etwa 9 Prozent der Kinder eine Nussallergie »auswachsen«, darunter auch Kinder, die zuvor unter schweren, fast lebensbedrohlichen Symptomen litten. Bei einer Erdnussallergie (die eigentlich eine Allergie gegen Hülsenfrüchte und nicht gegen Nüsse ist) liegt die Rate der Kinder, die in späteren Jahren nicht mehr allergisch reagieren, sogar bei ungefähr 20 Prozent. Kinder, die ihren

Ernährungsplan aufgrund von Allergien einschränken müssen, sollten daher von Zeit zu Zeit Allergietests machen lassen, um zu überprüfen, ob die Allergie noch besteht. Allerdings nur, wenn ein Arzt dabei ist.

Literatur:
Fleischer DM, Conover-Walker MK, Matsui EC, Wood RA: The natural history of tree nut allergy. Journal of Allergy and Clinical Immunology 2005;116:1087-1093

Arztbesuch

A

Ärzte empfehlen ihren Patienten nur sinnvolle Behandlungen

Das kann man so uneingeschränkt leider nicht behaupten. Denn Deutschlands Praxisärzte haben ihre Liebe zum Igel entdeckt. Mit Igel ist nicht der possierliche Winterschläfer gemeint. Igel steht für »Individuelle Gesundheitsleistungen«. Und das Geschäft mit diesen Zusatzangeboten boomt. Eine Milliarde Euro beträgt Schätzungen zufolge der jährliche Umsatz. 2004 stieg er um 44 Prozent. Eine Umfrage unter 8.000 Ärzten ergab 2004, dass jeder zweite Mediziner glaubt, seine Praxis »ohne Igel auf Dauer nicht mehr wirtschaftlich betreiben zu können«. Auf 30.000 bis 50.000 Euro jährlich wird der Igel-Umsatz pro Praxis geschätzt, bis zu 100.000 Euro seien drin. Bisher machen aber noch nicht alle Praxen mit – sondern allenfalls die Hälfte. Da die Igel nicht dokumentiert werden müssen, sind genaue Zahlen schwer zu bekommen.

Die individuellen Gesundheitsleistungen werden von der Krankenkasse nicht erstattet. Denn die medizinischen Angebote im Zeichen des Igel sind in vielen Fällen von fragwürdigem Nutzen, überflüssig oder manchmal sogar schädlich. Eine Untersuchung vom Wissenschaftlichen Institut der AOK (Wido) und der Verbraucherzentrale NRW ergab 2005, dass die häufigsten Angebote Ultraschall, Messungen des Augeninnendrucks, »ergänzende« Tests zur Krebsfrüherkennung, Bluttests, Bestimmungen der Knochendichte und kosmetische Leistungen sind. Eine Preisbindung gilt nicht. Ein Frauenarzt erhielt 550 Euro für eine nutzlose Behandlung, die Magnetresonanztherapie. Ein Mediziner verkaufte dubiose Schlankheitspillen für 455 Euro, andere kassierten mehrere hundert Euro für Mineral-, Vitamin- und weitere obskure Aufbaulösungen.

Die Kassen bezahlen die Zusatzangebote in den meisten Fällen deshalb nicht, weil ihr Nutzen nicht bewiesen ist. Ausnahmen sinnvoller medizinischer Zusatzleistungen gibt es – etwa Impfungen vor Fernreisen. Umstritten sind jedoch Untersuchungen wie der PSA-Test auf Prostatakrebs (s. Seite 174) und andere Tumortests. Diese Art Vorsorge verlängert und verbessert das Leben der Betroffenen nicht, sondern verunsichert. Überflüssig sind die zahlreichen Ultraschalluntersuchungen während der Schwangerschaft (»Babyfernsehen«) oder des Bauchraums, ohne dass Symptome vorliegen. Bei Tests auf Nahrungsmittel-Allergien ohne Indikation werden Patienten mit unnötigen Blutentnahmen und anderen schmerzhaften Untersuchungen malträtiert. Sinnlos ist auch die Testosterontherapie für Männer, die angeblich in den Wechseljahren sind.

Um die umstrittenen Leistungen an die Patienten zu bringen, werden Ärzte auf ihre neuen Marketing-Aufgaben vorbereitet. Unter der Überschrift »Igeln ist angesagt«, ermunterte die »Ärzte-Zeitung« Mediziner, für den lukrativen Zusatzverdienst zu werben: »Patienten warten darauf, etwas von ihrem Arzt empfohlen zu bekommen.« Für dieses Geschäft muss Zeit bleiben. »Zu dem Rentner, den der Arzt wöchentlich besucht, kann er auch mal die Helferin schicken«, heißt es in der Medizinerzeitschrift weiter. Mittlerweile gibt es Zeitschriften wie Igel-Plus und Igel-aktiv, Bücher wie »Der große Igel-Check«. Im Internet finden sich unter igelpraxis.de oder igelarzt.de Tipps: »Wenn Sie wissen wollen, ob sich eine beabsichtigte Investition rechnet oder nicht – hier finden Sie die Antwort.« Auf Igel-Kongressen empfehlen Marketingtrainer Ärzten »Wege zum Erfolg außerhalb der Gesetzlichen Krankenversicherung«. Zudem werden dort »Deutschlands beste Igel-Praxen« gekürt. »Es ist zu verurteilen, wenn Patienten verdummt und ausgenommen werden«, sagt Hendrik Borucki, Gründer der Zeitschrift Igel-aktiv. »Aber mehr Markt im Gesundheitswesen ist politisch gewollt.« Zudem verlangten viele Patienten nach mehr Vorbeugung und Tipps zur gesünderen Lebensführung. Der ärztliche Beruf würde sich vermehrt zum »Gesundheitsberater« wandeln. Das

Medizinerblatt Ärztliche Praxis stellte im Januar 2006 lapidar fest: »Für immer mehr Ärzte wird das aktive Vermarkten zusätzlicher Angebote ein wichtiger Bestandteil des Praxisalltags.«

Fast jeder vierte Patient in Deutschland – 2004 waren es etwa 16 Millionen – bekam nach Analyse der Krankenkassen und Verbraucherschützer innerhalb eines Jahres Igel-Leistungen angeboten. Meist fragen Patienten nicht, sondern Ärzte offerierten von sich aus zusätzliche Dienste. Das ärztliche Prinzip des Helfen, Heilen, Lindern wird schnell zum Geschäft mit der Angst. Mediziner tauschen sich bereits im Internet aus, wie sie die Nachfrage der Patienten steigern können, indem sie drohende Zwei-Klassen-Medizin andeuten. »Die gesetzlichen Krankenkassen schränken ihr Leistungsspektrum immer mehr ein«, heißt ein Vorschlag, das Gespräch zu beginnen. So verunsichert, entscheiden sich viele Patienten beim Arzt nicht für »Kassenleistung allein«, sondern kreuzen »Kassenleistung und zusätzliche Wunschbehandlung« an. Von Wunsch kann selten die Rede sein. »Nur in Ausnahmen geht die Anforderung von Igel-Leistungen auf den Wunsch der Patienten zurück«, hielt der Deutsche Ärztetag 2005 fest.

Ärztepräsident Jörg-Dietrich Hoppe hat im Frühjahr 2005 bereits kritisiert, dass immer häufiger »Kommerz statt Mildtätigkeit« die Beziehung zwischen Arzt und Patient bestimme. Andere sprechen offen von »Abzocke«. »Wie soll der Arzt objektiv informieren und beraten, wenn er gleichzeitig verkaufen möchte?«, fragen auch die Autoren der Wido-Igel-Analyse. »Der Patient wird zum Kunden, Gesundheit wird zur Ware.«

Literatur:
Zok K, Schuldzinski W: Private Zusatzleistungen in der Arztpraxis. Ergebnisse aus Patientenbefragungen. Erschienen Oktober 2005. Zu beziehen über: Wido, Kortrijker Str. 1, 53177 Bonn
Stiftung Warentest (Autor: Klaus Koch): Untersuchungen zur Früherkennung – Krebs. Nutzen und Risiken. Berlin 2005

Augen I

Schlieren vor den Augen sind Symptome einer gefährlichen Krankheit

Jeder kennt das: Sieht man unbestimmt und ohne etwas zu fixieren auf eine weiße Fläche – etwa eine Tapete, eine Gardine oder in den Schnee –, erscheinen plötzlich Schlieren, Blasen, Girlanden und andere seltsame Formationen im Bild. Schaut man dann leicht beunruhigt zur Seite, wandern sie mit. Schließt man schließlich die Augen und öffnet sie wieder, sind sie immer noch da. Empfindsame Naturen sehen sich sofort von einer unheilbaren Krankheit getroffen. Dabei sind die Erscheinungen und ornamentalen Figuren, die vor ihren Augen tanzen, völlig harmlos und beruhen auf Eintrübungen des Glaskörpers, der weitgehend durchsichtigen Innenauspolsterung des Auges. Sie fallen besonders auf, wenn man im Hellen ins Leere schaut.

Augen II

Der »Sand« in den Augen besteht aus Staub und Dreck

Wenn das Sandmännchen seine Spuren hinterlassen hat, ist dies nicht auf mangelnde Hygiene zurückzuführen. Bei den Sandkörnern, die sich morgens an den Augenrändern finden, handelt es sich vielmehr um getrocknete Tränen. Tagsüber zwinkern wir so oft, dass sich der Tränenfilm, der das Auge benetzt, gleichmäßig verteilt. Nachts zwinkert man hingegen selten, die Augen bleiben geschlossen – und ein Teil der Tränenflüssigkeit sammelt sich deshalb im getrockneten Zustand in den Augenwinkeln.

Augen III

Fernsehen schadet den Augen

Auch eine Erziehungsmaßnahme. Genauso wenig wie das Verdrehen der Augen oder das Lesen unter der Bettdecke den Augen schadet, gehen vom Fernsehen Gefahren für die Sehkraft aus. Selbst ungünstige Lichtverhältnisse oder ein übertrieben naher Platz vor dem Fernseher kann den Augen nichts anhaben. Vielleicht ermüden sie schneller. Ein schädigender Effekt konnte jedoch in zahlreichen Studien nicht nachgewiesen werden.

B

Bachblütentherapie

Die Bachblütentherapie hilft bei etlichen Beschwerden und Krankheiten

Obwohl viele Menschen an dieses Heilverfahren glauben und es anwenden, gibt es keinen wissenschaftlichen Beweis dafür, dass es auch wirkt. Die Bachblütentherapie hat der Arzt Edward Bach (1886-1936) begründet. Das Prinzip besteht darin, somatische Krankheiten und psychische Störungen mit spezifischen Pflanzenzubereitungen zu behandeln. Bach beschrieb verschiedene psychische Persönlichkeitstypen, die er ausgehend von verschiedenen Seelenzuständen kategorisierte. So gab es nach Bachs Theorie 38 negative Seelenzustände (beispielsweise Hass, Selbstsucht oder Habgier), die zu bestimmten Beschwerden führten und mit 38 Blütenextrakten behandelt werden sollten. Dabei wurde nicht eine bestimmte Krankheit geheilt, sondern – laut Bach – der psychische Defekt und dadurch mittelbar auch das Beschwerdebild. Die Pflanzen sollten nicht nur aufgrund bestimmter Wirkstoffe helfen, sondern auch weil ihnen angeblich eine nicht näher definierte energetische und geistige Kraft innewohnt.

Allerdings konnte trotz verschiedener Versuche die Wirksamkeit der Bachblütentherapie bisher nicht belegt werden. Das mag auch daran liegen, dass Bach bei seiner Pflanzenauswahl völlig intuitiv vorging und sich nicht einmal die Mühe machte, so etwas wie ein wissenschaftliches System aufzustellen, mit dem seine botanischen Vorlieben hätten nachvollzogen werden können. Auch wie die Heilmittel nach Bachs Vorschriften gewonnen werden sollen (an einem Sonnentag ohne Wolken vor 9 Uhr morgens pflücken, in einer Schale mit Quellwasser aufbewahren, mit Cognac oder anderen harten Getränken konservieren und dann die Flüssigkeit 1 zu 240 verdünnen), sprach nicht gerade für einen nachprüfbaren Wirksamkeitsnachweis. Zudem halten selbst äußerst tolerante Psychologen und Psychiater Bachs Grundthese, alles menschliche Leben und Leiden lasse sich mit den von ihm postulierten 38 Gemütszuständen erklären, für – vorsichtig ausgedrückt – nicht plausibel.

B

Es gibt nur vier in einer Übersichtsarbeit zusammengefasste kontrollierte klinische Studien, in denen die Wirksamkeit der Bachblüten überprüft wurden. Zwar wird in zwei der vier Studien angegeben, dass Bachblüten bei der Geburt und gegen Depressionen geholfen haben, Beschwerden zu lindern. Beide Studien wiesen jedoch so schwerwiegende methodische Mängel auf, dass sie nicht als Beweis gelten können. In beiden Studien wurde nämlich nicht auseinander gehalten, ob der geringe positive Effekt, der beobachtet wurde, auf die Bachblüten oder auf eine Placebobehandlung zurückging.

In den beiden anderen Studien wurde untersucht, ob so genannte Rescue-Tropfen gegen Examensangst helfen. Hier konnte keinerlei Wirkung nachgewiesen werden. Die Stiftung Warentest kommt zusammenfassend zu dem Ergebnis, dass selbst bei den drei getesteten Anwendungsbereichen Geburt, Depression und Examensstress kein Wirksamkeitsnachweis vorliegt. Bei anderen Beschwerden oder Krankheitsbildern gibt es nicht einmal wissenschaftlich ernst zu nehmende Untersuchungen, sodass nichts dafür spricht, dass sich mit Bachblüten Krankheiten wirkungsvoll behandeln lassen.

Literatur:
Stiftung Warentest: Die Andere Medizin. »Alternative« Heilmethoden für Sie bewertet. Berlin 2005, S.99ff

Bewusstlosigkeit

Menschen mit einer Kopfverletzung darf man nicht einschlafen lassen

Nach einem Unfall mit Kopfverletzung hört man oft den hektischen Ratschlag: Nicht einschlafen lassen. Dahinter steht die Befürchtung, dass die Betroffenen, wenn sie einmal eingeschlafen sind, ins Koma fallen und nie wieder zu Bewusstsein kommen. Anscheinend hat dieses Ammenmärchen seine Wurzel in den seltenen Fällen, in denen jemand eine kurze wache Phase hat, nachdem er bewusstlos geworden ist, danach jedoch wieder ins Koma fällt und stirbt. Doch die Regel ist das nicht. Untersuchungen an mehr als 300 Kindern haben gezeigt, dass es nach einer Kopfverletzung für den weiteren Verlauf unerheblich ist, ob jemand wach gehalten wird oder nicht. Wenn jemand nach einem Unfall bewusstlos wird, ist das ein schlechtes Zeichen. Dann kommt es aber nicht auf das Wachhalten, sondern auf die medizinische Betreuung an.

Blumen

Blumen im Krankenzimmer sollten nachts entfernt werden, weil sie der Luft zu viel Sauerstoff entziehen

In vielen Kliniken kommt es abends zu bizarren Situationen: Krankenschwestern fahren mit den Wagen, auf denen sie tagsüber die Mahlzeiten bringen, über die Flure und sammeln kurz vor Sonnenuntergang hektisch die Pflanzen ein, die die Kranken gerade erst geschenkt bekommen haben. Was nachmittags an Grünzeug vom Besuch mitgebracht wurde, muss aus den Krankenzimmern weichen und auf dem Gang übernachten. Die Idee dahinter: Bei Licht findet in den Pflanzen die Photosynthese zur Energiegewinnung statt, sie nehmen dabei Kohlendioxid aus der Luft auf und produzieren neuen Sauerstoff. Im Dunkeln ist es dagegen umgekehrt: Die Pflanzen verbrauchen Sauerstoff und geben Kohlendioxid an die Umgebung ab. Diese Luftverschmutzung bei gleichzeitigem Entzug von Sauerstoff will natürlich gerade den Kranken niemand zumuten.

Im Prinzip stimmt es natürlich, dass Pflanzen ihren Stoffwechsel nachts umstellen und die Luft dadurch nicht gerade verbessert wird. Nur: Die Gesamtmenge des Gasaustausches ist außerordentlich gering – sonst müsste auch bei einem nächtlichen Waldspaziergang vor drohender Atemnot gewarnt werden. Selbst ein ganzer Arm voll Frühlingssträußen würde im Krankenzimmer nicht zu einer merklichen oder für die Patienten gar schädlichen Luftveränderung führen – allenfalls zu einer Geruchsbelästigung. Denn gerade Kranke reagieren manchmal empfindlich auf allzu betörende Blütenaromen. Wenn überhaupt, dann bleibt manchen Patienten deshalb die Luft weg.

Blut

In den Adern fließt rotes Blut

Das Blut in unseren Adern, dieser laut Goethe »ganz besondere Saft«, ist nicht ganz rot bzw. nicht überall rot. Es gibt leichte farbliche Unterschiede: Das Blut, das durch die Venen aus dem Körper in Richtung Herz zurückfließt, hat einen eher bläulichen bis purpurfarbenen Ton. Schneidet man sich oder entsteht eine andere Verletzung, rinnt aber rotes Blut aus den kleinen Venen. Durch den Kontakt mit dem Sauerstoff ist es wieder rot geworden. Das frisch mit Sauerstoff aus den Lungen versorgte Blut in den Schlagadern (Arterien) ist hingegen wirklich von einem hellen Rot.

Blutdruck I

Sekt erhöht den Blutdruck

Der perlende Schaumwein gilt als Geheimtipp, wenn einigen besonders blassen, besonders fragilen und empfindsamen Damen schwarz vor Augen wird, weil der Blutdruck zu niedrig ist. Doch einen direkten positiven Effekt auf den Blutdruck hat Sekt nicht. Der Schaumwein kann durch sein Prickeln zwar die Stimmung heben und die Laune bessern (was indirekt auch mit einer leichten Blutdrucksteigerung einhergehen mag). Insgesamt trägt Sekt jedoch sogar zu einer geringfügigen Blutdrucksenkung bei, denn Alkohol weitet das Gefäßsystem, was dazu beiträgt, dass der Blutdruck fällt.

Blutdruck II

Beta-Blocker sind gute und bewährte Mittel zur Blutdrucksenkung

Beta-Blocker (β-Blocker) werden seit mehr als drei Jahrzehnten Patienten zur Blutdrucksenkung verschrieben. Sie gelten – neben den ACE-Hemmern und den als Diuretika bezeichneten entwässernden Medikamenten – als erste Wahl, wenn das Blut zu vehement in den Adern pocht. Doch in jüngster Zeit mehren sich die Zweifel an ihrer Wirksamkeit wie auch an ihrer Sicherheit. Mediziner aus Schweden haben 2005 im Fachblatt Lancet die Medikamente in einer Meta-Analyse genauer untersucht. Meta-Analysen gelten als besonders aussagekräftig, da sie die qualitativ hochwertigen Studien, die es zu einer Fragestellung gibt, auswerten und daraus eine Zusammenfassung erstellen.

Für ihre Analyse hatten die Internisten aus Umeå und Göteborg 13 große Medikamentenstudien mit insgesamt fast 106.000 Patienten ausgewertet. Beta-Blocker senken den Blutdruck nicht so effektiv wie andere Medikamente. Das schlossen die Mediziner aus der Tatsache, dass häufig noch andere Mittel zusätzlich gegeben werden mussten. Zudem gehen Beta-Blocker häufiger mit gefährlichen Nebenwirkungen einher. Das Risiko für einen Schlaganfall war demnach unter Beta-Blockern zwar niedriger als ohne jede Therapie. Der Effekt fiel jedoch deutlich geringer aus als erwartet. Denn im Vergleich mit anderen Mitteln zur Blutdrucksenkung wie Diuretika und ACE-Hemmern war das Schlaganfallrisiko unter Beta-Blockern um 16 Prozent erhöht. Die Sterblichkeit lag um drei Prozent höher. Besonders schlecht schnitt der Beta-Blocker Atenolol ab. »Es wäre falsch zu sagen, dass Beta-Blocker bei Bluthochdruck keinerlei Wirkung haben«, schreiben die Autoren in ihrer Studie. »Aber der Effekt ist suboptimal.« Aus diesen Gründen raten sie dazu, Beta-Blocker nicht mehr zur ersten Wahl für die Behandlung der weltweit etwa eine Milliarde Menschen mit Bluthochdruck zu zählen, sondern andere Mittel wie Diuretika oder ACE-Hemmer vorzuziehen.

Literatur:
Lindholm LH, Carlberg B, Samuelsson O: Should beta blockers remain first choice in the treatment of primary hypertension? A meta-analysis. Lancet. 2005;366:1545-1553.
Beevers DG: The end of beta blockers for uncomplicated hypertension? Lancet. 2005;366:1510-1512

Blutdruck III

Bei chronischem Bluthochdruck muss regelmäßig der Augenhintergrund kontrolliert werden.

Das lernen Medizinstudenten bereits in den ersten klinischen Semestern und auch viele Bluthochdruckpatienten wissen das. Schon 1939 stellten drei Mediziner eine entsprechende Klassifikation auf, um die Schäden der Netzhaut durch chronischen Bluthochdruck zu bewerten. Denn lange bevor das Herz oder die Blutgefäße im Gehirn in Mitleidenschaft gezogen werden und die Patienten Beschwerden haben, kann – so die bisherige Annahme – an der Netzhaut des Auges abgelesen werden, wie lange schon ein Bluthochdruck besteht. In den vergangenen Jahren wurde diese diagnostische Methode jedoch zunehmend hinterfragt. Internisten und Augenärzte aus den Niederlanden haben deshalb die vorhandenen Belege in der Fachliteratur für den Nutzen einer routinemäßigen Untersuchung des Augenhintergrundes bei Bluthochdruck gesammelt und in einem Artikel ausgewertet.

Die Mediziner aus Amsterdam fanden 111 für ihre Fragestellung relevante Studien. Die Interpretationsbreite bei der Untersuchung des Augenhintergrunds war aber so groß, dass die Ärzte von der medizinisch als Funduskopie bezeichneten Untersuchung im Routineeinsatz abraten. Denn die kleinen Gefäßveränderungen am Augenhintergrund wurden von den behandelnden Ärzten sehr unterschiedlich eingeschätzt. Zudem ließ sich kein statistisch sicherer Zusammenhang zwischen Netzhautschäden und dem Risiko für Erkrankungen von Herz und Kreislauf herstellen.

Literatur:
Van den Born BJH, Hulsman CAA, Hoekstra JBL, et al.: Value of routine funduscopy in patients with hypertension. British Medical Journal 2005;331:73-77

Brustkrebs I

Die komplette Entfernung der Brust verbessert nicht die Prognose im Vergleich zur Entfernung des vom Tumor befallenen Teils der Brust

Nein, die Prognose bei Krebs hängt nicht davon ab, wie viel bei der Operation entfernt wird – so lange die Ränder des entfernten Gewebes frei von Tumor sind. Eine entsprechende Untersuchung aus dem Jahr 2002 hat dabei geholfen, dass in der Krebschirurgie jetzt immer häufiger Brust erhaltend operiert wird. In der Untersuchung der Mediziner aus Pittsburgh wurde bei mehr als 1800 Frauen die totale Entfernung der Brust verglichen mit der Entfernung von den Teilen der Brust, die vom Tumor befallen waren. Sowohl für die Überlebensrate insgesamt als auch für die Zeit ohne Rückfall und ohne Krankheit gab es keine Unterschiede zwischen den Verfahren, wenn zusätzlich zur Teilentfernung der Brust auch bestrahlt wurde.

Literatur:
Fisher B, Anderson S, Bryant J, et al.: Twenty-year follow-up of a randomized trial comparing total mastectomy, lumpectomy, and lumpectomy plus irradiation for the treatment of invasive breast cancer. New England Journal of Medicine 2002;347:1233-1241

Brustkrebs II

Die Entfernung der Lymphknoten in der Achselhöhle verbessert die Überlebenszeit

B

In medizinischen Untersuchungen konnte nie gezeigt werden, dass die operative Entfernung der Lymphknoten in der Achselhöhle die Patientinnen länger überleben lässt. Deshalb macht heute auch kein Chirurg mehr die ausgedehnten Lymphknotenoperationen wie früher, bei denen 20, 30 Knoten entfernt wurden. Dadurch wurde nur die Lymphödem-Rate massiv erhöht, der Patientin brachte es aber nichts. Ein Lehrsatz der Chirurgen lautet daher: Mit der Operation der Achselhöhle kann man feststellen, wie weit der Tumor fortgeschritten ist, manchmal auch lokale Beschwerden lindern – ein therapeutischer Eingriff, der die Prognose verbessert, ist es aber nicht.

Literatur:
Veronesi U, Paganelli G, Viale G, et al.: A randomized comparison of sentinel-node biopsy with routine axillary dissection in breast cancer. New England Journal of Medicine 2003;349:546-553

Der Rinderwahnsinn BSE ist von Schafen, die an der Traberkrankheit Scrapies litten, auf Kühe übertragen worden

Es gibt auch eine andere Theorie, die nicht weniger überzeugend ist. In dieser geht es um Kadaver, Hirnerweichung und Wahnsinn. Um Kühe, Wasserleichen und Knochenmehl. Die Details, die erklären könnten, wie die Rinderseuche BSE entstanden ist, waren zwar noch nie sonderlich appetitlich. Die Theorie, die britische Mediziner im September 2005 im Fachmagazin Lancet vorstellten, hat jedoch eine makabere Note: Alan und Nancy Colchester behaupteten nämlich, dass BSE entstanden sei, weil britische Kühe Futter bekamen, das mit menschlichen Überresten – sprich: Leichenteilen – aus Indien verunreinigt gewesen sei.

Die kühne These der Forscher, die an den Universitäten in Canterbury und Edinburgh lehren und forschen, ist eklig – und sie irritiert. Denn erstens verkehrt sie die bisher angenommene Infektionskette in ihr Gegenteil: Demnach stecken nicht kranke Kühe den Menschen an, sondern der Mensch selber infiziert die Kälber – die dann wiederum potenziell infektiös für Menschen sind, die das Rindfleisch verzehren. Zweitens schwingt bei aller wissenschaftlichen Beweisführung der britischen Forscher die kulturell-religiöse Kritik mit, die für manchen Westler befremdlichen Bestattungsrituale der Hindus seien für den Ausbruch der Seuche verantwortlich.

Die britischen Ärzte bieten allerdings verschiedene schlüssige Belege für ihre Hypothese an: In den sechziger und siebziger Jahren seien Hunderttausende Tonnen ganzer Tierknochen, zerstampfter Knochen und andere Kadaverteile aus Indien (aber auch aus Pakistan und Bangladesch) nach Großbritannien importiert worden. Angeblich waren auch immer wieder menschliche Leichenteile dabei. Tierfutter und Düngemittel wurden auf der Insel aus diesen heiklen Zutaten hergestellt. Der ebenso unübersichtliche wie unappetitliche Handel wurde seinerzeit kaum überwacht. Keine Behörde kontrollierte auf der britischen Insel, ob und wenn ja, wie versucht wurde, die Kadaver vor ihrer Verarbeitung zu Tierfutter zu sterilisieren.

An Flussufern und auf dem Land Knochen und Kadaver einzusammeln, sei für viele arme indische Bauern ein zusätzlicher Broterwerb, führten die Lancet-Autoren ihre Indizienkette weiter aus. Da es sich nur eine Minderheit der Inder leisten könne, ihre Toten nach hinduistischem Brauch vollständig zu verbrennen, würden viele Leichen unverbrannt oder nur teilweise verbrannt einfach in die Flüsse geworfen. Allein in der heiligen Stadt Varanasi am Ganges werden jährlich etwa 40.000 Tote bestattet. Im Jahr 2004 fand ein internationales Team von Umweltschützern in zwei Tagen mehr als 60 Leichen an einem nur zehn Kilometer langen Uferstreifen des Ganges.

»Dass menschliche Überreste an Tierverwertungsanstalten und Futtermühlen in Europa geliefert wurden, ist belegt«, schreiben die Colchesters. Der Rest ihrer Argumentation ist Statistik: Etwa 150 Inder würden jährlich an der herkömmlichen Form der Creutzfeld-Jakob-Erkrankung (CJD) sterben, unter ihnen ungefähr 120 Hindus. Aus der herkömmlichen kann die für Menschen gefährliche neuere Creutzfeld-Jakob-Variante (vCJD) entstehen, denn dazu ist bloß eine Umfaltung und räumliche Neuanordnung der Prionen-Proteine im Gehirn notwendig. Die gefährliche vCJD entspricht in ihrer Gefährlichkeit BSE bei Rindern. Einige der Creutzfeld-Jakob-Toten in Indien seien – über Umwege und in Einzelteilen – in europäischen Futterfabriken gelandet, so die These der Forscher. Mit der Nahrung hätten einige britische Kühe die infizierte Kost aufgenommen, die bei ihnen dann BSE auslöste. Seit 1986 gab es bis Sommer 2005 allein in Großbritannien ungefähr 180.000 BSE-Fälle. Weltweit wurden bis zu diesem Zeitpunkt 164 vCJD-Erkrankungen bei Menschen registriert.

Die Colchesters zeigen nicht nur die mögliche globale Infektionskette von Mensch zu Tier auf und von dort womöglich wieder zum Menschen zurück. Sie bringen auch zahlreiche molekularbiologische Hinweise, die ihre Hypothese zu bestätigen scheinen. Die verschiedenen Formen der Erreger könnten sich nämlich auf diese Weise genauso gut geändert und neu gebildet haben wie nach der zuvor favorisierten Hypothese, wonach die gefährlichen Prionen von Schafen auf Rinder übertragen worden seien. Doch dichter als die neue Erklärung der Colchesters sei die molekularbiologische Beweiskette für eine Infektion durch Schafe, die an der Traberkrankheit litten, auch nicht.

Die indische Neuropathologin Susarla Shankar wies in der selben Ausgabe des Lancet die Hypothese der Colchesters entschieden zurück: In Indien sei bisher »kein einziger BSE-Fall dokumentiert«, argumentiert sie. Das spricht allerdings nicht gegen die Infektionstheorie. Schließlich sind Kühe in Indien heilig. Und die wiederkäuenden Vegetarier wurden dort nicht mit Tiermehl aus geschredderten Kadaverteilen gefüttert und damit zwangsweise zu Fleischfressern gemacht.

Literatur:
Colchester AC, Colchester NT: The origin of bovine spongiform encephalopathy: the human prion disease hypothesis. Lancet. 2005;366:856-861
Shankar SK, Satishchandra P: Did BSE in the UK originate from the Indian subcontinent? Lancet 2005;366:790-791

Chelattherapie

Mit der Chelattherapie lassen sich Gifte und Stoffwechselprodukte aus den Blutgefäßen entfernen

Die Theorie ist verlockend. Die Praxis aber kann sogar gefährlich sein. Das hat die Stiftung Warentest festgestellt, die 2005 etliche »alternative« Heilverfahren auf den Prüfstand stellte und die verfügbare Literatur auswertete. Das Konzept der Chelattherapie geht davon aus, Ablagerungen aus den Blutgefäßen zu lösen. Bestimmte Substanzen, besonders EDTA, sind tatsächlich in der Lage, Schwermetalle zu binden und zu lösen. Seit dieses Phänomen 1941 bekannt wurde, wird es zur Therapie von Schwermetallvergiftungen genutzt. Gefäßbeschwerden und -verkalkungen lassen sich mit Chelatbildnern jedoch nicht erfolgreich behandeln. Denn in den »verkalkten« Adern ruht nicht nur Kalzium. Die Ablagerungen bestehen aus einem Gemisch aus Cholesterin, abgestorbenen Zellen, Entzündungsfaktoren und anderen Bestandteilen des Immunsystems.

Obwohl die Chelattherapie unter dem Motto »Rohrfrei für die Arterien« seit den 1980er Jahren einige Anhänger gewann, ist ihre Wirksamkeit nicht belegt. Im Gegenteil. EDTA entzieht dem Körper Mineralien und andere Stoffe. Dadurch können Krampfanfälle, Herzrhythmusstörungen und sogar Atemstillstand ausgelöst werden. Weiterhin können durch die Verschiebungen im Elektrolythaushalt Nierenversagen, Schädigungen des Immunsystems, Blutdruckabfall und Venenentzündungen entstehen. Nach Chelattherapien sind schon mehrere Todesfälle bekannt geworden.

Literatur:
Stiftung Warentest: Die andere Medizin. »Alternative« Heilmethoden für Sie bewertet. Berlin 2005

Cholesterin I

C

Hohe Cholesterinwerte führen zwangsläufig zur Gefäßverengung und damit zum Infarkt

Jahrzehntelang war die Entstehung des Herzinfarktes einfach zu erklären: Das Cholesterin hatte spätestens seit den 1950er-Jahren die Rolle des Bösewichtes zugeschrieben bekommen. War es erhöht, lagerte es sich unter der Gefäßinnenhaut vieler Blutgefäße – und besonders gefährlich: der Herzkranzgefäße – ab. Dieser Belag verdickte sich mit der Zeit zu einem »atheromatösen Plaque«, und wenn er platzte, ergoss sich der Fett- und Zellschrott in die Blutbahn, bis dieser als Thrombus bezeichnete Pfropf das Gefäß verstopfte. Das Hindernis führte dazu, dass das Herzmuskelgewebe nicht mehr ausreichend durchblutet wurde – es kam zum Infarkt.

So einleuchtend, so logisch. Doch seit den 80er- und 90er-Jahren häuften sich die Befunde, mit denen sich ein Infarktgeschehen auf diese Weise nicht mehr erklären ließ. Denn bei vielen Infarktpatienten streikte die Pumpe, obwohl sie normale Cholesterinwerte aufwiesen. Inzwischen weiß man: Fast die Hälfte der Patienten mit Herzinfarkt hat gar keine erhöhten Fettwerte. Deshalb ist in den vergangenen Jahren ein anderer Faktor zur Erklärung des Infarktes in den Mittelpunkt gerückt: Die Entzündung. Forscher wissen mittlerweile, dass die Gefäßverengung eine entzündliche Erkrankung ist. Die Patienten, die trotz eines normalen Cholesterinwertes einen Infarkt erlitten, wiesen deutlich erhöhte Entzündungswerte wie den Botenstoff Interleukin-6 oder das C-reaktive Protein (CRP) auf. Derzeit wird unter Medizinern stark diskutiert, ob nicht eine spezielle Form des CRP der wichtigste Faktor im Blut ist, der als Alarmsignal auf einen drohenden oder bereits erfolgten Infarkt hinweist.

Literatur:
Ridker PM, Hennekens CH, Buring JE, et al.: C-reactive protein and other markers of inflammation in the prediction of cardiovascular disease in women. New England Journal of Medicine 2000;342:836-843
Danesh J, Wheeler JG, Hirschfield GM, et al.: C-reactive protein and other circulating markers of inflammation in the prediction of coronary heart disease. New England Journal of Medicine 2004;350:1387-1397

Cholesterin II

Es nutzt den Patienten immer, wenn man ihre erhöhten Fettwerte senkt

Das klingt einleuchtend, trifft aber nicht immer zu. In jüngster Zeit mussten Mediziner wiederholt eingestehen, dass der Nutzen einer aggressiven Fettsenkung offenbar längst nicht so groß ist wie erhofft. Hinzu kommt, dass noch nicht nachgewiesen ist, ob die Schaden-Nutzen-Bilanz bei allen Cholesterinsenkern positiv ausfällt. Nur weil der Fettwert im Blut sinkt, bedeutet dies nicht für alle Patienten automatisch ein gesünderes oder gar längeres Leben. Ein weiteres Cholesterin-Paradox stellt Ärzte ebenfalls vor Rätsel. Immer wieder gibt es Menschen mit stark erhöhten Cholesterinspiegeln, ohne dass ihre Schlagadern davon in Mitleidenschaft gezogen wären. Mindestens so unerklärlich: Fast die Hälfte aller Infarktopfer hat völlig normale Cholesterinwerte.

Dabei waren sich die Mediziner eigentlich sicher, gegen welche Achse des Bösen sie kämpfen müssen. Seit mehreren Jahren schon haben sie Bluthochdruck, Übergewicht und Diabetes als die Feinde ausgemacht, die zu einem jähen Verschluss der Arterien in Herz und Hirn führen können – mit der Folge Infarkt und Schlaganfall. Eine besondere Schurkenrolle hat in dieser ärztlichen Weltsicht das Cholesterin inne. Seit Wissenschaftler den Bösewicht aus der Fettecke als Risikofaktor für vorzeitige Gefäßverstopfung identifiziert haben, wird das Cholesterin heftig bekämpft. Das »böse« LDL-Cholesterin soll medikamentös gesenkt werden, das »gute« HDL-Cholesterin erhöht. Diese Unterscheidung kennt inzwischen fast jeder Erwachsene und hat sie zu seiner Herzensangelegenheit gemacht.

Insgesamt ist die Senkung eines stark erhöhten Cholesterinwertes zwar von Nutzen. Doch viel hilft in der Medizin nicht immer viel. Im November 2005 haben skandinavische Mediziner herausgefunden: Die aggressive Senkung der Blutfette auf besonders niedrige Werte bringt Herzpatienten offenbar kaum zusätzlichen Nutzen gegenüber einer moderaten Senkung. Da diese Ergebnisse auf dem weltgrößten Kardiologenkongress in den USA vorgestellt werden, hat auch das renommierte Journal of the American Medical Association die Publikation der Daten auf denselben Termin vorgezogen.

In der Studie wurden über einen Zeitraum von fünf Jahren 8888 Patienten untersucht, die bereits einen Herzinfarkt hatten. Die Hälfte bekam hoch dosiert den Fettsenker Atorvastatin (Sortis) vom Pharmakonzern Pfizer. Die andere Hälfte nahm den Fettsenker Simvastatin (Zocor) in geringerer Dosis. Dieses Medikament wird von MSD hergestellt.

Der Vergleich der beiden Therapien ergab in vielen für die Patienten wichtigen Punkten allerdings kaum Unterschiede: Zwar wurde das LDL-Cholesterin mit der höheren Arzneidosis auch deutlich stärker gesenkt. Daraus resultierten aber weder statistisch aussagekräftig weniger Todesfälle durch Infarkt, noch gab es weniger Herzanfälle, die von Patienten überlebt wurden. Auch die Notfälle eines Herzstillstands, der eine Wiederbelebung erforderlich machte, wurden nicht seltener.

2005 und 2004 waren bereits einige Studien mit mehreren Tausend Patienten erschienen, die vergeblich einen deutlichen Vorteil der starken Cholesterinsenkung nachzuweisen versuchten. Obwohl die Autoren zum Großteil Honorar- und Beraterverträge mit den Pharmafirmen hatten, die diejenigen Fettsenker herstellten, die in der jeweiligen Studie untersucht wurden, mussten die Forscher immer wieder feststellen: Die wichtigsten Zielkriterien (»Studienendpunkte«), die in einer guten Studie vor Beginn angegeben werden sollten, wurden nicht erfüllt. Wenn in einer Studie beispielsweise der Einfluss der höher dosierten Medikamente auf erneute Herzinfarkte nicht positiv war, genau dies aber gemessen werden sollte, gilt der Studienendpunkt als verfehlt. Peter Sawicki vom unabhängigen Institut für Qualität und Wirtschaftlichkeit im Gesundheitswesen in Köln kommt deshalb zu dem Fazit: »Umstritten ist, ob und inwieweit die Senkung des LDL-Cholesterins den Gesundheitszustand positiv beeinflusst.«

Erhöhte Fettwerte im Blut tun nicht weh. Die strengen Cholesterin-Grenzwerte, die von kardiologischen Fachgesellschaften vorgegeben werden, würden aber die Mehrzahl der Erwachsenen hierzulande zu Patienten stempeln. Dabei zeigen die jüngsten Studien zur Fettsenkung: Der Zusammenhang zwischen erhöhten Risikofaktoren und Gesundheit beruht eben nicht auf dem simplen Schema von Gut und Böse.

Literatur:
Pedersen TR, Faergemann O, Kastelein JJP, et al.: High-dose atorvastatin versus usual-dose simvastatin for secondary prevention after myocardial infarction. The IDEAL study: a randomized controlled trial. Journal of the American Medical Association 2005;294:2437-2445
Cannon CP: The ideal cholesterol. Lower is better. Journal of the American Medical Association 2005;294:2492-2494
DeLemos JA, Blazing MA, Wiviott SD: Early intensive versus delayed conservative simvastatin strategy in patients with acute coronary syndromes. Phase Z of the A to Z trial. Journal of the American Medical Association 2005;292:1307-1316

Cholesterin III

Das »böse« LDL-Cholesterin ist das einzige Blutfett, das die Entstehung von Herzkrankheiten fördern kann

Cholesterin liegt im Blut zumeist als Bestandteil verschiedener Eiweißpartikel vor – nach ihrer Dichte werden sie in Cholesterin aufgeteilt, das zu den Fraktionen LDL, VLDL oder HDL gehört. LDL steht dabei für »low density«, also geringe Dichte, VLDL für »very low density« und HDL für »high density«. Jahrelange Aufklärungskampagnen von Ärzten und Apotheken mit freundlicher Unterstützung der Pharmaindustrie haben dazu geführt, dass fast jeder Erwachsene heutzutage schon mal vom »guten« HDL und dem »bösen« LDL gehört hat und im Bedarfsfall auch seine entsprechenden Werte kennt.

Wenn das LDL-Cholesterin bei 180 bis 200 Milligramm pro Deziliter oder darüber liegt (von verschiedenen Fachgesellschaften werden unterschiedliche Grenzwerte angegeben), kann das in der Tat ein bedrohliches Alarmsignal für die Herzkranzgefäße sein. Dieses Risiko kann aber ausgeglichen werden, wenn das HDL-Cholesterin bei einer vergleichsweise hohen Konzentration wie 65 oder 70 mg/dl liegt. Da das HDL den Rücktransport von Fettpartikeln aus den Blutgefäßen in die Leber stimuliert, wird es zu Recht als »gutes« Cholesterin angesehen. Als Risikofaktor für Herz und Kreislauf gilt daher nicht nur ein deutlich erhöhtes LDL-Cholesterin, sondern auch ein vermindertes HDL-Cholesterin, das über einen Wert von 35 mg/dl nicht hinauskommt. Ein weiterer kardialer Risikofaktor aus der »Fettecke« sind die Triglyzeride, die auch als »Neutralfette« bezeichnet werden. Wenn ihre Konzentration höher als 200 mg/dl ist, sind ebenfalls die Herzkranzgefäße und andere Schlagadern von einer Verkalkung und Verengung bedroht.

Die gute Nachricht: Durch vermehrte körperliche Aktivität lässt sich sowohl das HDL-Cholesterin um bis zu 30 Prozent steigern als auch eine Senkung der Triglyzeride in dieser Größenordnung erreichen. Eine fettärmere Ernährung wirkt sich ebenfalls positiv auf das Verhältnis von LDL- zu HDL-Cholesterin aus und reduziert die Konzentration der im Blut zirkulierenden Triglyzeride.

Literatur:
Konzentrieren wir uns zu sehr aufs LDL-Cholesterin? Interview mit Wilfried März. Münchner Medizinische Wochenschrift 2005;14:14

D

Depression

Antidepressiva schützen vor Selbstmord

Das sollte man meinen. Schließlich werden sie verschrieben und eingenommen, um bei Schwermütigen die Stimmung zu heben und sie vor destruktiven und selbstzerstörerischen Handlungen zu bewahren.

Doch in den vergangenen Jahren sind Zweifel laut geworden, ob Antidepressiva wirklich die Häufigkeit der Suizide verringern. Die amerikanische Zulassungsbehörde für Medikamente, die FDA, sprach im Sommer 2005 bereits zum zweiten Mal nach 2004 eine Warnung aus. Gerade bei Heranwachsenden, die Antidepressiva nehmen, sollte darauf geachtet werden, ob sie vermehrt Neigungen zum Selbstmord erkennen lassen.

Immer wieder gab es in der Fachliteratur die paradox anmutenden Hinweise darauf, dass Jugendliche häufiger Selbstmord verübten, wenn sie Antidepressiva einnahmen. Die genaue Häufigkeit ist schwer zu bestimmen, denn bei Depressiven besteht insgesamt ein gegenüber der Durchschnittsbevölkerung deutlich erhöhtes Risiko dafür, dass sie Selbstmord begehen. Vielen Patienten wird durch Antidepressiva geholfen, und die Stimmungsaufheller vertreiben die düsteren Gedanken.

Bei einer Untergruppe der Patienten – und anscheinend trifft dies vor allem auf Jugendliche zu – können die Psychopharmaka aber auch eine paradoxe Wirkung entfalten und den Selbstmord wahrscheinlicher machen. Mediziner haben sogar eine Erklärung dafür, warum gerade zu Beginn der Medikamenteneinnahme das Risiko steigt. Am Anfang einer Behandlung sind Angst und Niedergeschlagenheit noch verbreitet, diese Symptome bessern sich erst nach einigen Tagen Therapie. Schneller wirken die Antidepressiva hingegen auf die allgemeine Aktivität. Wenn sich manche Patienten durch die Antidepressiva mutiger und handlungsbereiter fühlen, ihre Stimmung allerdings noch im Keller ist, sind sie womöglich eher zum Selbstmord bereit. Die US-Zulassungsbehörde besteht daher inzwischen darauf, dass auf den Beipackzetteln von Antidepressiva als mögliche Nebenwirkung auch ein erhöhtes Risiko für Selbstmord angegeben wird.

Literatur:
FDA warns about antidepressants, suicide. CNN.com. 1. Juli 2005
Winters NC: Are antidepressants safe for adolescents? Postgraduate Medicine 2005;118:33-34

Diabetes

Wer viel Zucker isst, bekommt Diabetes

Als ich Kind war, gab es in unserer Nachbarschaft einen unauffälligen Herrn um die 40. Er arbeitete irgendwo in der Verwaltung und niemand nahm weiter Notiz von ihm. Irgendwann hieß es dann, er sei zuckerkrank. Die Erklärung, die sich die Nachbarschaft zu Eigen machte: Er habe jeden Tag während der Arbeit eine Liter-Flasche Cola getrunken. In der braunen Brause sei fast nur Zucker enthalten und deshalb sei der Mann jetzt krank.

Diabetes und Ernährung haben zwar etwas miteinander zu tun, doch so einfach ist der Zusammenhang nicht. Die meisten Menschen können ihr Leben lang regelmäßig Süßes essen, ohne zuckerkrank zu werden. »Ich kenne viele Menschen, die es trotz extremer Schokoladensucht nicht schaffen, zuckerkrank zu werden«, sagt Martin Reincke, Professor für Endokrinologie an der Münchner Ludwig-Maximilians-Universität. »Manche essen regelmäßig drei oder vier Tafeln Schokolade«, so der Hormonexperte. Entscheidend für die Entstehung einer Zuckerkrankheit ist nämlich nicht, wie viel Leckereien man isst, sondern wie sich das Körpergewicht unter dieser speziellen Diät entwickelt. Wer besonders viel Süßes zu sich nimmt, dabei aber durch Sport oder aus anderen Gründen schlank bleibt, wird mit ziemlicher Sicherheit nie zum Diabetiker, erklärt Reincke: »Der entscheidende Risikofaktor für Typ-II-Diabetes ist das Übergewicht.«

Der »jugendliche« Typ-I-Diabetes entsteht sogar vollkommen unabhängig von der Ernährung. Er ist zumeist genetisch bedingt und geht auf eine Autoimmunerkrankung weitgehend unbekannter Ursache zurück. Dabei richtet sich das Abwehrsystem gegen körpereigene Zellen – in diesem Fall zerstört es die Insulin produzierenden β-Zellen in der Bauchspeicheldrüse. Und da im Blut dann das Insulin fehlt, kann der Zucker nicht mehr effektiv genug in die Zellen geschleust und dort verarbeitet werden.

Der »Erwachsenen«-Diabetes vom Typ-II hat im Gegensatz zu Typ-I zwar deutlich mehr mit der Ernährung zu tun. Aber auch er ist zu großen Teilen genetisch bedingt. Wer die Veranlagung dafür hat, kann durch massives Übergewicht und zu wenig Bewegung zumindest die

Wahrscheinlichkeit erhöhen, an Diabetes zu erkranken. Denn durch Trägheit und überflüssige Pfunde werden die Körperzellen mit der Zeit immer unempfindlicher gegenüber Insulin (man spricht dann von einer Insulin-Resistenz der Zellen), sodass der Zucker im Blut nicht oder nur noch in geringem Maße weiter verstoffwechselt werden kann.

Durch Abnehmen und körperliche Aktivität kann dieser Prozess anfangs sogar rückgängig gemacht werden – die Zellen reagieren wieder besser auf Insulin, wenn sich die Patienten ihrem Normalgewicht nähern. Als Richtwert gilt der Bauchumfang: Wenn bei Männern das Maßband an der Taille mehr als 102 Zentimeter und bei Frauen mehr als 88 Zentimeter anzeigt, droht Gefahr. Haben die Fettpolster nämlich diese Ausmaße erreicht, besteht ein erhöhtes Risiko für ein Metabolisches Syndrom. Zu diesem auch als »tödliches Quartett« bezeichneten Leiden gehören: 1) Übergewicht, 2) erhöhte Blutfette, 3) starke Diabetes-Neigung, 4) hoher Blutdruck. Aus dieser Symptomkonstellation ergibt sich ein deutlich erhöhtes Risiko für Herzkreislauf-Leiden wie Herzinfarkt und Schlaganfall (siehe auch Stichwort »Übergewicht«).

Diät

Abnehmen ist gesund und führt zu einem langen Leben

Klar, mag da jeder sofort sagen. Schließlich scheint es offensichtlich, dass sich die Gesundheit verbessert, wenn man abnimmt. Denn die negativen Auswirkungen auf die Gesundheit sind hinlänglich bekannt: Nicht nur Knochen, Sehnen und Muskeln werden stark belastet, auch das Risiko für Erkrankungen von Herz und Kreislauf sowie für Diabetes steigt. Wenn übergewichtige Menschen allerdings abnehmen wollen, verbessern sie damit nicht zwangsläufig ihre Gesundheit. Finnische Wissenschaftler haben nämlich herausgefunden, dass der Versuch, immer wieder abzunehmen, auf Dauer ungesünder sein kann, als wenn Übergewichtige ihr Gewicht halten oder sogar noch an Pfunden zulegen.

Die Forscher analysierten die Daten von fast 3000 Finnen, die zwischen 1975 und 1999 immer wieder zu ihrem Gesundheitsverhalten und etwaigen Diätabsichten befragt wurden und ihre Körpermaße angaben. Langfristig zeigte sich, dass die Dicken, die abnehmen wollten, ein größeres Risiko zu sterben hatten als die Übergewichtigen, denen ihr Gewicht egal war. Selbst in der Gruppe, die kein Gewicht abnehmen wollte, hatten diejenigen ein höheres Risiko, früher zu sterben, die abnahmen. Da die Forscher diejenigen Probanden nicht analysierten, deren Gewicht sich aufgrund von Krankheiten veränderte, schließen sie daraus, dass die Gesundheitseffekte des Abnehmens äußerst vielfältig sind und der Körper während einer Diät auch Schaden nehmen kann.

D

Literatur:
Sorensen TIA, Rissanen A: Korkeila M, Kaprio J: Intention to lose weight, weight changes, and 18-y mortality in overweight individuals without co-morbidities. PLoS Medicine 2005;2:e171 (1-11)

Durchfall

Durchfall ist harmlos

Jede Minute ein Todesfall, 500.000 Opfer jährlich weltweit. Durch Rota-Viren ausgelöster Brechdurchfall ist alles andere als harmlos. Er führt zu einer heftigen Entleerung von Magen und Darm. Binnen Stunden dörrt der Körper aus, für Kinder kann der rasche Flüssigkeitsverlust lebensbedrohlich werden. Während Kinder in Industrienationen mit Infusionen meist wieder aufgepäppelt werden können, kommt in armen Ländern oft jede Hilfe zu spät. Die Kinder sterben an Austrocknung. Doch auch wenn Rota-Viren in reichen Ländern selten zum Tode führen, müssen weltweit 25 Millionen Kinder jährlich deswegen zum Arzt. Bei zwei Millionen erzwingt die akute Infektion sogar einen Krankenhausaufenthalt.

Eigenblut

Die Behandlung mit Eigenblut stärkt den Organismus

Überzeugend klingt es zunächst. Man nehme eine Spritze, lasse sich ein paar Milliliter Blut abzapfen und später wieder injizieren. Und schon erblüht angeblich der geschwächte und geschundene Leib, die Abwehr wird gestärkt und die Lebensgeister kehren zurück. Anfang des 20. Jahrhunderts war diese Behandlung regelrecht Mode, der Glaube an die Heilkraft des Blutes ließ viele Menschen diese eigenartige Form des Blutkreislaufs an sich ausprobieren.

Schön wäre es ja, wenn Heilung und Auffrischung so einfach wären. Doch dem ist nicht so. Egal, ob das Blut sofort wieder zurückgespritzt wird oder erst nach allerlei Prozeduren oder homöopathischen Verdünnungsschritten: Der Erfolg ist gleich Null. Oder vielmehr: fast gleich null. Es gibt zwar nur wenig methodisch akzeptable Untersuchungen zur Behandlung mit dem eigenen Blut. Deshalb sollten auch Studien, die gewisse positive Effekte erbracht haben, kritisch hinterfragt werden. Doch immerhin gibt es Belege für die Behandlung des atopischen Ekzems, einer allergisch bedingten Neigung zu Hautveränderungen. Bei dieser Hauterkrankung besserten sich die Symptome anscheinend deutlich, wenn Patienten Eigenblut gespritzt bekamen. Um dies in eine Therapieempfehlung umzumünzen, müsste die entsprechende Untersuchung aber von einer anderen unabhängigen Forschergruppe wiederholt werden und diese dann zu ähnlich positiven Ergebnissen kommen.

Mit Ausnahme des atopischen Ekzems gibt es jedoch keine auch nur ansatzweise überzeugenden Beweise, die für den Erfolg einer Eigenbluttherapie sprechen würden. Weder eine generelle Stärkung der Immunabwehr noch eine Verbesserung anderer Körperfunktionen konnte nach Eigenbluttherapie beobachtet und nachvollziehbar dokumentiert werden. Diese Ergebnisse waren unabhängig davon, ob das Blut direkt zurückgespritzt wurde oder durch UV-Strahlen, Sauerstoff (»Oxidationstherapie«) oder Ozon (»Ozontherapie«) »aktiviert« wurde.

Literatur:
Stiftung Warentest: Die Andere Medizin. »Alternative« Heilmethoden für Sie bewertet. Berlin 2005, S.124 ff

Einschlafen von Armen und Beinen

Wird die Blutversorgung gedrosselt, schlafen Arme oder Beine ein

Alles reine Nervensache. Wenn die Arme einschlafen, hat das nichts mit mangelnder Blutversorgung in manchen Gliedern zu tun. Vielmehr sind dann die Nervengeflechte im Bereich der Oberarme und der Achselhöhle so sehr unter Druck geraten, dass die Versorgung der Arme darunter gelitten hat. Als »Liebhaber-Lähmung« ist dieses Phänomen selbst Medizinern bekannt, da während des Schlafs das anfängliche Kribbeln unbemerkt bleiben kann und sich bei eng Umschlungenen vorübergehend sogar Empfindungsstörungen und Lähmungserscheinungen ausbilden können.

Andere empfindliche Bereiche befinden sich in den Kniekehlen und im Schritt. Bei Alkoholikern, die auf Parkbänken einschlafen, wird der Wadenbeinnerv an der Außenseite des Unterschenkels kurz unterhalb des Knies gequetscht – hier liegt das Bein auf der Bankkante auf. Passiert dies öfter, kann der Nerv dauerhaft geschädigt werden. Im Fall der Parkbank-Lähmung kann dies zu einem Nachziehen des Beines führen, weil die Fußspitze nicht mehr so gut angehoben werden kann.

Epilepsie

Bei Patienten mit epileptischen Anfällen sollte frühzeitig mit der Einnahme von Medikamenten begonnen werden

Das ist eine weit verbreitete Annahme vieler Ärzte und auch medizinischer Laien, sofern sie sich etwas mit der Epilepsie beschäftigt haben. Gerade bei Epileptikern, die nur unregelmäßig und selten über Anfälle klagen, ist eine frühzeitige Medikamenteneinnahme umstritten. Für den einzelnen Betroffenen ist es eine schwierige Abwägung von Nutzen und Schaden. Einerseits besteht die Hoffnung, die langfristige Prognose durch frühe Medikamenteneinnahme zu verbessern und die Häufigkeit der Anfälle zu reduzieren. Denn nach dem ersten

Anfall besteht eine schwer zu kalkulierende Wahrscheinlichkeit zwischen 23 und 71 Prozent, dass es in den nächsten zwei, drei Jahren zu einem erneuten Anfall kommt. Andererseits gehen die meisten antiepileptischen Medikamente mit unangenehmen Nebenwirkungen einher. Dazu gehören Angstschübe und Depressionen, Benommenheit, Übelkeit, Kopfschmerz und Müdigkeit.

Britische Ärzte haben 2005 in der Fachzeitschrift Lancet eine große Untersuchung veröffentlicht. Demnach verringert eine sofortige Behandlung mit Pharmaka langfristig nicht die Wahrscheinlichkeit für weitere Anfälle. Die Forscher von den Universitäten Liverpool und Cambridge hatten mehr als 1400 Patienten, die von 1993 bis 2000 in verschiedenen Krankenhäusern Großbritanniens behandelt wurden, in ihre Untersuchung eingeschlossen. Die Hälfte unterzog sich sofort einer antiepileptischen Therapie, die andere Hälfte wartete ab und nahm erst Medikamente, wenn sie und der behandelnde Arzt es für notwendig hielten. Zwar verlängerte sich bei den Probanden, die sofort behandelt wurden, die Zeitdauer, bis erneute Anfälle auftraten. Auch die Anzahl der epileptischen Zwischenfälle in den ersten zwei Jahren verringerte sich. Dafür litten sie jedoch unter den Nebenwirkungen der Behandlung. Langfristig wirkte sich die Therapie nicht auf die Prognose und die Lebensqualität aus. »Nach etwa zwei Jahren ist das Schaden-Nutzen-Verhältnis ausgewogen«, sagt David Chadwick, der die Studie geleitet hat. »Der verbesserten Anfalls-Kontrolle stehen die unerwünschten Nebenwirkungen gegenüber.«

Literatur:
Marson A, Jacoby A, Johnson A, et al.: Immediate versus deferred antiepileptic drug treatment for early epilepsy and single seizures: a randomised controlled trial. Lancet 2005;365:2007-2013
McIntosh AM, Berkovic SF: Treatment of new-onset epilepsy: seizures beget discussion. Lancet 2005;365:1985-1986

Ernährung I

Pizza ist ungesund

Der labberige Teig, wenig drauf – und das oft noch aus der Konserve und im Ofen mit viel Käse überbacken. Pizza kann einfach nicht gesund sein. Wenn das italienische Lieblingsgericht dann doch zu einer Art Allheilmittel geadelt wird, müssen die entsprechenden Untersuchungen natürlich aus dem Land von Pizza, Pasta und Co. kommen.

Mailänder Wissenschaftler haben jeweils rund 1000 Patienten zu ihren Ernährungsgewohnheiten befragt – 500 hatten einen Infarkt, die anderen 500 waren aus anderen Gründen in der Klinik. Dabei kam heraus, dass das Herzinfarktrisiko bereits bei gelegentlichem Pizzaverzehr um 22 Prozent sank, bei regelmäßigem Genuss sogar um 38 Prozent. Wer mehr als zweimal pro Woche zu dieser Speise griff, senkte sein Risiko sogar um mehr als 50 Prozent.

Die Fachwelt weiß seit längerem, dass die Verteilung der Herzkreislaufleiden in Europa sehr unregelmäßigen Gesetzen folgt. Während in Schottland mehr als 300 von 100.000 Einwohnern jedes Jahr einen Infarkt erleiden, sind es in Südfrankreich nur rund 50. Als »Französisches Paradox« gilt diese Beobachtung, denn auch die Franzosen ernähren sich cholesterinreich und fetthaltig. Jetzt also noch das »italienische Rätsel«.

In den Fachzeitschriften hat diese Studie zu erstaunlichen Reaktionen geführt. Jorge Gomez-Aracena von der Universität Malaga fand das Ergebnis »nicht überraschend«, schließlich seien in der Pizza – wie übrigens auch in dem spanischen Gericht Gazpacho – viele Tomaten enthalten, in denen wiederum hohe Konzentrationen an Lycopenen vorkämen. Diese hätten antioxidative Eigenschaften und würden deshalb nachweislich vor Herzinfarkten schützen.

Andere Forscher betonten, dass es eher darauf ankäme, wie gegessen wird und nicht so sehr was. Das heitere Mahl in beschwingter Runde, hätte günstigere Auswirkungen auf die Gesundheit als so mancher Vitamin- und Rohkostcocktail. Bei einem entspannten Essen sei die Konzentration der Stresshormone niedriger. Kein Wunder also, dass sowohl in Frankreich als auch in Italien, wo das Essen einen zentralen Stellenwert im Alltag einnimmt, die Herzkreislauferkrankungen seltener seien als in den nördlicheren Regionen.

Literatur:
Dobson R: After the French paradox comes the Italian enigma. British Medical Journal 2004;329:1064

Ernährung II

E

Fettarme Ernährung ist gesund

Zumindest für Kinder ist das nicht unbedingt immer richtig. Denn Forscher von der University of Nebraska in Lincoln haben vor kurzem herausgefunden, dass eine strenge fettarme Diät zu Vitaminmangel bei Minderjährigen führen kann. Die Ernährungsexperten um Judy Driskell konnten zeigen, dass in einer Untersuchung zwei Drittel der Vorschulkinder nicht die empfohlenen Blutwerte für Vitamin E erreichten und ein Drittel auch nicht die Werte für Vitamin C. Die Forscher erklären die erstaunlichen Befunde damit, dass manche Eltern ihre streng fettarmen Ernährungsgewohnheiten mit ihren Kindern teilen.

In der Untersuchung wiesen die Kinder zwar noch keine Mangelerscheinungen auf, doch ihre Blutwerte zeigten, dass dies wohl nur noch eine Frage der Zeit sein könnte. Um den Gefahren durch Vitaminmangel abzuhelfen, könnten Früchte und Gemüse leicht in jeden Speiseplan übernommen werden, argumentieren die Forscher aus Nebraska. Gerade wenn die Eltern gesundheitsbewusst sind, wie es eine fettarme Ernährung nahe legt, müssten sie dafür aufgeschlossen sein. Till Bravender von der Duke-University in North Carolina reagierte hingegen etwas ungehalten auf die Studie: »In den USA ist das größte Gesundheitsproblem bei Kindern das enorme Übergewicht und nicht ein Vitamin-C-Mangel.«

Quelle:
Lowfat diets might deprive kids vitamins. CNN.com 12.4.2005

Ernährung III

Kohlenhydrate in der Nahrung wirken sich auf Blutdruck und Cholesterinspiegel günstiger aus als Fett und Eiweiß

Manche Diäten setzen nur auf Fleisch, andere nur auf Grünzeug. Beide Extreme sind nicht sonderlich gesund. Bisher galt eine kohlenhydratreiche Kost mit nur geringen Anteilen von Fett und Eiweiß als eher gesundheitsfördernd. Doch seriöse wissenschaftliche Vergleiche zwischen den verschiedenen Formen der Ernährung gab es kaum. Inzwischen sind so viele Mythen rund um das Essen enttarnt worden, dass auch weithin akzeptierte Regeln nicht mehr als unumstößlich gelten. Eine Studie, die im November 2005 im Fachblatt Journal of the American Medical Association veröffentlicht wurde, hat nun auch die allgemeinen Vorstellungen über die Gesundheit der verschiedenen Nahrungsbestandteile und ihre optimale Verteilung auf dem Speiseplan durcheinander gebracht.

Wie groß der Anteil von Fett, Eiweiß oder Kohlenhydraten ist, hat innerhalb gewisser Grenzen offenbar weniger Bedeutung als bisher angenommen. 191 Freiwillige, von denen mehr als drei Viertel übergewichtig waren, sollten sechs Wochen lang nur das essen, was das Versuchsprotokoll vorgab. Drei Diäten wurden getestet. Gemüse, Obst und Salat enthielten alle drei. Fisch, Fleisch, Geflügel und Eier waren zwar erlaubt, enthielten aber nur wenig gesättigte Fettsäuren. Zu Diät eins gehörten 58 Prozent der Kalorien in Form von Kohlenhydraten – hauptsächlich Kartoffeln und Nudeln, dazu 15 Prozent Eiweiß und 27 Prozent Fett. Diese Empfehlungen entsprechen weitgehend den meisten aktuellen Ernährungsratschlägen. Diät zwei hatte weniger als 50 Prozent Kohlenhydrat-Anteil, aber mehr Eiweiß (25 Prozent) in Form von Fleisch und Hülsenfrüchten. Diät drei wies ebenfalls weniger Kohlenhydrate auf, der Fett-Gehalt betrug sogar 37 Prozent – zumeist in Form von Raps- und Olivenöl.

Besonders die als ungesund geltende Protein-Diät wie auch die Fett-Diät schnitten am besten ab: Die Unterschiede waren zwar nur gering, aber erstens fiel der Blutdruck im Vergleich zur Kohlenhydrat-Diät. Und auch die Blutfettwerte verbesserten sich.

Diese Ergebnisse überraschen, denn sie widersprechen den gängi-

E

gen Empfehlungen. Myron Weinberger von der Universität in Indianapolis betont in seinem begleitenden Kommentar, wie gründlich und solide die Studie konzipiert war. Ob wirklich länger lebt, wer die Fett-und-Eiweiß-Diät befolgt, bleibe aber fraglich. »In der Studie werden Kriterien wie Blutfette und Blutdruck untersucht«, schreibt Weinberger. »Um eine skeptische Öffentlichkeit vom Nutzen einer weiteren Diät zu überzeugen, müssten aber längere Studien unternommen werden, die genau die Rate der Herzinfarkte und Todesfälle untersuchen.«

Literatur:
Appel LJ, Sacks FM, Carey VJ: Effects of monounsaturated fat, and carbohydrate intake on blood pressure and serum lipids. Results of the omniheart randomized trial. Journal of the American Medical Association 2005;294:2455-2464
Weinberger MH: More novel effects of diet on blood pressure and lipids. Journal of the American Medical Association 2005;294:2497-2498

Ernährung IV

Hamburger sind ungesund

So manchem Gesundheitsapostel wird das nicht schmecken: Die viel geschmähten Hamburger sind deutlich besser als ihr Ruf. Diese Einschätzung kommt nicht von industrieabhängigen Wissenschaftlern, sondern von der Stiftung Warentest. Die strengen Prüfer haben im Frühjahr 2005 insgesamt 19 Burger aus Fast-Food-Restaurants und Supermärkten untersucht, und ihre Testergebnisse sind erstaunlich positiv ausgefallen. Acht der Frikadellenbrötchen wurden als »gut« eingestuft, zehn als »befriedigend« und nur eines erhielt die Note »ausreichend«. Wenn sie nicht täglich verzehrt werden oder gleich mehrere auf einmal, seien die Burger »ordentliche Produkte, auf keinen Fall schlechte Lebensmittel«, betont Birgit Rehlender von der Stiftung Warentest.

Manche Ernährungsforscher reagierten gar nicht aufgebracht auf die Untersuchung. »Das überrascht mich nicht«, sagte etwa Gunda Backes vom Deutschen Institut für Ernährungsforschung in Potsdam-Rehbrücke. »Man kann eben nicht generell sagen, dass ein Lebensmittel schlecht oder ungesund ist. Das gilt auch für Hamburger.« Um Krankheiten vorzubeugen, sei es viel wichtiger, dass die Ernährung insgesamt ausgewogen ist und genügend Vitamine, Mineralstoffe, Spurenelemente und Ballaststoffe darin enthalten sind. Was die Gefahr des Übergewichts angeht, gelte laut Backes, dass es – wie so oft, wenn es um die Gesundheit geht – auf die Dosis ankomme: »Wenn ich nicht mehr Energie zu mir nehme, als ich brauche, kann ich auch Hamburger essen.«

Nicht alle Ernährungsexperten sehen das so undogmatisch. Für manche bleiben McDonald's, Burger King & Co. das Feindbild Nummer eins und die Hauptverantwortlichen für etliche Zivilisationsleiden. Aber drohen wirklich vorzeitiger Herzinfarkt, Übergewicht und Zuckerkrankheit, wenn man regelmäßig zu Hamburgern greift? Und was heißt überhaupt regelmäßig?

Der Film »Super Size Me« hat im Sommer 2004 drastisch vor Augen geführt, wohin die ausschließliche Fast-Food-Mast angeblich führen kann. Hauptdarsteller Matt Spurlock legte im Zuge seiner vierwöchigen 5000-Kilokalorien-Diät nicht nur erheblich an Gewicht zu. Er litt nach eigenen Angaben auch an Fettleber, Kurzatmigkeit und Impotenz, sodass die Ärzte ihm rieten, die einseitige Ernährung schleunigst abzubrechen.

Die Warentester schränkten ihre positive Burger-Wertung denn auch selbst ein. Sie soll kein Persilschein für die Branche der Schnellbräter sein. Die gute Einschätzung einzelner Hamburger gelte nur, so lange auf die üblichen Beilagen verzichtet wird. »Burger mit Pommes sind kein gutes Menü. Wer sich dazu noch eine Extraportion Majo bestellt, isst zu viel«, heißt es im Heft.

Doch das, was die Stiftung Warentest empfiehlt, befolgen nur die wenigsten Esser. Wer wählt zum Burger schon Apfelschorle und Salat? Die meisten Kunden entscheiden sich für Menüangebote. Der Burger mit Pommes und Softdrink ist nur unwesentlich teurer als der Burger allein. Gerade diese Kombination aber hat es in sich und lässt den Besuch im Schnellrestaurant zur Völlerei werden. Super-Size-Portionen machen zweifelsohne dick. Ein doppelter Burger mit großer Cola und Pommes liefert mehr als 1200 Kilokalorien. Das ist der halbe Tagesbedarf eines 14-Jährigen. Eine Hauptmahlzeit in diesem Alter sollte aber 600 bis 700 Kilokalorien nicht übersteigen.

Deshalb ist es wichtig, gerade Kinder vor den Riesenportionen zu bewahren, die noch dazu als Schnäppchen beworben werden. EU-Gesundheits- und Verbraucherschutzkommissar Markos Kyprianou forderte denn auch in derselben Woche, in der das Testheft erschien, an Kinder gerichtete Werbung für ungesunde Nahrungsmittel zu verbieten, wenn sich die Industrie keine Selbstbeschränkung auferlegt. Die Lebensmittelanbieter stehen dem aufgeschlossen gegenüber. Die Selbstbeschränkung der Esser ist dagegen schwierig. »Wir Menschen sind leider nur schlecht dazu in der Lage, Nahrung mit einem sehr hohen Energiegehalt zu erkennen und unsere Essensmenge entsprechend zu reduzieren«, sagt Arne Astrup, Ernährungsexperte an der Universität Kopenhagen.

Kein Wunder, dass die Restaurantketten das Prinzip Größer, Fetter, Energiereicher in den vergangenen Jahren unvermindert ausgebaut haben. Zwar kann man bei McDonald's Tabellen mit Kalorien- und Nährwertangaben auf der Rückseite der Tablettauflage einsehen. Andere große Ketten veröffentlichen die entsprechenden Werte im Internet. In den vergangenen 50 Jahren ist die Größe der Portionen in den Schnellrestaurants aber um das Zwei- bis Fünffache gestiegen. Auch der Energiegehalt der Mahlzeiten nahm erheblich zu. Mittlerweile liegt er in einem Fast-Food-Restaurant bei durchschnittlich 263 Kilokalorien pro 100 Gramm, die aufs Tablett kommen. Die Nahrung, die der durchschnittliche Mitteleuropäer zu sich nimmt, hat im Mittel dagegen nur einen Energiegehalt von 160 Kilokalorien pro 100 Gramm. Empfohlen wird ein Nährwert von 125 Kilokalorien pro 100 Gramm.

Selbst auferlegte Maßnahmen der Firmen, die Größe und Energiegehalt der Portionen verringern sollen, werden nur sehr zögerlich umgesetzt. Auch wenn einzelne Anbieter neuerdings gesündere Produkte im Programm haben, sind kleinere Portionsgrößen, Burger mit magerem Fleisch sowie Vollkornprodukte und Obst bei den Fast-Food-Ketten immer noch die Ausnahme.

Der King unter den Burgern ist nach Ansicht der Warentester ein kalorisches Leichtgewicht – der Cheeseburger von McDonald's. Die Prüfer lobten ihn, weil er angeblich »schmeckt, wie ein Burger schmecken soll – deutlich nach Rindfleisch und Grill. Und er überzeugte im Labor.« Sein Energiegehalt beträgt nur 284 Kilokalorien. Für das Testergebnis waren neben Verpackung und Hygiene hauptsächlich der

Nährwert und der Energiegehalt entscheidend. Auf dem letzten Platz landete der schwerste Burger – der »Chicken Supreme« von Burger King. Auch die anderen getesteten Geflügelprodukte enttäuschten. Obwohl sie im Ruf stehen, gesünder als die Burger mit Rindfleisch oder Schwein zu sein, enthielten sie mehr Fett, mehr Salz und zu viel Panade.

Dass einzelne positiv bewertete Hamburger kein Freibrief für die Ernährung in Fast-Food-Ketten sind, bestätigt auch eine Langzeitstudie. Amerikanische Wissenschaftler hatten dafür 15 Jahre lang Daten von mehr als 3000 jungen Erwachsenen in den USA gesammelt. Das Ergebnis ist eindeutig und bestätigt bisherige Erfahrungen aus kürzeren Untersuchungen: Wer mehr als zweimal die Woche ein Fast-Food-Restaurant aufsuchte, nahm vier bis fünf Kilo mehr zu als Gleichaltrige, die nur selten dort aßen. Die Liebhaber der Big Macs und Doppelwhopper hatten außerdem eine um das Zweifache erhöhte Insulinresistenz. Dies bedeutet ein erhöhtes Risiko, an Diabetes zu erkranken.

»Es ist aber nicht das Essen von Fast-Food allein, das zur Gewichtserhöhung beiträgt«, so der dänische Ernährungsexperte Arne Astrup. Schließlich wisse man, dass regelmäßige Besucher von Schnellrestaurants generell weniger auf ihre Gesundheit achten. Sie trinken auch mehr Alkohol, essen insgesamt fetter und süßer, nehmen seltener Obst, Gemüse und Vollkornprodukte zu sich und bewegen sich auch weniger. »Dauergast bei den Burger-Anbietern zu sein, ist einfach ein generelles Zeichen für ungesunden Lebensstil«, so Astrup.

Literatur:
Pereira MA, Kartashov AI, Ebbeling CB, et al.: Fast-food habits, weight gain, and insulin resistance (the CARDIA study): 15-year prospective analysis. Lancet 2005;365:36-42
Astrup A: Super-sized and diabetic by frequent fast-food consumption? Lancet. 2005;365:4-5

E

Ernährung IV

Viel Essen auf einmal macht dick

Die Mythen rund um das Essen sind nicht auszurotten. Zeitpunkt und Menge der Nahrungsaufnahme sind immer wieder Anlass für die abenteuerlichsten Spekulationen. Dabei ist die wichtigste Regel ganz einfach. Der Zeitpunkt ist ziemlich egal. Entscheidend ist die Gesamtbilanz, also die Menge der aufgenommenen Kalorien. Wer über den Tag verteilt viel isst, nimmt genauso viel oder wenig zu wie jemand, der auf einmal dieselbe Menge Kalorien zu sich nimmt.

Fasten

Fasten ist gesund

Wenn während des Fastens weiterhin wichtige Nahrungsbestandteile zugeführt werden, sind die Risiken relativ gering. Totales Fasten kann jedoch zu erheblichen Schäden, auf jeden Fall zu massiven Befindlichkeitsstörungen führen. Die Nieren werden durch kompletten Nahrungsentzug stark belastet; Nierensteine bilden sich schneller, Kreislaufstörungen, Herzrhythmusstörungen und Schwindel kommen vor. Wer bereits vor dem Fasten erhöhte Harnsäurewerte im Blut aufwies, kann durch das Fasten einen Gichtanfall auslösen. Unterzuckerungen treten häufiger auf, die sich als Zittern, Schwitzen oder Unruhe zeigen. Muskelkrämpfe, Sehstörungen und ein Hexenschuss sind ebenfalls möglich. Bei hohen Eiweißverlusten während der ersten Fastentage ist besonders der Herzmuskel in Gefahr. Aus all den genannten Gründen kann aus medizinischer Sicht das totale Fasten nicht empfohlen werden. Wer abnehmen oder gesünder leben will, dem hilft auf Dauer nur eine Umstellung der Ernährung.

Literatur:
Stiftung Warentest: Die Andere Medizin. »Alternative« Heilmethoden für Sie bewertet. Berlin 2005, S.99 ff

Fingernägel

Weiße Flecken auf den Fingernägeln deuten auf Kalziummangel hin

Das hören diejenigen immer wieder, deren Nägel gelegentlich weiße Tupfer aufweisen. Doch die hellen Stellen auf den Fingernägeln haben nichts damit zu tun, ob jemand genügend Milchprodukte und andere kalziumhaltige Nahrungsmittel zu sich nimmt. Die Flecken entstehen vielmehr durch kleine Verletzungen im Bereich des Nagelbetts oder auch als Folge von Stößen auf die Fingernägel. Da man sich auch mehr an der Hand stößt und verletzt, die man häufiger benutzt, gilt: Linkshänder haben mehr solche Flecken an der linken Hand, Rechtshänder mehr an der rechten. Die Flecken brauchen übrigens etwa drei bis vier Monate, bis sie die komplette Nagellänge zurückgelegt haben und wieder verschwinden.

Frauen

Zu viel Denken macht unruhig – deshalb schlafen Frauen schlechter

Zugegeben, ein Griff in die Mottenkiste der Vorurteile zum Thema Geschlechterverhältnis. Die Vermutung, dass Frauen sich häufiger »einen Kopf machen« und deshalb auch schlechter schlafen, ist weit verbreitet. Warum Frauen und nicht auch Männer? Frauen leiden nun einmal häufiger unter Schlafstörungen als Männer. Egal in welchen Ländern und Kulturen: Frauen sind – je nach Untersuchung – 1,3 bis 2 mal häufiger von Ein- oder Durchschlafstörungen betroffen.

Mediziner aus Taiwan haben untersucht, ob soziale Faktoren wie Bildung den Schlaf beeinflussen. Sie werteten dazu die Daten einer landesweiten Umfrage über gesellschaftliche Trends mit mehr als 40.000 Teilnehmern aus. Insgesamt war Schlaflosigkeit häufiger unter denjenigen, die älter waren, geschieden oder getrennt, eine geringe Bildung hatten, geringes Einkommen und über gesundheitliche Schwierigkeiten klagten. Einen besonderen Schwerpunkt legten die Mediziner auf den Bildungsgrad. Hier kamen sie zu überraschenden Ergebnissen. Für die Frauen galt: Je besser sie gebildet waren, desto besser, tiefer und ruhiger schliefen sie. Bei den Männern galt das Gegenteil. Mit der Bildung nahmen auch die Schlafstörungen zu.

Literatur:
Chen YY, Kawachi I, Subramanian SV, et al.: Can social factors explain sex differences in insomnia? Findings from a national survey in Taiwan. Journal for Epidemiology and Community Health 2005;59:488-94

F

Füße

Laufen mit dem Vorfuß schont die Muskeln und verhindert Verletzungen

Es gilt als sportlich und schonend und angeblich beugt es sogar Verletzungen vor. Etliche selbst ernannte Laufgurus und Fitnessratgeber propagieren das Laufen auf dem Vorfuß. Abgeschaut ist es afrikanischen Wunderläufern, die den Boden nur mit dem vorderen Teil des Fußes berühren und mit der Ferse nicht oder nur leicht aufkommen. Im Fernsehen kann man dieses Verhalten bei Sprintern beobachten und auch bei der Elite der Marathonläufer, von denen manche die 42,195 Kilometer auf dem Vorderfuß absolvieren. Was afrikanische Läufer tun, gilt hierzulande automatisch als natürlichere Form der Fortbewegung – und sich von Spitzenathleten etwas abzuschauen, kann ja auch nicht ganz falsch sein. Zudem, so die Vermutung, würden etliche Läuferleiden vermieden. Denn immerhin klagen – je nach Untersuchung – 30 bis 50 Prozent der Läufer mindestens einmal im Jahr über Beschwerden, die mit dem Laufen zusammenhängen.

Mediziner um den Würzburger Orthopäden Markus Walther haben sich dem neuen Laufphänomen zugewandt. Sie haben mehr als 2000 Läufer untersucht, kamen allerdings zu einem anderen Ergebnis. Die Verletzungsgefahr, so fanden die Ärzte heraus, ist beim Vorfußlauf keineswegs geringer als beim Rückfußlauf; die Verletzungen, die bei Überlastungen entstehen können, sind nur andere. Denn während beim Rückfußlauf hauptsächlich die Sehnen am Innenknöchel starken Belastungen ausgesetzt sind, werden beim Vorfußlauf andere Regionen an Bein und Fuß strapaziert – in diesem Fall die Wadenmuskulatur und besonders die Achillessehne. Vorfußlaufen mindert also nicht die Beschwerden, sie werden dadurch nur an einen anderen Ort verlagert.

Wer seit Jahren beschwerdefrei läuft, so der Rat der Würzburger Mediziner, sollte daher auf keinen Fall ohne Not seinen Laufstil ändern. Dafür gibt es keinen medizinisch plausiblen Grund. Gerade bei älteren Läufern besteht im Gegenteil eher die Gefahr, dass sie nach einem Wechsel ihres Laufstils aufgrund der neuartigen Belastung überhaupt erst Schmerzen bekommen.

G-Punkt

Frauen haben einen G-Punkt

An der Vorderseite des ersten Drittels der Vagina soll sich der ominöse Lust-Knoten befinden und – bei richtiger Stimulation – ein Quell ungeahnter Wallungen sein. Ernst Gräfenberg, ein deutscher Gynäkologe, hat 1950 erstmals über diesen gleichermaßen männlichen wie weiblichen Sehnsuchtsort geschrieben. Nach ihm ist er auch benannt.

1982 erschien in den USA das populäre Buch »The G spot and other discoveries about human sexuality« (Deutsch: »Der G-Punkt. Das stärkste erotische Zentrum der Frau«, München 1983). Seitdem sind Frauen wie Männer verzweifelt auf der Suche nach dem Lust-Ort. Dabei haben Mediziner das erregbare Gewebe längst als Mythos enttarnt und nachgewiesen, dass die Legende vom G-Punkt auf der Untersuchung von zwölf (!) Frauen beruhte, von denen fünf angaben, sie »spürten dort etwas«. Am schönsten hat es der Psychologe Terence Hines von der Pace-University Pleasantville im US-Staat New York ausgedrückt: »Der G-Punkt ist eine Art gynäkologisches UFO. Es wurde viel danach gesucht, viel darüber diskutiert, aber nach objektiven Maßstäben ist nichts bewiesen.«

Literatur:
Whipple B, Perry JD: The G-spot: a modern gynecologic myth. American Journal of Obstetrics and Gynecology 2001; 185:359-362

Gebärmutterhalskrebs

G

Gebärmutterhalskrebs entsteht durch mangelnde Hygiene des Mannes

Gebärmutterhalskrebs ist in erster Linie eine Infektionskrankheit. Wichtigster Auslöser sind die so genannten HP-Viren. Die Abkürzung steht für »Humane Papilloma«-Viren. Die Viren werden durch kleine Verletzungen während des Geschlechtsverkehrs mit dem Blut übertragen – und diese Infektion ist unabhängig davon, wie reinlich der Mann mit seinem Geschlechtsorgan umgeht. Früher dachte man, die weißlichen Ablagerungen, die bei mangelnder Hygiene rund um die Eichel und die Penisspitze entstehen – das so genannte Smegma – könnten die bösartige Tumorerkrankung am Gebärmutterhals der Frau hervorrufen. Smegma entsteht, wenn Männer sich nicht regelmäßig waschen und riecht ranzig. Appetitlich ist es zwar nicht, zur Tumorentstehung trägt es aber erwiesenermaßen nicht bei.

Gehirn

Die Entwicklung des menschlichen Gehirns ist abgeschlossen

Der Mensch hält sich für die Krone der Schöpfung und führt dies recht unbescheiden auf seinen überlegenen Verstand und andere Geistesleistungen zurück. In der Tat ist das menschliche Gehirn mit etwa 1350 Kubikzentimetern im Verhältnis deutlich größer als bei jedem anderen Lebewesen (wobei Männer im Mittel mehr Hirn aufweisen als Frauen). Damit reicht es auch, mögen viele Menschen denken. Doch im Verlauf der Evolution ist das Denkorgan immer größer geworden. Und ein Ende der Ausdifferenzierung des Gehirns ist offenbar noch nicht abzusehen, wie Genetiker aus Chicago im September 2005 in zwei Artikeln im Fachblatt Science berichteten. Eine weitere Studie in derselben Ausgabe des Magazins konnte zudem ein Gen nachweisen, das ein Protein herstellt, welches nur im menschlichen Gehirn die Nervenzellen schützend ummantelt und bei Primaten nicht vorkommt. »Das sind faszinierende Ergebnisse«, sagt Huntington Willard, Genetiker an der Duke University in North Carolina über diese Daten. »Denn die meisten Laien glauben, dass wir aufgehört haben, uns und unser Gehirn noch weiter zu entwickeln.«

G

Die Molekularbiologen haben die Gene ASPM und Microcephalin untersucht. Beide Erbanlagen beeinflussen die Größenentwicklung des Gehirns und sind bei einer genetischen Störung, die zu einer Unterentwicklung des Gehirns führt, defekt oder zumindest schwer beeinträchtigt. Seit sich die evolutionären Wege von Mensch und Schimpanse vor ungefähr sechs Millionen Jahren trennten, haben sich vor allem das Gehirn und die Keimdrüsen unterschiedlich entwickelt – in Nerven und Hoden finden sich die größten Differenzen gegenüber unseren nächsten tierischen Verwandten.

Die Forscher fanden heraus, dass sich in jüngster Zeit neue Varianten der Gene ASPM und Microcephalin – in aus evolutionärer Sicht verhältnismäßig kurzen Abständen – bildeten, die offenbar einen Selektionsvorteil für den Menschen darstellten. Eine neue Genvariante des Microcephalin entstand vor etwa 37.000 Jahren, in etwa zur gleichen Zeit, da sich auch frühe Ausdrucksformen in Kunst, Musik und religiösen Praktiken entwickelten. Eine neue Form des ASPM bildete sich vor rund 5800 Jahren – wenig zuvor war die erste bekannte Zivilisation in Mesopotamien entstanden.

Aus diesen beiden zeitlichen Zusammentreffen schließen die Forscher, dass die Genveränderungen mit einem Zugewinn an Verstandes- und/oder Kulturleistungen einhergegangen sein könnten. Auf jeden Fall muss ein kognitiver Vorteil mit den neuen Erbgutvarianten verbunden sein. Andere Forscher warnen indes vor solchen soziobiologischen Kurzschlüssen, die rassistischen Theorien Tür und Tor öffnen könnten. Sie wollten sich deshalb zu den Science-Veröffentlichungen gar nicht äußern. Die Genveränderungen sind nämlich geografisch sehr unterschiedlich verteilt – die neue Microcephalin-Variante ist beispielsweise in Europa, Asien und Nordamerika deutlich häufiger anzutreffen als in Afrika südlich der Sahara. Dieses Muster könnte dazu führen, Vorurteile gegenüber afrikanischen und bestimmten asiatischen Volksgruppen zu nähren. »Bei anderen Gen-Varianten gibt es eine andere geographische Verteilung«, sagt Bruce Lahn, der zwei der drei Science-Studien geleitet hat. »Man sollte diese Gene wie alle anderen behandeln.«

Dass die kontinuierliche Ausdifferenzierung des Gehirns den Menschen intelligenter macht, ist denn auch überhaupt nicht bewiesen. »Nur weil sich diese Gene schnell entwickelt haben, heißt dies nicht, dass wir immer schlauer werden«, sagt Lahn. »Auch die Gene für Selbstsucht, Gewalt und Grausamkeit haben sich schließlich weiter entwickelt.«

Literatur:
Evans PD, Gilbert SL, Mekel-Bobrov N, et al.: Microcephalin, a gene regulating brain size, continues to evolve adaptively in humans. Science 2005;309:1717-1720
Mekel-Bobrov N, Gilbert SL, Evans PD, et al.: Ongoing adaptive evolution of ASPM, a brain size determinant in Homo sapiens. Science 2005;309:1720-1722
Hayakawa T, Angata T, Lewis AL, et al.: A human-specific gene in microglia. Science 2005;309:1693

Gene I

Menschen und Schimpansen sind einander extrem ähnlich, weil sich ihre Gene zu mehr als 90 Prozent gleichen

Sogar zu 98,77 Prozent gleichen sich die Erbanlagen. Mensch und Affe sind genetisch kaum zu unterscheiden. Nur um 1,23 Prozent variiert die Abfolge der als Nukleotide bezeichneten Bausteine im Erbgut von Mensch und Schimpanse. Eine minimale Differenz ist das, wenn man bedenkt, dass sich die evolutionären Wege beider Zweibeiner bereits vor sechs Millionen Jahren getrennt haben und die Unterschiede in Aussehen, Kommunikationsgeschick und Verhalten – von Ausnahmen abgesehen – erheblich sind.

Doch mittlerweile weiß man, dass die Verschiedenheit zwischen Mensch und Affe auf der Ebene der Genveränderungen und Proteine weitaus größer ist, als es die pure Abfolge der Basenpaare nahe legt. Clint, der Chimpanse, der dazu untersucht wurde, ist im Jahr 2004 im Alter von 24 Jahren in Atlanta an Herzversagen gestorben. Sein Blut und seine Zellen haben aber für die Wissenschaft überlebt und ihm in Fachkreisen zu postumer Berühmtheit verholfen. Denn daraus wurde das Schimpansen-Genom bestimmt, das im September 2005 in der Fachzeitschrift Nature erstmals veröffentlicht worden ist. Das Magazin hat dem Vergleich zwischen Mensch und Affe sogar ein Schwerpunktheft gewidmet. Francis Collins, Leiter des Humangenomprojekts an den amerikanischen Gesundheitsinstituten National Institutes of Health, sprach von einem »historischen Ereignis, das weitere für die Gesundheit des Menschen wichtige Entdeckungen mit sich bringen wird«.

An dem Forschernetzwerk, das Clints Erbgutschnipsel analysiert hat, waren 67 Wissenschaftler beteiligt, die meisten aus den USA. Sie fanden eine Erklärung dafür, warum es trotz vieler genetischer Gemeinsamkeiten etliche Unterschiede zwischen Mensch und Affe gibt. Die DNS-Sequenz beider Spezies ist zwar zu fast 99 Prozent identisch. Bezieht man aber Insertionen und Deletionen ein – das sind eingefügte und ausgeschnittene Abschnitte des Erbstrangs –, haben Mensch und Affe immerhin nur noch 96 Prozent der Sequenz gemeinsam. Vergleicht man die Eiweißstoffe, die Form, Funktion und Aussehen des Körpers bestimmen, beträgt die Gemeinsamkeit sogar nur noch 29 Prozent. Der Grund: Bei Mensch und Schimpanse sind unterschiedliche Gene, die den Bauplan für Eiweißstoffe vorgeben, aktiviert oder stillgelegt.

Nach Analysen der Genome des Menschen (2001), der Maus (2002) und der Ratte (2004) war das Schimpansen-Genom die vierte Erbgutbestimmung eines Säugetieres. Die Genanalyse relativiert die vermeintlichen Gemeinsamkeiten von Mensch, Affe und anderen Kreaturen. Die Unterschiede zwischen Mensch und Affe sind immerhin 10-mal größer als die zwischen zwei Menschen. Andererseits sind die Unterschiede zwischen Mensch und Affe etwa 60-mal geringer als die zwischen Mensch und Maus. »Wenn wir in den kommenden Jahren über die Gen-Sequenzen anderer Säugetiere und Primaten verfügen werden, können wir genauer erklären, was den Mensch zum Menschen macht«, sagt Tarjei Mikkelsen aus Boston, federführender Autor der Untersuchung.

Um diese Frage zu klären, vergleichen Biologen die Entwicklung von Genen. In der Nature-Ausgabe berichten sie auch davon, welche Erbanlagen sich bei Schimpansen und Menschen im Vergleich zu anderen Säugetieren besonders schnell verändert haben. Dazu zählen Gene, die an der Wahrnehmung von Geräuschen, der Nervenübertragung und der Spermienproduktion beteiligt sind – das Hirn und die Hoden machen den Unterschied. Die Autoren vermuten, dass der evolutionäre Sonderweg dieser Gene die typischen Eigenheiten der Primaten prägt.

G

Etwa 50 der rund 30.000 Gene des Menschen scheinen sich schneller entwickelt zu haben als bei den Schimpansen. Dazu gehören Erbanlagen, die während der Embryonalentwicklung andere Gene modulierend dämpfen oder aktivieren. Andere Gene sind im Lauf der Evolution bei einer der beiden Spezies inaktiv geworden. Beim Menschen ist etwa die Funktion des Caspase-12-Gens mit der Zeit verloren gegangen. Es enthält die Bauanleitung für ein Enzym, das andere Lebewesen offenbar vor Alzheimer schützt. Das Abwehrsystem von Schimpansen ist hingegen einfacher aufgebaut als das des Menschen und benötigt daher weniger Gene.

Die Molekularbiologen identifizierten im menschlichen Erbgut sieben Gen-Regionen, in denen es zu Mutationen kam, die sich als vorteilhaft für den Menschen erwiesen. In einer Region wird die Ausprägung von Genen beeinflusst, die offenbar entscheidend zur Ausbildung des Gehirns beitragen. Große Unterschiede gibt es auch in einem DNS-Abschnitt, der mit Sprache in Zusammenhang gebracht wird. »Das sind faszinierende Ergebnisse«, sagt LaDeana Hillier von der Washington University. »Doch um biologische Unterschiede mit Hilfe unserer genomischen Wurzeln zu erklären, sind diese Daten erst die Spitze des Eisbergs.«

Literatur:
The Chimpanzee Sequencing and Analysis Consortium: Initial sequence of the chimpanzee genome and comparison with the human genome. Nature 2005;437:69-87
Cheng Z, Ventura M, She X, et al.: A genome-wide comparison of recent chimpanzee and human segmental duplications. Nature 2005;437:88-93

Gene II

Schwarze und Weiße unterscheiden sich genetisch deutlich voneinander

Die Übereinstimmungen im Erbgut zwischen den verschiedenen Volksgruppen sind außerordentlich groß. Die offensichtlichen äußeren Unterschiede beruhen allerdings nur auf minimalen genetischen Unterschieden. Am anschaulichsten lässt sich das in folgendem Bild festhalten: Ein Ostfriese und ein Bayer können genetisch unterschiedlicher sein als ein Schwarzer und ein Weißer.

Gentherapie I

Die erste Gentherapie war ein voller Erfolg

Seit James Watson und Francis Crick im Jahr 1953 die Struktur der DNS-Doppelhelix entdeckt haben, entwickelten Wissenschaftler immer wieder die Vision, defektes Erbmaterial durch gesundes ersetzen zu können. Durch den Ersatz kranker Gene, so die optimistische Vorstellung, sollten alle Krankheiten, die auf einzelne Gendefekte zurückzuführen waren, geheilt werden können. In den 1970er Jahren hatte die Genforschung immerhin etliche Fortschritte im Austausch von Genmaterial bei Bakterien und niederen Pflanzen gemacht. Viele Forscher waren von diesen Erfolgen stimuliert und ungeduldig: Sie wollten die »Gentherapie« endlich auch beim Menschen ausprobieren.

Martin Cline, Professor an der University of California in Los Angeles, war ein Spezialist für die Behandlung der Thalassämie. Bei dieser besonders in den Mittelmeerländern vorkommenden Erkrankung ist die Produktion des roten Blutfarbstoffes gestört. Die Betroffenen ermüden schnell, sind wenig belastbar und werden bereits bei kleineren Anstrengungen kurzatmig. Bei Patienten, die an der schweren Form der Erkrankung leiden, kommt es in jungen Jahren schon zu einer Schädigung des Herzmuskels und zu schweren Infektionen. Viele Patienten sterben, bevor sie das 25. Lebensjahr erreicht haben.

Martin Cline wollte die Krankheit endlich wirkungsvoll heilen können – und setzte sich bei diesem Versuch über alle juristischen Regeln, Standesvorschriften und medizinischen Selbstverpflichtungen hinweg. Er behandelte im Juli 1980 zwei Patienten mit einer Gentherapie gegen Thalassämie, ohne eine offizielle Genehmigung dafür zu haben. Das war nicht etwa eine lässliche Sünde im Dienste der Patienten, für die jedermann Verständnis haben müsste. Hier ging es um eine bisher wenig untersuchte Behandlungsform, von der niemand wusste, wie die Patienten darauf reagieren würden und welche Risiken damit verbunden waren.

Cline führte seinen beiden menschlichen Versuchskaninchen die Gene zu, die für die Herstellung des roten Blutfarbstoffes notwendig sind. Cline hatte zwar eine Genehmigung für dieses Vorgehen bei seiner Universität beantragt, doch die Antwort ließ noch auf sich warten. Zu ungewiss war der Ausgang des Experiments. Außerdem musste er auch bei diversen israelischen und italienischen Behörden um Erlaubnis nachsuchen, da seine Patienten aus diesen beiden Ländern stammten. Cline entnahm seinen Patienten Knochenmarkzellen und gab anschließend die Gene zur Produktion des Blutfarbstoffs hinzu. Dann spritzte er seinen Patienten die genveränderten Zellen in die Blutbahn.

Die Antwort der Gutachter kam einen Tag, nachdem Cline seine Experimente begonnen hatte. Der Antrag auf eine erste Gentherapie beim Menschen wurde abgelehnt. Als Clines eigenmächtiges Handeln wenig später bekannt wurde, waren die Öffentlichkeit wie auch die meisten Forscher entrüstet. In der Presse wurde eine erbitterte Auseinandersetzung um die nicht genehmigte Therapie geführt. Die Laien waren von dem illegalen »Menschenexperiment« entsetzt, die Kollegen fürchteten vor allem, dass Cline mit seinem rücksichtslosen Vorgehen wertvollen Kredit für die neue Behandlungsmethode verspielt hatte. Die Gentherapie würde jetzt um Jahre zurückgeworfen werden. Wie konnte man den Gentherapeuten in Zukunft trauen, wenn sie ohne offizielle Genehmigung Versuche am Menschen vornahmen? Schließlich waren sich selbst die meisten Forscher darüber einig, dass es zu früh dafür war und zuvor noch etliche Tierversuche notwendig gewesen wären.

Für manche Wissenschaftler war Martin Cline allerdings kein skrupelloser Forscher, sondern in erster Linie ein Märtyrer, der die eigene

Karriere aufs Spiel gesetzt hatte, um seinen Patienten zu helfen und den medizinischen Fortschritt zu beschleunigen. Sie bewunderten insgeheim den Mut des kalifornischen Arztes, die neue Therapie in einer so frühen Phase anzuwenden. Immerhin hatte Cline seinen Posten als Laborleiter räumen müssen, nachdem der Skandal bekannt wurde.

Ob Cline mit seiner experimentellen Therapie den Patienten geholfen oder geschadet hat, blieb bis heute offen. Er selbst hat sie anschließend nie wieder gesehen. Sie starben wenige Jahre nach dem Versuch in Kalifornien, was aber in etwa auch ihrer durch die Krankheit begrenzten Lebenserwartung ohne die Behandlung entsprochen hätte. Eine unmittelbare Schädigung durch das Experiment trugen sie offenbar nicht davon.

Zehn Jahre später, im September 1990 wurde die erste offiziell genehmigte Gentherapie begonnen. Bei der gentherapeutischen Behandlung der vierjährigen Ashanti DeSilva, die an einer angeborenen Immunschwäche litt, wurden dem kleinen Mädchen gentechnisch veränderte Abwehrzellen in die Blutbahn gespritzt. Die Krankheit ist so selten, dass Kritiker meinen, es gebe mehr Wissenschaftler, die sich damit beschäftigen, als Patienten, die daran leiden. Jedenfalls bekamen Ashanti und eine andere Patientin, Cindy Cutshall, zusätzlich zu der Gentherapie auch noch die herkömmliche Behandlung. Nach vier Jahren kamen die Forscher zu dem Ergebnis, dass die neuartige Therapieform nicht zu einer Heilung geführt hatte und der Zustand der beiden Mädchen unverändert war.

Literatur:
Dickson D: Cline stripped of research grants. Nature 1981;294:391-392
Sun M: Cline loses two NIH grants. Science 1981;214:1220
Dettweiler U, Simon P: Points to consider for ethics committees in human gene therapy trials. Bioethics 2001;15:491-500
Bartens W: Die Tyrannei der Gene. Wie die Gentechnik unser Denken verändert. München 1999
Bartens W: Dem Leben auf der Spur. München 2003

Gentherapie II

Spätere Gentherapien wurden sorgfältiger geplant als die erste und sie halfen den Patienten

Nicht nur die ersten Gentherapien – ob die illegale 1980 oder die legale 1990 – lieferten unbefriedigende Ergebnisse. Auch spätere Versuche schlugen fehl. Dennoch wurden bis 2004 weltweit rund 4000 Menschen auf diese Art und Weise behandelt – etwa 600 in Europa, davon knapp 60 in Deutschland. Für die Forscher schien die Idee, ein defektes durch ein gesundes Gen austauschen zu können, wohl allzu verlockend. Doch bisher konnte kein Mensch nachweislich durch eine Gentherapie geheilt werden. In Paris bekamen zwei von neun Kindern, die gentherapeutisch behandelt wurden, innerhalb weniger Jahre eine Leukämie. Und der 18-jährige Jesse Gelsinger starb 1999 sogar an den Folgen der Behandlung.

Der Schüler aus Tucson, Arizona, litt an einem seltenen Enzymdefekt in der Leber. Er war allerdings nicht lebensgefährlich krank und konnte mit Medikamenten und einer speziellen Diät ein fast beschwerdefreies Leben führen. Jesse Gelsingers Leber konnte bestimmte Nahrungsmittelbestandteile nicht abbauen, weil ein Enzym defekt war. Wenn er sich falsch ernährte, stiegen die Stickstoffverbindungen und das Ammoniak in seinem Blut auf das Fünffache des Normalwerts an. Ihm wurde zunächst übel, er bekam Bauchschmerzen, dann wurde er bewusstlos. Als ihm dies mit 17 Jahren zum wiederholten Mal widerfuhr, entschloss er sich zu der Behandlung durch den Gentherapeuten James Wilson in Philadelphia. Wilson war in den 1990er-Jahren weltweit der führende Experte auf dem Gebiet der Gentherapie. Er hatte ein eigenes Zentrum für diese neuartige Behandlungsform aufgebaut.

Bei der Gentherapie werden Gene, die helfen oder heilen sollen, in Körperzellen des Kranken übertragen. Dies kann durch Viren (beispielsweise Schnupfenviren), physikalisch oder biochemisch erfolgen, und das Ziel ist es, mit dem gesunden Gen die Störung der Zellen und damit des erkrankten Gewebes zu beheben. Das defekte Gen in Jesse Gelsingers Leber sollte durch ein intaktes ersetzt werden. Dann würde nach Vorstellung der Ärzte auch das defekte Enzym, das die Stickstoffverbindungen nicht abbauen konnte, wieder richtig arbeiten.

Am 13. September 1999 wurden die Zellen gespritzt. Zwei Tage nachdem Milliarden Viren, die als Fähren für die Gene dienten, im Bereich der Leber in Jesse Gelsingers Blut gespritzt worden waren, verschlechterte sich der Zustand des Jungen dramatisch. Sein Immunsystem wurde mit der enormen Virenmenge nicht fertig. Jesse Gelsinger fiel ins Koma, seine Organe und die Blutgerinnung versagten. Am 17. September 1999 entschloss sich die Familie, die Maschinen, die Jesse Gelsinger am Leben erhielten, abschalten zu lassen.

Anfangs unterstützte Paul Gelsinger – der Vater – die Forscher in der Aufklärung des Todesfalls. Doch im Dezember 1999 zeigte sich, dass James Wilson etliche Auflagen zum Schutz der Patienten missachtet hatte. Er hatte nicht genügend Vorversuche unternommen und bedenkliche Blutwerte bei mehreren Patienten nicht beachtet oder keine Konsequenzen daraus gezogen. Besonders schwerwiegend waren die Ergebnisse aus den Tierversuchen: Alle Affen, denen der gleiche Viren-Gen-Cocktail wie Jesse Gelsinger injiziert worden war, starben an der »therapeutischen« Mischung. Nachuntersuchungen ergaben außerdem, dass dies nicht die einzigen Versäumnisse waren. Bei den bisherigen Gentherapiestudien in Wilsons Verantwortungsbereich waren mehr als 800 Nebenwirkungen aufgetreten, die verschwiegen wurden. Jesse Gelsingers Gentherapie hätte nie genehmigt und nie durchgeführt werden dürfen.

Literatur:
Dettweiler U, Simon P: Points to consider for ethics committees in human gene therapy trials. Bioethics 2001;15:491-500
Bartens W: Die Tyrannei der Gene. Wie die Gentechnik unser Denken verändert. München 1999

G

Geruch

Viele Menschen können jemand Fremdes nicht riechen

»Je fremder, desto besser« müsste eigentlich das Motto für die menschlichen Geruchsempfindungen lauten. Denn wenn ein Mensch dem anderen besonders wenig ähnelt, spricht vieles dafür, dass sich die beiden besonders gut riechen können. Aus evolutionärer Sicht ist dieses Prinzip sinnvoll. Denn ein Geruch, der als attraktiv wahrgenommen wird, geht meist von einem Menschen aus, dessen Immunsystem dem eigenen wenig gleicht. Wenn Mann und Frau sich dann näher kommen und Nachwuchs zeugen, bringt das Ergebnis dieser Genvermischung einige gute Voraussetzungen mit. Die unterschiedliche Ausstattung des Immunsystems der Eltern führt dazu, dass der Nachkömmling widerstandsfähiger gegenüber den Attacken der Bakterien und Viren ist als jemand, der von zwei Menschen gezeugt ist, die einander so ähnlich sind, dass sie sich nicht riechen konnten.

G

Geschlechtsunterschiede

Mann und Frau sind – nicht nur biologisch – extrem unterschiedlich

Man kennt die Vorurteile und die Titel der Bestseller, die darauf beruhen. Frauen haben keinen Orientierungssinn und können nicht einparken. Sie müssen dauernd Schuhe kaufen und wollen immer nur reden. Männer hingegen können nicht zuhören, wollen beim Frühstück in Ruhe Zeitung lesen und können zu Hause keine Ordnung halten. Außerdem denken sie immer nur an das Eine. Aus eigener Erfahrung kann jeder noch etwas hinzufügen, das von Tausenden Geschlechtsgenossen bestätigt werden würde. Etwa: Männer leiden an chronischer Selbstüberschätzung, Frauen unter ständigen Zweifeln. Er lebt ungesund und riskant, sie braucht auch mal etwas Zeit für sich. Folglich werden Partnerschaften zwischen Mann und Frau schon nach wenigen Monaten zur Zerreißprobe. Dann fängt sie an, ihn permanent verändern zu wollen. Und er sehnt sich (vergeblich) nach der Zeit zurück, da noch süße Verliebtheit und nicht Taktik und Scheingefechte das häusliche Miteinander bestimmten.

Der Rest ist bekannt. Er zieht sich an den Flugsimulator, in die Kneipe oder den Hobbyraum zurück, sie investiert in kosmetische Pflegeserien oder liest. Bücher wie: »Männer sind vom Mars. Frauen von der Venus«, »Du kannst mich einfach nicht verstehen« oder »Männer sind anders, Frauen auch«. Sie will dann, dass er diese Bücher auch liest, dass beide ihr Anderssein akzeptieren und sich harmonisch ergänzen. Kurzum – es ist das alte Dilemma. Sie will schon wieder reden, er immer noch seine Ruhe.

Dabei ist das alles Humbug. Schließlich hat die Wissenschaft – ausnahmsweise einmal erfrischend gegen den Trend – festgestellt: Ob sie oder er – völlig egal. Macht sowieso keinen Unterschied. Denn Männer und Frauen ähneln sich angeblich in vielerlei Hinsicht deutlich stärker, als es in Medien und populären Büchern immer behauptet wird. Das schreibt jedenfalls Janet Shibley Hyde im September 2005 in der Fachzeitschrift American Psychologist.

Die Psychologin von der University of Wisconsin in Madison hat viele Belege für ihre These gefunden: In 46 Überblicksstudien, so genannten Meta-Analysen, ermittelte sie kaum Unterschiede im Sozialverhalten, in der Kommunikation und der seelischen Zufriedenheit zwischen Mann und Frau. Differenzen – mit klaren Vorteilen auf Seiten der Männer – fanden sich lediglich in Randsportarten wie Weitwurf, Masturbationsfrequenz und körperlicher Aggression. Hyde befürchtet, dass Frauen aufgrund nicht gerechtfertigter Rollenklischees im Beruf benachteiligt würden. Und was ist in der Partnerschaft? Hyde selbst hat doch analysiert, dass Frauen in der Kategorie »verbale Aggression« Männern in nichts nachstehen. Das hat Folgen, jetzt schon.

Literatur:
Hyde JS: The gender similarities hypothesis. American Psychologist 2005;60:581-592

Gesundheit I

Der jährliche Gesundheits-Check deckt verborgene Krankheiten auf

Für viele Erwachsene jenseits der 30 gehört es zum Ritual: Einmal im Jahr zum Arzt, um sich »durchchecken« zu lassen. Man hat keine Beschwerden und keinen besonderen Anlass – und vom Doktor wird die Bescheinigung erwartet, dass alles in Ordnung ist. Blutuntersuchungen, ein kurzer Test auf Herz, Lunge und Nieren, der Gesundheitscheck dient gleichsam als Körper-TÜV und zur Selbstvergewisserung des bisherigen Lebensstils. 1861 wurde die jährliche ärztliche Untersuchung erstmals vorgeschlagen. In den 1920er Jahren verbreitete sich die Idee, und der amerikanische Medizinerverband empfahl sie 1923 bei allen »anscheinend gesunden Erwachsenen«.

Seit Ende der 1970er Jahre wurde jedoch Kritik am Checkup laut. Hauptvorwurf: Mit dem Test werde eine falsche Sicherheit vermittelt. Wirkliche medizinische Probleme decke die allgemeine Untersuchung nicht auf, dazu sei sie viel zu unspezifisch und fahnde nicht gezielt nach bestimmten Leiden. Zunächst war es die kanadische Ärztevereinigung, die 1979 den alljährlichen Gesundheitstest für nutzlos erklärte. Es folgten die medizinischen Fachvereinigungen der USA und anderer Länder, sodass mittlerweile als wissenschaftlich gesichert gelten darf: Der unspezifische Gesundheitstest bei augenscheinlich Gesunden ist aus medizinischer Sicht überflüssig und sollte deshalb abgeschafft werden. Besser wäre eine gezielte Anamnese, Untersuchung und Diagnostik, sobald erste Beschwerden auftreten. Denn das Raster der medizinischen Testverfahren (Routinewerte im Blut, EKG, Auskultation von Herz und Lunge, Befühlen und Betasten der verschiedenen Körperregionen und manchmal noch ein Ultraschall der Bauchorgane) ist zu grob, um die Mehrzahl der Krankheiten in ihrer Entstehungsphase zu entdecken.

Dennoch ist der Glaube an den Wert des Checkups nahezu ungebrochen. Mediziner aus Denver haben 2002 untersucht, ob und was Erwachsene vom jährlichen Gesundheitstest erwarten. Von 1200 Befragten im kalifornischen San Diego, in Boston und in Denver glaubten 66 Prozent, dass eine jährliche medizinische Routineuntersuchung zusätzlich zur allgemeinen Betreuung durch den Hausarzt notwendig sei. Allerdings sank das Interesse der Befragten auf 33 Prozent, wenn sie für die Untersuchung selbst bezahlen sollten. Die Vorstellungen vom Checkup waren recht konkret: 90 Prozent erwarteten vom Arzt, dass Ernährung, körperliche Betätigung, Alkohol und Rauchgewohnheiten besprochen werden sollten. 60 Prozent meinten, dass auch das Sexualverhalten und der Gebrauch des Sicherheitsgurtes im Gespräch mit dem Arzt erörtert werden sollten. Von der körperlichen Untersuchung erwarteten 90 Prozent der Befragten, dass Blutdruck, Herz,

Lunge, Bauch, Reflexe und die Prostata untersucht werden sollten – weniger als 80 Prozent wollten auch Gehör und Sehkraft getestet wissen. Erwünscht waren zudem Untersuchungen wie der Pap-Abstrich auf Gebärmutterhalskrebs (75 Prozent), eine Mammographie (71 Prozent), der Cholesterinwert (65 Prozent), das prostataspezifische Antigen (65 Prozent), der Blutzucker (41 Prozent), der Urin (40 Prozent), verdecktes Blut im Stuhl (39 Prozent) und eine Röntgenaufnahme der Lunge (36 Prozent).

Diese Erwartungshaltung der Laien verwundert nicht. Denn nach verschiedenen Untersuchungen dauert es durchschnittlich 17 Jahre, bis positive medizinische Erkenntnisse in die Praxis umgesetzt werden und öffentliche Verbreitung finden. Bei negativen Ergebnissen – das heißt wie in diesem Fall, dass etwas nicht wirkt oder nutzlos ist – dauert es wohl noch länger. Dass auch Ärzte noch daran glauben, dass der jährliche Gesundheitscheck nützlich und sinnvoll ist, überrascht hingegen schon. Im Sommer 2005 veröffentlichte die Arbeitsgruppe aus Denver, die 2002 bereits die potenziellen Patienten befragt hatte, eine Studie mit Hausärzten und Allgemeinmedizinern. Demnach hielten auch 65 Prozent der Mediziner die jährliche ärztliche Untersuchung für notwendig. 88 Prozent der befragten Ärzte führten sie selbst durch und 55 Prozent erklärten, dass sie mit den Empfehlungen der Fachgesellschaften nicht einverstanden seien, den regelmäßigen Gesundheitscheck abzuschaffen. Die Doctores befürworteten den Test nicht nur, weil er die Beziehung zwischen Arzt und Patient intensivierte und ihre Kasse aufbesserte, sondern auch weil damit – entgegen der wissenschaftlichen Beweislage – Krankheiten frühzeitig entdeckt werden könnten.

Natürlich mögen auch finanzielle Motive eine Rolle dafür spielen, dass so viele Ärzte den Routine-Check schätzen. Die ungewöhnlich hohe Zustimmung veranlasste Mediziner aus Washington jedoch dazu, in einem Kommentar in der Fachzeitschrift über mögliche andere Gründe zu spekulieren. Ärzte und Patienten, so Patrick O'Malley und Philip Greenland, suchten in ihrer Zustimmung zu den Untersuchungen wahrscheinlich etwas anderes – etwa eine verbesserte Arzt-Patienten-Beziehung. Dafür sei in der üblichen Sprechstunde immer weniger Zeit, der Wert des persönlichen Kontaktes werde dort als zu gering geschätzt. Deswegen sollten die jährlichen Routineuntersuchungen auch nicht abgeschafft, aber anders benannt werden. »Jährlicher Gesundheitsbesuch« statt »Checkup« schlagen O'Malley und Greenland vor.

Literatur:
Oboler SK, Prochazka AV, Gonzales R et al.: Public expectations and attitudes for physical examinations and testing. Annals of Internal Medicine 2002;136:652-659
Prochazka AV, Lundahl K, Pearson W et al.: Support of evidence-based guidelines for the annual physical examination. Archives of Internal Medicine 2005;165:1347-1352
O'Malley PG, Greenland P: The annual Physical. Are physicians and patients telling us something? Archives of Internal Medicine 2005;165:1333-1334

G

Gesundheit II

Die Mehrheit der Bevölkerung Europas ist gesund

Das sollte man meinen – und eigentlich trifft es auch zu. Betrachtet man jedoch die Grenzwerte für den Blutdruck oder die Cholesterinkonzentration, scheint hingegen das Medizinermotto zu gelten: Wer gesund ist, wurde nur noch nicht ausreichend untersucht. Diesen in Ärztekreisen kursierenden Spruch scheinen vor allem Europas Kardiologen beherzigt zu haben, als sie in den vergangenen Jahren ihre Leitlinien zur Vorbeugung von Herz-Kreislauf-Leiden entwickelten. Die Allgemeinmediziner Steinar Westin aus Norwegen und Iona Heath aus Großbritannien warfen der Europäischen Gesellschaft für Kardiologie im Sommer 2005 deshalb vor, durch ihre Empfehlungen die meisten Erwachsenen zu Patienten zu machen. Im Fachblatt British Medical Journal formulierten sie ihre massive Kritik: Die stetig abgesenkten Grenzwerte für Blutdruck und Cholesterin pathologisierten den Durchschnitt der Bevölkerung – Ärzte werden zu Krankmachern.

In der Tat haben Untersuchungen an mehr als 60.000 Norwegern ergeben, dass es kaum noch Gesunde gibt, folgt man Europas Herzexperten: Diese empfehlen Grenzwerte beim Blutdruck von 140 zu 90 Millimeter Quecksilbersäule und beim Cholesterin von 193 Milligramm pro Deziliter Blut. Unter diesen Werten bleibt in Europa aber höchstens ein Viertel aller Erwachsenen.

Nach den Erkenntnissen der Europäischen Kardiologen ist die Gesundheit der Europäer massiv bedroht. Mehr als 90 Prozent der 50-Jährigen hätte nach den zuletzt verabschiedeten Richtlinien ein erhöhtes Risiko, frühzeitig einen Herzinfarkt oder Schlaganfall zu erleiden. Umgerechnet auf alle Erwachsenen wären es 76 Prozent. Die Gefährdung beginnt demnach schon in sehr jungen Jahren: Bereits die Hälfte der 24-Jährigen hätte ein erhöhtes Herz-Kreislauf-Risiko zu tragen. Durch ihre strengen Kriterien, so die Mediziner Westin und Heath, stempelten Ärzte Gesunde zu Patienten.

»Es ist wichtig, das Gesamtrisiko abzuschätzen«, entgegnet der Herzspezialist Helmut Gohlke vom Herzzentrum Bad Krozingen, zugleich Sprecher der Projektgruppe Prävention innerhalb der Deutschen Gesellschaft für Kardiologie. Er hält die norwegisch-britische Kritik deshalb für überzogen. »Einzelne Werte wie der Blutdruck oder die Cholesterinkonzentration geben die Gefährdung nur sehr unvollständig wieder.« Deutsche Herzspezialisten setzten hingegen eher darauf, neben Blutfetten und Blutdruck auch andere Faktoren wie Gewicht, Lebensführung, Rauchen, die Familiengeschichte und Zusatzerkrankungen wie Diabetes einzubeziehen, wenn sie über eine Therapie entschieden. In den vergangenen Jahren hätten sie Risikotabellen mit verschiedenen Einflussfaktoren entwickelt, um die Gefährdung des Einzelnen konkreter abschätzen zu können.

Für Heath und Westin bleibt hingegen unterm Strich, dass gemäß den europäischen Leitlinien bei der Mehrheit der Erwachsenen trotz fehlender Beschwerden eine medikamentöse Behandlung erwogen wird. Sie diagnostizierten bereits schwerwiegende Folgen der flächendeckenden Krankmacherei: Es fehlten Geld und Zeit für diejenigen, die wirklich krank seien: »Kein noch so reiches Land kann es sich leisten, immer größere Teile der Bevölkerung zu behandeln.« Das sei allerdings nicht der einzige Grund, der dagegen spreche, Erwachsenen einzureden, sie hätten ein erhöhtes Risiko für Herzinfarkt und Schlaganfall. Der Nutzen einer Therapie wird bei niedrigen Werten immer geringer, die Nebenwirkungen hingegen bleiben und nehmen bei einer größer werdenden Gruppe, die behandelt wird, sogar zu. »Es gibt sogar Hinweise darauf, dass die Versorgung durch immer niedrigere Grenzwerte schlechter wird«, sagt der Kölner Gesundheitsexperte Peter Sawicki, der das dortige Institut für Qualität und Wirtschaftlichkeit im Gesundheitswesen leitet. »Patienten werden demotiviert, weil sie die unrealistischen Zielvorgaben nicht erreichen können. Diejenigen, die man wirklich behandeln sollte, fallen durchs Netz.«

Zudem gibt es kaum Erkenntnisse darüber, wie sich die medikamentöse Senkung von Blutdruck und Cholesterin über Jahrzehnte auswirken würde – weder im Hinblick auf die Wirksamkeit noch auf die Nebenwirkungen. Umstritten und nicht zu unterschätzen sind auch die Folgen fürs Gemüt: »Was bedeutet es psychologisch, wenn man das Etikett ›erhöhtes Risiko‹ verpasst bekommt?«, fragen Westin und Heath.

Literatur:

Westin S, Heath I: Thresholds for normal blood pressure and serum cholesterol. Lower thresholds mean that 90 percent of people over 50 years are identified as patients. British Medical Journal 2005;330:1461-1462

De Backer G, Ambrosioni E, Borch-Johnson K et al.: European guidelines on cardiovascular disease prevention in clinical practice. European Heart Journal 2003;24:1601-1610

Keil U, Fitzgerald AP, Gohlke H: Risikoabschätzung tödlicher Herz-Kreislauf-Erkrankungen. Die neuen Score-Deutschland-Tabellen für die Primärprävention. Deutsches Ärzteblatt 2005;102:A1808-1812

Bartens W: Die Krankmacher. München 2005

G

Gewicht

In Deutschland ist Unterernährung – mit Ausnahme der Magersucht – kein Thema

Zwar liest man ständig Berichte über die Volkskrankheit Übergewicht. Dass aber nach seriösen Schätzungen mehr als 1,5 Millionen Menschen hierzulande untergewichtig und mangelernährt sind, wird kaum thematisiert. Die Deutsche Gesellschaft für Ernährungsmedizin und auch die Deutsche Gesellschaft für Geriatrie warnen vor den Folgen. Gerade ältere Menschen seien von Mangelernährung bedroht und würden dadurch schneller und häufiger krank werden. So werde bei jedem zweiten Krankenhauspatienten jenseits der 70 ein Eiweißmangel festgestellt. In Pflegeheimen sind sogar mehr als die Hälfte der älteren Menschen mangelernährt. Die Ursachen sind vielfältig. Manche älteren Menschen können aufgrund von Krankheiten schlecht schlucken. Bei Demenzpatienten sinkt die Lust am Essen. Viele ältere Heimbewohner und Krankenhauspatienten können zudem nicht mehr selbständig essen. Zum Füttern fehlt oft schlicht die Zeit, da es eine halbe Stunde dauern kann, bis ein Erwachsener genügend Kalorien aufgenommen hat. Da die Mangel- und Unterernährung schleichend einsetzt, bleibt sie oft von Ärzten, Angehörigen und Pflegepersonal unbemerkt.

Grippe I

G

Die Grippe ist eine harmlose Erkrankung

Anders als eine hartnäckige Erkältung ist eine Grippe eine schwere Krankheit. Kennzeichen sind hohes Fieber um die 40 Grad, starke Kopf- und Gliederschmerzen, Abgeschlagenheit und Schwäche. Die Symptome können zwei, drei Wochen andauern. Im Gegensatz zu den Erkältungskrankheiten stehen bei einer Grippe Husten, Schnupfen und Heiserkeit nicht so sehr im Vordergrund. Die Erreger der menschlichen Grippe ändern sich von Jahr zu Jahr. Derzeit ähneln die kursierenden Stämme den Erregern H3N2 und H1N1, ohne aber so gefährlich zu sein wie die gleichnamigen Stämme, die 1968 und 1918/19 einen großen Seuchenzug auslösten. Die Abkürzungen H und N stehen für Eiweißstoffe, die wie Dornen aus der kugeligen Oberfläche der Erreger herausragen.

1918/19 forderte eine weltweite Grippe-Pandemie mindestens 20 Millionen, maximal 50 Millionen Tote. Auslöser war das Influenza-Virus vom Typ H1N1. Da allein in Spanien acht Millionen Menschen erkrankten, darunter jeder dritte Einwohner Madrids, wurde die Seuche als »Spanische Grippe« bezeichnet. 1957 löste H2N2 die »Asiatische Grippe« mit schätzungsweise vier Millionen Toten aus. Der neue Erreger-Typ entstand aus der Vermischung von H1N1 mit einem Vogelvirus. Auch zur »Hongkong-Grippe« kam es 1968, weil H2N2 Oberflächenproteine eines Vogelvirus übernommen hatte. Der neue Erreger wurde als H3N2 bezeichnet. Da die verheerenden Folgen einer Pandemie schon wieder weitgehend in Vergessenheit geraten sind, gilt die Grippe als die am meisten unterschätzte Krankheit der Erde. Dabei fordert sie weltweit jedes Jahr mehr als 1 Million Tote; in Deutschland sterben in manchen Jahren zwischen 10.000 und 20.000 Menschen an der Grippe.

Grippe II

Eine Grippeimpfung bietet für ein paar Jahre Schutz

G

Leider stimmt das nicht. Jedes Jahr muss die Impfstoffzusammensetzung aktualisiert und dem gegenwärtigen Erregerspektrum angepasst werden. Bei der Impfung werden abgeschwächte Bestandteile der Erreger gespritzt. Daraufhin produziert der Körper so genannte Antikörper. Das sind Moleküle des Abwehrsystems, die an den viralen Oberflächenproteinen andocken. Die so blockierten Viren werden zum Ziel für Fresszellen der Immunabwehr und durch diese unschädlich gemacht. Die Impfung wird in Deutschland allen Menschen über 60 Jahren empfohlen sowie Angehörigen medizinischer und pflegender Berufe. Personen die aufgrund anderer Leiden – chronischer Krankheiten oder Immunschwäche – besonders anfällig sind, sollten sich ebenfalls impfen lassen. Der Impfschutz beträgt etwa 70 Prozent, das heißt ein so großer Anteil der geimpften Menschen bekommt im Fall einer Grippe kaum oder nur wenige Symptome.

Grippe III

Bei Grippe und anderen Erkältungen helfen Antibiotika

Kaum ein Irrtum hält sich so hartnäckig wie dieser – und zwar bei Laien wie auch bei etlichen Ärzten. Dabei wird Medizinstudenten eigentlich spätestens im 6. Semester beigebracht, dass fast alle typischen Erkältungs- und Grippeerreger Viren sind. Und gegen Viren helfen nun mal keine Antibiotika – die wirken nur gegen Bakterien.

Findige Mediziner, die Recht behalten wollen, argumentieren, dass zu einer viral bedingten Grippe ja häufig noch eine bakterielle Superinfektion hinzukommt – und gegen die seien Antibiotika nun mal die beste Medizin. Das stimmt zwar, ist aber noch lange kein Grund, vorbeugend bei jeder Erkältungskrankheit Antibiotika zu verschreiben. Harmlos ist es zudem auch nicht, wenn bei jedem Kratzen im Hals Antibiotika eingenommen werden. Denn dadurch bilden sich schneller Resistenzen. Bereits heute sind in Krankenhäusern manche hartnäckige Keime ein Problem, gegen die kein Medikament mehr hilft.

Grippe IV

Grippe entsteht bei Kälte

Der weltweit gebräuchliche Name für die Grippe – »Influenza« – kommt zwar daher. Er tauchte schon im 18. Jahrhundert in Italien auf. »Influenza di freddo«, den Einfluss der Kälte machten die Menschen damals verantwortlich für das schwere Krankheitsbild. Damit haben Grippe-Erkrankungen jedoch nichts zu tun. Sie gehen auf eine Infektion mit Influenza-Viren zurück. Von diesen gibt es die Typen A, B und C. Für den Menschen sind besonders Typ A, seltener auch Typ B gefährlich. Typ A verändert sich ständig und ist hoch ansteckend.

Grippe V

Der Grippevirus H5N1 löst immer die Vogelgrippe aus

Nein, die Erregerkunde ist noch etwas komplizierter. Auch von den als gefährlich bekannten Virenarten gibt es harmlose Varianten. H5N1 (H und N bezeichnen Eiweißstoffe auf der Oberfläche der Viren) ist zwar das Kürzel für die Vogelgrippe, die seit 2003 nicht nur Millionen Vögel getötet hat, sondern mit der auch mindestens 190 Menschen infiziert wurden und an der mehr als 92 starben (Stand: Ende Februar 2006). Doch auch vom Typ H5N1 gibt es ungefährliche Formen. So wurde beispielsweise im November 2005 in Italien ein toter Vogel entdeckt, der mit dem Virus infiziert war. Die Virologen gaben aber Entwarnung, weil es sich um einen nicht gefährlichen Erreger-Typ handelte.

Gripppe VI

Die Grippe-Impfung ist äußerst zuverlässig

G

Die Angst vor der Vogelgrippe hat zwar dazu geführt, dass sich 2005 mehr Menschen als je zuvor gegen konventionelle Grippe haben impfen lassen. Doch der Nutzen einer Grippeimpfung wird Epidemiologen von der University of Washington in Seattle zufolge möglicherweise überschätzt: Es sei unklar, welche Vorteile die Impfung älteren Menschen – der wichtigsten Zielgruppe – wirklich bietet. Die Mediziner vermuten, dass die Wirkung der Impfung überschätzt wird, weil diejenigen, die sich eine Spritze gegen Grippe geben lassen, im Durchschnitt sowieso gesundheitsbewusster und auch gesünder sind. Dies sei in der Interpretation von Grippestudien in der Vergangenheit zu wenig berücksichtigt worden, kritisiert Jackson.

Die Autoren beobachteten zwischen 1995 und 2003 mehr als 72.000 ältere Menschen jenseits der 65, von denen sich etwa zwei Drittel impfen ließen. Anders als in den bisherigen Untersuchungen wurde das Befinden der Teilnehmer nicht nur während der Grippesaison in Herbst und Winter erfasst, sondern auch in den Jahreszeiten davor und danach. Die Mediziner achteten in ihrer Analyse besonders auf die Zahl der Todesfälle wie auch auf die Krankenhauseinweisungen wegen Lungenentzündung.

Den größten Unterschied im Gesundheitszustand zwischen Geimpften und Nichtgeimpften gab es vor Beginn der Grippesaison – und damit auch vor der Impfung. Unter denjenigen Studienteilnehmern, die sich später impfen ließen, war das Risiko zu erkranken oder zu sterben in diesem Zeitraum nur etwa halb so groß. Während der Grippesaison und danach waren die Unterschiede hingegen deutlich geringer. Auch andere Fachleute sehen den Nutzen der Grippeimpfung mit Skepsis. »In den USA hat sich seit 1989 die Rate der Senioren jenseits der 65, die sich gegen Grippe impfen lassen, zwar von 30 auf 67 Prozent mehr als verdoppelt«, sagt der Mediziner Paul Glezen vom Baylor College in Houston. »Doch trotz dieses Anstiegs gibt es auch mehr Todesfälle und Krankenhauseinweisungen wegen Grippe.«

Ihre Ergebnisse bedeuteten trotzdem nicht, dass die Grippeimpfung völlig wirkungslos sei, betonen die Autoren. Sie zeigen allerdings, wie schwierig es ist, den wahren Nutzen einer Impfung zu bestimmen.

Literatur:
Jackson LA, Jackson ML, Nelson JC, et al.: Evidence of bias in estimates of influenza vaccine effectiveness in seniors. International Journal of Epidemiology, online 20. Dezember 2005

Grippe VII

Moderne Grippemittel schützen vorbeugend vor Grippe

Nein – offenbar ist die vorbeugende Einnahme antiviraler Mittel gegen Grippe nicht zu empfehlen. Nur im Fall einer schweren Epidemie seien sie – gemeinsam mit anderen Schutzmaßnahmen – angeraten, schrieben Tom Jefferson und sein Team im Fachmagazin Lancet. Auch für einen Schutz vor Vogelgrippe fänden sich keinerlei wissenschaftliche Belege.

Jefferson und sein Team arbeiten am Cochrane-Zentrum im italienischen Alessandria. Cochrane-Zentren haben es sich zur Aufgabe gemacht, die medizinische Literatur gründlich zu analysieren und aus der Vielzahl der Artikel zu einem Thema eine statistisch belegte Zusammenfassung zu erstellen.

Die Wissenschaftler bezogen 51 Studien mit insgesamt mehr als 25.000 Patienten in ihre Analyse über die Wirksamkeit antiviraler Medikamente bei gesunden Erwachsenen ein. Sie untersuchten dabei sowohl Studien mit den älteren Grippemitteln Amantadin und Rimantidin als auch Untersuchungen von Grippemitteln neuerer Generation.

Dies sind die Neuraminidase-Hemmer Zanamivir (Relenza) und Oseltamivir (Tamiflu).

Folgt man der Auswertung der italienischen Mediziner, sind Amantadin und Rimantidin nicht zu empfehlen. Sie lindern zwar Beschwerden ein wenig, doch verhindern sie weder eine Infektion noch die Weitergabe der Viren. Zudem gehen sie mit Nebenwirkungen einher. Die amerikanische Seuchenkontrollbehörde CDC hatte 2005 von den Mitteln abgeraten und dafür vorbeugend Zanamivir und Oseltamivir empfohlen.

Doch auch die Neuraminidasehemmer sollten nicht routinemäßig in der Grippe-Saison eingenommen werden, so die Mediziner aus Italien. Dies widerspricht Empfehlungen der WHO und europäischer Fachgesellschaften, die sich 2005 noch für die prophylaktische Verwendung bei Risikogruppen während einer Grippesaison ausgesprochen hatten. Zwar linderten Zanamivir und Oseltamivir Symptome etwas besser, so Jefferson. Doch auch Relenza und Tamiflu verhinderten weder Infektion noch Virenverbreitung. Dafür erhöhe die prophylaktische Verwendung der Neuraminidasehemmer die Gefahr von Resistenzen und Virusmutationen.

Literatur:
Jefferson T, Rivetti D, Rivetti A, et al.: Efficacy and effectiveness of influenza vaccines in elderly people: a systematic review. Lancet 2005;366:1165-1174

Grüner Tee

Grüner Tee beugt Krebs vor

Grüner Tee gilt seit einiger Zeit als populäres Wundermittel. Das Getränk soll nicht nur den Cholesterinspiegel senken und das Gewicht regulieren, sondern auch Krebs verhindern können. Dieser geradezu pharmakologische Nutzen konnte jedoch nie in seriösen Untersuchungen bewiesen werden. Angeblich sollen die Polyphenole, die in Grünem Tee enthalten sind, als Antioxidantien wirken und das Wachstum von Krebszellen im Tierversuch unterdrücken. Bei Menschen ließ sich dieser Effekt jedoch bisher nie überzeugend nachweisen. Weder eine Studie an mehr als 26.000 Japanern im Jahr 2001, die den Einfluss von Grünem Tee auf Magenkrebs untersuchen wollte, noch eine Untersuchung zu Brustkrebs und Grünem Tee an 35.000 Japanerinnen 2004 bestätigte die Zellversuche. 2005 fanden Forscher heraus, dass Grüner Tee die Häufigkeit von Dickdarmkrebs in einer Studie mit mehr als 60.000 Teilnehmern nicht senkte. Eine Studie aus Kalifornien fand 2003 zwar einen geringen Zusammenhang zwischen Grünem Tee und weniger Brustkrebs, doch die Beweislage war so dünn, dass bisher keine Arzneimittelbehörde den Tee-Herstellern zugestanden hätte, ihre Produkte mit der Aufschrift »schützt vor Krebs« zu kennzeichnen.

Literatur:
Suzuki Y, Tsubono Y, Nakaya N, et al.: Green tea and the risk of colorectal cancer: pooled analysis of two prospective studies in Japan. Journal of Epidemiology 2005;4:118-124
Wu AH, Tseng CC, Van Den Berg D, Yu MC: Tea intake, COMT genotype, and breast cancer in Asian-American women. Cancer Research 2003;63:7526-7529
Kono S: Green tea and gastric cancer in Japan. New England Journal of Medicine 2001;344:1867-1868

Gürtelrose

Umfasst die Gürtelrose den ganzen Rumpf, stirbt man

Nein, glücklicherweise nicht. Das ist auch nicht möglich, denn der Erreger der Gürtelrose – ein Virus namens Varizella-Zoster – befällt Nervenzellen im Bereich des Rückenmarks. Die bläschenförmige Hauterkrankung bildet sich dann exakt in dem Versorgungsgebiet des Nerven, der befallen ist – im Bereich des Rumpfes sind das gürtelförmige Areale, die der Erkrankung ihren Namen gegeben haben. Erkranken kann man nur, wenn man früher bereits einmal die Windpocken hatte. Denn die Gürtelrose wird durch die gleichen Viren ausgelöst, die Jahrzehnte nach den Windpocken nochmals in den Nervenzellen aktiv werden.

Haare

Man soll nicht mit nassen Haaren ins Bett gehen

Nässe gilt als fast so gefährlich wie Kälte. Wahrscheinlich wird damit sogar eine ähnliche Gefahr beschworen, weil nasse Kleider oder Haare mit der Zeit eben auch kalt werden. Doch egal, ob kalt oder nass oder beides: Eine Erkältung oder gar eine Grippe entsteht nicht durch Kälte, sondern durch Viren. Der Effekt, den Kälte und Nässe auf das Abwehrsystem haben, ist dagegen vergleichsweise gering. Es mag nicht angenehm sein, mit nassen Haaren im Bett zu liegen, schädlich für die Gesundheit ist es jedoch nicht – allenfalls für die Frisur.

Harndrang

Bei alten Menschen schrumpft die Harnblase, deshalb müssen sie öfter auf die Toilette

Dass man mit dem Älterwerden häufiger »muss« und der Harndrang sich eiliger und dringender bemerkbar macht, ist eine Alltagsbeobachtung. Schon bei manchen 30-Jährigen fängt es an, dass sie nachts regelmäßig »rausmüssen« oder dass sie nicht mehr so lange »aushalten« können. Die populäre Erklärung dafür lautet, dass die Harnblase mit zunehmendem Alter nicht mehr so elastisch ist und schrumpft. Weniger Volumen kann dort gespeichert werden – der Drang kommt deshalb früher, unerbittlicher und öfter.

Forschern der Universität Pittsburgh um den Altersmediziner Neil Resnick zufolge handelt es sich bei dieser Vorstellung jedoch um ein Ammenmärchen »und Teil unserer Folklore«. Bei der Jahresversammlung der amerikanischen Urologen in San Antonio stellten die Mediziner Ende Mai 2005 ihre Ergebnisse vor. Resnick und seine Mitarbeiter haben bei fast 100 Frauen im Alter zwischen 22 und 90 Jahren die Größe und Elastizität der Harnblase ebenso untersucht wie die Funktion der die Harnblase regulierenden Schließmuskeln. Sie fanden heraus, dass die Schließfunktion zwar mit dem Alter nachlässt – die Größe und Aufnahmekapazität der Blase sich jedoch kaum ändert.

Wenn mit zunehmendem Alter der Harndrang trotzdem dringender und häufiger wird, kann dies eine andere Ursache haben. Allein in den USA leiden rund 17 Millionen Menschen an einer »überaktiven« Blase. Dabei ist der Schließmuskel der Harnblase zu übereifrig und kontrahiert sich willkürlich, was mit dem Gefühl einhergeht, dringend zu müssen. Wer häufiger als achtmal innerhalb von 24 Stunden Wasser lassen muss oder immer wieder ein sofortiges, dringendes Bedürfnis verspürt, sich zu erleichtern, könnte daran leiden. An einer geschrumpften Harnblase liegt es jedenfalls nicht.

Literatur:
Griffiths D, Derbyshire S, Stenger A, Resnick N: Brain control of normal and overactive bladder. Journal of Urology 2005;174:1862-1867

Harnwegsinfekt

Nasse Badehosen führen zu Blasenentzündungen

Es liegt nicht an der Nässe der Badebekleidung, wenn es zum Harnwegsinfekt kommt, sondern an Keimen, zumeist Bakterien. Diese können durch die Harnröhre in die Harnblase aufsteigen und dort zu einer Infektion führen, die sich durch häufigeren Harndrang und Schmerzen beim Wasserlassen bemerkbar macht. Da bei Frauen die Harnröhre mit einer Länger von drei bis fünf Zentimetern deutlich kürzer ist als bei Männern (20 bis 25 Zentimeter), sind Frauen auch häufiger von einer solchen Infektion betroffen. Dass es nicht allein an der nassen Badekleidung liegt, ob jemand einen Harnwegsinfekt bekommt, zeigen schon die Unterschiede zwischen den Geschlechtern. Jungs und Männer bekommen extrem selten eine Blasenentzündung – auch wenn sie am Baggersee oder im Freibad stets wieder mit nassen Badehosen herumlaufen. Allerdings ist an diesem Vorurteil trotzdem etwas dran: Kühlt die Harnröhre etwas ab – was in nasser Badekleidung durchaus passieren kann –, verändert sich die Schleimhaut so, dass es die Bakterien leichter haben, den Aufstieg bis zur Harnblase zu bewältigen.

Haut I

Kollagenpräparate halten die Haut zart und geschmeidig

H

Kollagenhaltige Präparate sind sehr beliebt. Dabei kann es gar nicht zu der angepriesenen Wirkung kommen. Denn das Kollagen, das in vielen teuren Cremes und Pflegeserien enthalten ist, kann die Haut nicht durchdringen und sie deshalb auch nicht von innen heraus stärken. Das Kollagenmolekül ist viel zu groß dazu. Dennoch gelten Kollagencremes seit Jahren als besonders wirksamer Faltenschutz. Doch diese Art der Hautpflege dient allein den Interessen der Kosmetikbranche, medizinisch ist sie wertlos. Allenfalls haben die übrigen Bestandteile der Pasten und Cremes einen pflegenden Effekt auf die Haut.

Haut II

Gurkenmasken machen die Haut glatt

Das Handtuch zum Turban gefaltet, grüne Scheiben im Gesicht. Gurkenmasken gelten mittlerweile schon als Klischee und Karikatur der Schönheitspflege. Zu Recht, denn die feuchten grünen Scheibletten glätten die Haut nicht – sie machen sie eher faltig. Denn Gurken entziehen der Haut Feuchtigkeit. Sie trocknet dadurch aus und neigt zur Faltenbildung. Und das ist nicht gerade das, was die um ihr Äußeres Bemühten von dieser Gesichtspflege erwarten.

Herzinfarkt I

Ein Herzinfarkt passiert aus heiterem Himmel

Das ist zumindest die populäre Vorstellung. Ohne Vorwarnung, ohne irgendein Anzeichen machen plötzlich die Herzkranzgefäße dicht, das von den Adern versorgte Herzmuskelgewebe stirbt ab – es kommt zum Infarkt. Da die Hälfte der Infarktopfer einen Herzanfall nicht überlebt, heißt es in den Todesanzeigen dann häufig: »Plötzlich und unerwartet aus unserer Mitte gerissen.«

Dabei kommt auch der Infarkt nicht ohne Vorwarnungen. Besonders das letzte halbe Jahr vor dem Infarkt hat es in sich. Zwar haben nur 20 Prozent der Betroffenen die typischen Vorläufersymptome in Form einer Angina pectoris – darunter versteht man ein durch die Minderdurchblutung der Herzkranzgefäße bedingtes Engegefühl in der Brust, das mit Herzschmerzen und manchmal auch kaltem Schweiß einhergeht. Doch auch bei den restlichen Infarktopfern machen sich zuvor andere Symptome bemerkbar: Eine unerklärliche Müdigkeit und Erschöpfung beispielsweise bei den einen, eine zuvor nicht vorhandene Atemnot bei den anderen.

Da mittlerweile bekannt ist, dass psychische Faktoren wie eine Depression ein ebenso gewichtiger Risikofaktor für die Entstehung eines Infarktes sind, gibt es auch Anzeichen für seelische Veränderungen der späteren Infarktopfer. In einer großen Untersuchung konnte gezeigt werden, dass im letzten halben Jahr vor dem Infarkt zwar nicht die Verschreibung von Herzmedikamenten häufiger wurde – aber dafür die Verordnung von Psychopharmaka und Antidepressiva. »Es gibt immer einen Vorlauf«, sagt Karl-Heinz Ladwig, Leiter der Abteilung für Psychokardiologie an der Psychosomatischen Klinik der TU München. »Der plötzliche Herztod aus heiterem Himmel ist ein Ammenmärchen.«

H

Herzinfarkt II

Die Heilungschancen für Herzinfarkt sind immer ähnlich gut – oder schlecht

H

Das ist die Hoffnung der Patienten, die sich natürlich immer gleich gut behandelt wissen möchten. Der Realität entspricht aber eher folgende, nicht zynisch gemeinte Empfehlung: Wenn man schon einen Herzinfarkt erleidet, sollte man ihn am besten während der normalen Arbeitszeiten bekommen. Die meisten Krankenhäuser und Rettungsdienste sind zwar rund um die Uhr besetzt. Doch in der Nacht und am Wochenende vergeht deutlich mehr Zeit, bis die Infarktopfer behandelt werden, berichten amerikanische Ärzte im August 2005 im angesehenen Journal of the American Medical Association. Bei einer akuten Herzattacke kommt es aber auf jede Minute an.

In der Untersuchung der amerikanischen Ärzte wurde dic Behandlung von mehr als 110.000 Patienten mit Herzinfarkt analysiert. Bei fast 70.000 Infarktopfern wurden in der Notaufnahme zunächst mit Hilfe von Medikamenten gefährliche Gerinnsel aufgelöst und das Blut verdünnt. Dieses als Fibrinolyse bezeichnete Verfahren beseitigt Verstopfungen und verbessert die Durchblutung der verengten Herzkranzgefäße. Bei 33.000 Patienten wurden die Kranzgefäße mit einem Ballon aufgedehnt, der mit Hilfe eines Katheters von der Beckenarterie über die Hauptschlagader bis zum Herz und von dort in die Öffnung des Kranzgefäßes vorgeschoben wird. Die Prognose der Herzpatienten ist umso besser, je weniger Zeit zwischen einem Infarkt und den beiden Behandlungsformen Fibrinolyse oder Ballondilatation vergeht.

Von der Einlieferung ins Krankenhaus bis zum Beginn der Blutverdünnung dauerte es im Schnitt eine gute halbe Stunde. Diese Verzögerung war unabhängig von der Tageszeit und dem Wochentag. Im Gegensatz dazu verstrichen – abhängig vom Zeitpunkt des Infarkts – aber bis zu 21 Minuten mehr, bis eine Katheterbehandlung zur Gefäßaufdehnung mit dem Ballon erfolgte. Während der normalen Arbeitszeiten (7 bis 17 Uhr) dauerte es in der Klinik durchschnittlich 95 Minuten, bis sich der Katheterballon im Herzkranzgefäß aufblähte. Nachts und am Wochenende waren es hingegen im Mittel 116 Minuten bis zum Beginn der Therapie; in den Wochenendnächten dauerte es sogar 126 Minuten.

»In Deutschland dauert das an vielen Kliniken glücklicherweise nur eine Stunde«, sagt Andreas van de Loo, Chefarzt am Hamburger Marienkrankenhaus. Der Kardiologe hat gerade untersucht, wie die Zeit bis zur rettenden Therapie noch weiter verkürzt werden kann. »Wenn gut geschulte Notärzte die Infarkt-Diagnose stellen, die Notaufnahme umgehen und die Patienten direkt ins Katheterlabor bringen, geht es noch etwas schneller«, so van de Loo. In den USA seien die Notärzte aber leider oftmals nicht so gut ausgebildet wie hierzulande.

Dabei ist Trödelei in Herzensangelegenheiten höchst gefährlich: »Unsere Ergebnisse zeigen, dass eine spätere Katheterbehandlung auch mit einer höheren Sterblichkeit einhergeht«, sagt Harlan Krumholz von der Universität Yale, der die amerikanische Studie geleitet hat. Den Mediziner beunruhigt, »dass es bei einigen Patienten am Wochenende extreme Verspätungen gab«. Die verzögerte Katheter-Therapie nachts und am Wochenende betraf übrigens nicht nur kleine Kliniken, sondern auch große Zentren. Der Grund war meistens relativ banal. Es dauerte länger, bis zur Diagnose ein EKG abgeleitet wurde und bis die Patienten zur Therapie ins Katheterlabor kamen.

Der Erfolg in der Behandlung eines Herzinfarktes hängt aber nicht allein vom Zeitpunkt des Therapiebeginns nach Auftreten der Symptome ab. Die Erfahrung der behandelnden Ärzte ist von noch größerer Bedeutung als bei anderen medizinischen Eingriffen, berichteten Herzspezialisten aus Michigan 2005 im Journal of the American College of Cardiology. Die Kardiologen untersuchten, wie oft es bei der Aufdehnung der Kranzgefäße zu Komplikationen kam. Hier zeigte sich: Bei Ärzten, die weniger als 90 Mal im Jahr verengte Adern aufdehnten, gab es 63 Prozent mehr Komplikationen als bei denjenigen, die mehr als 90 Mal jährlich verengte Arterien mit dem Ballon erweiterten.

Kardiologische Fachgremien hatten bisher angegeben, dass die Herzspezialisten mindestens 75 Gefäßaufdehnungen im Jahr vorweisen müssen, um die besten Therapieerfolge bei einem Infarkt zu erzielen. »Wie häufig ein Arzt die Operation gemacht hat, sagt zwar nichts über das Schicksal des einzelnen Patienten aus. Aber ein Schwellenwert ist in jedem Fall sinnvoll«, sagt Mauro Moscucci, der die Untersuchung geleitet hat. Seine Studie lege den Schluss nahe, dass eher 90 als 75 jährliche Ballondehnungen der optimale Grenzwert wären, von dem an die Patienten keinen Grund mehr haben, an der Erfahrung ihres Arztes und dem bestmöglichen Therapieerfolg zu zweifeln.

Gleiche Behandlungschancen für alle Patienten sind also leider nicht gegeben. Denn wenn sie die Klinik überhaupt lebend erreichen, wird die Prognose von Infarkt-Patienten von den zwei Faktoren Zeitpunkt und ärztliche Erfahrung entscheidend beeinflusst. Es ist daher günstiger, wenn der Herzanfall tagsüber eintritt und die Kranken an einen Spezialisten geraten. Die Patienten halten sich aber nur selten daran: Rund 68 Prozent der Infarkte ereignen sich außerhalb der Tagesschicht.

Literatur:
Magid DJ, Wang Y, Herrin J, et al.: Relationship between time of day, day of week, timeliness of reperfusion, and in-hospital mortality for patients with Acute ST-Segment elevation myocardial infarction. Journal of the american medical association 2005; 294:803-812
Moscucci M, Share D, Smith D, et al.: Relationship between operator volume and adverse outcome in contemporary percutaneous coronary intervention practice. An analysis of a quality-controlled multicenter percutaneous coronary intervention clinical database. Journal of the american college of cardiology 2005;46:625-632

Herzinfarkt III

Beim Herzinfarkt treten als typische Symptome immer Brustschmerzen auf

Die klassischen Symptome sind kalter Schweiß, Schmerzen in der Brust, Todesangst und der plötzliche Griff ans Herz. So wird in vielen Büchern und Filmen ein Infarkt geschildert. So stellen sich medizinische Laien und auch viele Ärzte die Symptome vor, wenn die Herzkranzgefäße dicht machen, der Pumpmuskel nicht mehr ausreichend mit Sauerstoff versorgt wird und schlimmstenfalls seine Funktion ganz einstellt. Der Herzinfarkt gilt als das unvorhersehbare Ereignis schlechthin in der Medizin – das ebenso plötzlich wie lebensbedrohlich auftritt. Noch immer verläuft fast die Hälfte der etwa 300.000

Herzinfarkte, die sich jährlich in Deutschland ereignen, tödlich. Dabei könnten Tausende Infarktopfer überleben, wenn die Symptome schneller zur richtigen Diagnose führen und die Patienten früher behandelt würden.

So leicht ist das aber nicht. Denn die Beschwerden, die auf einen Infarkt hindeuten, können sehr unterschiedlich sein. Die Kardiologen Clifford Swap und John Nagurney aus Boston haben 2005 im Journal of the American Medical Association beschrieben, dass der vermeintlich so typische Brustschmerz nur begrenzt aussagekräftig für die Infarktdiagnose ist. Denn fast die Hälfte der Frauen und etwa ein Drittel der Männer haben keinerlei Brustschmerzen, wenn es zum Infarkt kommt. Zudem ist Schmerz nicht gleich Schmerz – es kommt auf die Art und die Lokalisation an.

H

Swap und Nagurney haben Dutzende Infarkt-Studien ausgewertet. Demnach besteht bei stechenden Schmerzen in der Brust oder bei Schmerzen, die auf einen kleinen Bereich begrenzt sind und sich durch äußeren Druck auslösen lassen, nur ein geringes Risiko, dass es sich um einen Infarkt handelt. Tut der Brustkorb unterhalb der Brustwarzen weh, ist die Wahrscheinlichkeit für einen Infarkt ebenfalls recht gering.

Für einen Infarkt spricht hingegen, wenn der Schmerz über den Brustkorb verteilt als diffuser Druck empfunden wird, in Schultern oder Arme ausstrahlt, sich bei Anstrengung verstärkt und von Übelkeit, Erbrechen oder Schweißausbrüchen begleitet wird. Das Problem: Nur ein Viertel der Infarktopfer hat auch typische Vorläufersymptome in Form einer Angina pectoris (wörtlich: Enge der Brust) – die Minderdurchblutung der Herzkranzgefäße führt bei diesen Patienten zu dem Gefühl, dass sich die Brust zusammenzieht. Diese Symptome geben gleichsam einen Vorgeschmack auf die Beschwerden bei einem Infarkt.

Mediziner achten deshalb in jüngster Zeit verstärkt auf andere Anzeichen, die auf einen Infarkt hindeuten können. 2005 zeigten amerikanische Herzspezialisten im Fachmagazin New England Journal of Medicine, wie bedeutsam Atemnot als Anzeichen für einen drohenden Herzanfall ist. In der Studie mit fast 18.000 Teilnehmern stellten die Ärzte fest, dass Patienten mit Atemnot ein vierfach erhöhtes Risiko hatten, einen Infarkt zu bekommen. Die Infarktwahrscheinlichkeit der zwar an Atemnot leidenden, ansonsten aber symptomfreien Patienten war immerhin doppelt so hoch wie die von Patienten mit typischer Angina pectoris. »Wer plötzlich unerklärlicherweise kurzatmig ist, wird dies hoffentlich zum Anlass nehmen, schnell einen Arzt aufzusuchen«, sagt Daniel Berman von der University of California in Los Angeles, der an der Studie beteiligt war. »Wir Ärzte sollten uns daran erinnern, dass es auch noch andere Symptome als Brustschmerzen gibt, auf die wir bei Infarktverdacht achten sollten«, ermahnt der Kardiologe Thomas Marwick von der australischen Universität Queensland in einem begleitenden Kommentar im New England Journal of Medicine seine Kollegen.

H

Anhaltende Erschöpfung kann ebenso auf einen Infarkt hinweisen – sowohl auf einen drohenden als auch auf das akute Ereignis. Mehr als 70 Prozent der weiblichen Betroffenen klagen über dieses Symptom, das damit der wichtigste Vorbote für einen Infarkt bei Frauen ist. Schlafstörungen und Kurzatmigkeit sind bei Frauen mit Infarkt ebenfalls häufiger als Brustschmerzen.

Aber auch bei Männern gibt es oft eine unerklärliche Schwäche und exzessive Müdigkeit in den Wochen vor dem Infarkt. Psychischer Stress und Depressionen sind in dieser Phase ebenfalls häufiger. Aus den letzten 180 Tagen vor dem Herzinfarkt läßt sich viel erkennen.

Literatur:
Swap CJ, Nagurney JT: Value and limitations of chest pain history in the evaluation of patients with suspected acute coronary syndromes. Journal of the American Medical Association 2005;294:2623-2629
Abidov A, Rozanski A, Hachamovitch R, et al.: Prognostic significance of dyspnea in patients referred for cardiac stress testing. New England Journal of Medicine 2005;353:1889-1898
Marwick TH: Dyspnea and risk in suspected coronary disease. New England Journal of Medicine 2005;353:1963-1965

Herzinfarkt IV

Schmerzmittel beugen einem Herzinfarkt vor

Seit dem Skandal um Vioxx hat sich die Einschätzung der Schmerzmittel grundlegend geändert. So hat sich gezeigt, dass auch weit verbreitete Schmerzmittel wie Ibuprofen und Diclofenac das Risiko für einen Herzinfarkt offenbar deutlich erhöhen können. In der bisher größten Studie dieser Art haben zwei britische Epidemiologinnen aus Nottingham 9200 Patienten mit Herzinfarkt untersucht, die sie mit mehr als 86.000 Probanden ohne Infarkt verglichen. Wie die Forscherinnen im Sommer 2005 berichteten, stieg das Infarktrisiko um 24 Prozent, wenn Patienten regelmäßig Ibuprofen einnahmen und sogar um 55 Prozent bei regelmäßiger Einnahme von Diclofenac. Die Autorinnen, die ihre Studie bereits 2004 abgeschlossen hatten, fanden auch ein um 32 Prozent erhöhtes Infarktrisiko bei Patienten, die Rofecoxib einnahmen. Dieses unter dem Namen Vioxx bekannt gewordene Medikament wurde im Herbst 2004 vom Markt genommen, weil es vermehrt zu Herzinfarkten und Schlaganfällen geführt hatte. Die Forscherinnen haben ermittelt, dass Ibuprofen und Diclofenac in der Altersgruppe über 65 jeweils einen zusätzlichen Infarkt unter 500 bis 1000 Patienten verursachen, die diese Mittel einnehmen.

Seit dem Skandal um Vioxx sind die Schmerzmittel in die Kritik geraten. Die britischen Autorinnen folgern aus ihrer Studie, dass die Wirkung aller Schmerzmittel auf Herz und Kreislauf nochmals gründlich geprüft werden sollte, weil sie zu den meistverkauften rezeptfreien Arzneimitteln gehören.

Literatur:
Hippisley-Cox J, Coupland C: Risk of myocardial infarction in patients taking cyclooxygenase-2 inhibitors or conventional non-steroidal anti-inflammatory drugs: population based nested case-control analysis. British Medical Journal 2005;330:1366

H

Herzinfarkt V

Herzinfarkte sind bei Frauen einfach zu erkennen

Dies gilt nur, wenn beim Herzinfarkt die typischen Symptome auftreten: Engegefühl in der Brust, Schmerzen in der linken Schulter, die bis in den linken Arm und das Kinn ausstrahlen können. Diese Beschwerden wie aus dem Lehrbuch sind jedoch nur bei Männern einigermaßen typisch (siehe oben). Bei Frauen und auch bei Männern kann sich ein Infarkt jedoch auch hinter Anzeichen wie starker Erschöpfung, Kurzatmigkeit und Schwäche verbergen. Frühere Studien haben bereits gezeigt, dass nur bei etwa 30 Prozent der Frauen mit Infarkt die typischen Symptome im Bereich des Brustkorbs auftreten.

H

Die Kardiologin Ghada Mikhail aus London warnt deshalb davor, den Herzinfarkt bei Frauen zu unterschätzen. Die koronare Herzerkrankung, die dem Infarkt fast immer vorausgeht, werde bei Frauen ebenso wie der Herzschlag selbst »zu wenig erkannt, zu wenig behandelt und zu wenig erforscht«. Dass Frauen mit Infarkt häufiger atypische Symptome aufweisen wie Rückenschmerzen, Übelkeit oder Abgeschlagenheit ist nur einer der Gründe dafür. Andere Ursachen sind, dass Frauen bei diesen Beschwerden seltener zum Arzt gingen und dann auch weniger gründlich und seltener mit invasiven Techniken wie Kathetern untersucht würden.

Literatur:
Mikhail GW: Coronary heart disease in women. Is underdiagnosed, undertreated, and under-researched. British Medical Journal 2005;331:467-468

Herzinfarkt VI

Der Herzinfarkt ist eine typische Erkrankung von Männern

Dass Frauen auch einen Herzinfarkt erleiden und daran sterben können, ist mittlerweile bekannt. Doch noch immer wird die Häufigkeit des Herzanfalls bei Frauen massiv unterschätzt. Dabei sterben in

Europa prozentual mehr Frauen als Männer an Herzleiden. Kardiovaskuläre Erkrankungen bringen 55 Prozent der Frauen und »nur« 43 Prozent der Männer um. Trotzdem wird der Herzinfarkt noch als ein – wenn nicht sogar als das typische Männerleiden angesehen. Aber auch die Frauen selbst haben eher Angst vor Brustkrebs – obwohl von den Herzkreislaufleiden die weitaus größere Gefahr droht. In großen Untersuchungen zu Herzkreislauferkrankungen machen Frauen immer noch weniger als 30 Prozent der Teilnehmer aus. Die Forschung konzentriert sich bisher noch viel zu wenig auf die Unterschiede in der Diagnostik und Behandlung eines Infarkts bei Frauen.

Literatur:
Mikhail GW: Coronary heart disease in women. Is underdiagnosed, undertreated, and under-researched. British Medical Journal 2005;331:467-468

Homöopathie I

Die Homöopathie ist eine sanfte Medizin auf rein pflanzlicher Basis

Wie sanft die Homöopathie wirklich ist, darüber streiten sich die Gelehrten. Die allermeisten Präparate sind allerdings durch so genannte »Potenzierungen« so stark verdünnt worden, dass rein rechnerisch kein Wirkstoffmolekül mehr in den Kügelchen (Globuli), Tabletten oder Lösungen enthalten ist. Bei manchen in der Homöopathie verwendeten Arzneistoffen ist das auch gut so, denn es handelt sich um hochgiftige Substanzen etwa von Stechapfel, Bilsenkraut, Eibe oder Tollkirsche. Doch nicht nur viele der verwendeten Pflanzen sind giftig, auch andere von Homöopathen häufig empfohlene Substanzen. Arzneistoffbestandteile wie Schlangengift, Auster, Biene oder Quecksilber, Kadmium, Arsen und Blei sind nicht gesund und sollten – wenn überhaupt – von Menschen allenfalls in homöopathischer Dosierung aufgenommen werden.

Homöopathie II

Homöopathie wirkt viel besser als Placebo

Die Popularität der Homöopathie folgt paradoxen Regeln: Je mehr sich die angeblichen Belege für ihre Wirksamkeit verdünnen und verwässern, desto mehr Zustimmung erfährt die Heilkunde nach dem Gleichheitsprinzip. Je nach Umfrage stehen 50 bis 80 Prozent der Deutschen der Homöopathie aufgeschlossen gegenüber. Im Jahr 2005 hat die Arbeitsgruppe von Matthias Egger vom Institut für Sozial- und Präventivmedizin der Universität Bern den Befürwortern der Globuli allerdings einen schwer verdaulichen Brocken hingeworfen: In der angesehenen Fachzeitschrift Lancet kommen die Schweizer Epidemiologen zu dem Ergebnis, dass die Therapie mit homöopathischen Kügelchen und Essenzen nicht besser wirkt als die Behandlung mit Placebo – sprich: als ein Stückchen Zucker.

Seit der 1755 in Meißen geborene Samuel Hahnemann 1796 die Homöopathie begründet und 1810 im »Organon der rationellen Heilkunst« dargelegt hatte, ist seine Heilmethode umstritten. Hahnemann hatte postuliert, dass Ähnliches durch Ähnliches geheilt werde – zur Therapie sollten Arzneistoffe gewählt werden, die ähnliche Symptome hervorriefen wie die Beschwerden der Patienten. Verdünnt und geschüttelt, so Hahnemann, entfalteten homöopathische Rezepturen erst ihre wahre Wirkung. Die Verflüchtigung des Arzneistoffes mittels Verdünnungsreihen bezeichnete er als Potenzieren und Dynamisieren.

Von Anfang an stand die Homöopathie in der Kritik. Heinrich Heine legte einem Brief eine »Salami in homöopathischer Dosis« (sprich: nichts) bei – in der Hoffnung, dass der Adressat davon satt werde. Heute ermitteln Kritiker, in welcher homöopathischen Verdünnung sich rechnerisch kein Molekül mehr befindet und welche Verdünnung gerade noch einem Tropfen Wirkstoff im Atlantik entspricht.

Alles nur Hokuspokus? »Das ist sicher nicht das Ende der Homöopathie«, sagt Matthias Egger über seine Studie. »Wir konnten nur keine spezifischen Effekte dieser Behandlungsform nachweisen.« Die Daten der Mediziner aus Bern sind denn auch schwer zu widerlegen. Egger und sein Team haben 110 homöopathische Studien aus der Fachliteratur gesucht und mit 110 Studien verglichen, in denen konventionell »schulmedizinisch« behandelt wurde. Die Schweizer achteten darauf, dass beide Heilverfahren auch an Vergleichsgruppen, die Placebo bekamen, getestet und die Probanden zufällig den jeweiligen Gruppen zugeordnet wurden. In den je 110 Studien der Homöopathen und Schulmediziner wurden ähnliche Krankheitsbilder untersucht, darunter Atemwegsinfektionen (19 Prozent), Heuschnupfen (15 Prozent), gynäkologische Beschwerden (13 Prozent) und Magen-Darm-Leiden (11 Prozent).

Das Ergebnis: Homöopathische Arzneistoffe wirken kaum, schulmedizinische hingegen durchaus. In einer Analyse beschränkten sich die Mediziner auf Studien mit vielen Teilnehmern. Hier waren die Unterschiede noch größer; es handelte sich dabei aber nur um acht homöopathische und sechs konventionelle Studien. »Man kann nicht beweisen, dass etwas überhaupt nicht wirkt«, sagt Epidemiologe Egger. »Aber wir konnten zeigen, dass die Wirkung in Homöopathie-Studien dem Placebo-Effekt vergleichbar ist.«

Klaus Linde hält Eggers Analyse zwar für solide, »aber nicht, wie die Fachzeitschrift die Arbeit präsentiert hat«. Linde arbeitet am Zentrum für naturheilkundliche Forschung der TU München und hat 1997 selbst im Lancet eine Übersichtsarbeit zur Homöopathie veröffentlicht. Seine damalige Schlussfolgerung: Die Wirkung der Homöopathie beruhe auf mehr als dem Placeboeffekt. Jetzt sei er zwar skeptischer. Er kritisiert aber, dass die Herausgeber des Lancet in einem begleitenden Kommentar »das Ende der Homöopathie« beschwören und weitere Forschung zum Vergleich der Behandlungsformen für überflüssig halten. »Das ist ganz klar politisch motiviert«, so Linde.

Zur Kritik an der Fachzeitschrift gehört für Linde auch, dass die Schweizer Epidemiologen nicht angeben mussten, welche acht homöopathischen und sechs konventionellen Studien sie als ausreichend groß und von guter Qualität gewertet haben. »Das ist intransparent und entspricht nicht den Standards solcher Meta-Analysen«, sagt Linde. »Das war in der Tat eine Unterlassung«, bestätigte Egger auf Nachfrage und kündigte an, die Daten in einer der nächsten Ausgaben im Lancet nachzuliefern.

Die meisten Patienten, die von der Homöopathie überzeugt sind, schert der Streit der Forscher wenig. »Das Ritual ist heilsam, es liegt wohl an der Interaktion zwischen Arzt und Patient«, glaubt auch Matthias Egger. Schulmedizinern sollte hingegen der Kommentar im Lancet zu denken geben. Ärzte müssen ehrlich gegenüber Patienten sein und ihnen den fehlenden Nutzen der Homöopathie nicht verschweigen, steht dort. »Die Ärzte müssen aber auch ehrlich zu sich selbst sein«, heißt es weiter, »ehrlich gegenüber dem Versagen der modernen Medizin, die Bedürfnisse der Patienten nach persönlicher Betreuung zu erfüllen.«

Literatur:
Shang A, Huwiler-Muntener K, Nartey L, et al.: Are the clinical effects of homoeopathy placebo effects? Comparative study of placebo-controlled trials of homoeopathy and allopathy. Lancet 2005;366:726-732
NN: Editorial: The end of homoeopathy. Lancet 2005;366:690
Linde K, Clausius N, Ramirez G, et al.: Are the clinical effects of homeopathy placebo effects? A meta-analysis of placebo-controlled trials. Lancet 1997;350:834-843

Hormontherapie in den Wechseljahren

Die Gefahren einer Hormongabe sind erst seit den großen amerikanischen und britischen Studien 2002/2003 bekannt

Medizinische Erkenntnisse verbreiten sich manchmal auf verschlungenen Pfaden. Manche werden sogar vergessen oder verdrängt. Das zeigt zum Beispiel die Hormonbehandlung von Frauen in den Wechseljahren. In der Wahrnehmung von Laien und Medizinern steht diese Therapie erst seit 2002 in der Kritik. Damals wurde eine amerikanische Studie – die WHI-Studie – mit mehr als 16.000 Teilnehmerinnen abgebrochen, weil bereits in ersten Zwischenauswertungen der Schaden der Hormontherapie den Nutzen überwog. Brustkrebs, Herzinfarkte, Schlaganfälle und Thrombosen waren in der Behandlungsgruppe häufiger. Nachfolgende Studien wie die Million-Women-Study aus Großbritannien bestätigten dies. 2005 zeigte ein interdisziplinäres Forscherteam im Journal of Epidemiology and Community Health, dass die Risiken einer regelmäßigen Hormongabe zuvor keineswegs unbekannt waren. Bereits vor Jahrzehnten wurde über sie diskutiert.

In ihrem Überblicksartikel gehen die Sozialwissenschaftler, Historiker, Biologen und Mediziner der Frage nach: »Warum wurden jahrzehntelang die Warnungen, die Wechseljahre zu ›behandeln‹, ignoriert und nicht in gesundheitspolitische Maßnahmen umgesetzt?« Denn dass Hormone Krebs verursachen könnten, wurde schon in den 1930er Jahren erwogen. In den 1960er Jahren kamen erste Vermutungen auf, dass Hormone auch Herz und Kreislauf schädigen und Infarkte, Thrombosen und Embolien auslösen.

Doch als sich die Datenlage durch die gründlichen Studien der letzten Zeit besserte, wurden die Ergebnisse als völlig neu wahrgenommen. Eine noch wichtigere Rolle bei der Risikoverdrängung habe es aber gespielt, dass es Pharmafirmen, Ärzten und Forschern in den vergangenen drei Jahrzehnten gelungen sei, die Wechseljahre als »Mangelerkrankung« darzustellen. Frauen wurde vermittelt, dass sie ohne Hormongabe »krank werden, sexuell verkümmern und hässlich altern«. Zudem seien seit 1970 die Angst vor individuellen Gesundheitsgefahren und der Glaube an die Vorsorge gewachsen. Seither dominiere die Ideologie, Gesunde vorbeugend mit hochwirksamen Pharmaka zu behandeln. Dieses Denken und ihre Beeinflussung durch die Pharmaindustrie beachte die Forschung bis heute zu wenig.

Literatur:
Krieger N, Lowy I, Aronowitz R, et al.: Hormone replacement therapy, cancer, controversies, and women's health: historical, epidemiological, biological, clinical, and advocacy perspectives. Journal of Epidemiology and Community Health 2005;59:740-748

Husten, Schnupfen, Heiserkeit

Bei banalen Atemwegsinfektionen sind Antibiotika die beste Therapie

Husten, rauer Hals, Heiserkeit und leichter Schnupfen sind die häufigsten Beschwerden, mit denen Patienten in eine Allgemeinarztpraxis kommen. Allein in den USA suchen etwa 30 Millionen Menschen jährlich deswegen ihren Arzt auf, in Deutschland sind es etwa sechs Millionen. Nach verschiedenen Erhebungen bekommen 75 Prozent dieser

Patienten Antibiotika verschrieben. Die Preise für die gängigen Medikamente (zumeist sind es so genannte Breitspektrum-Antibiotika) liegen zwischen 30 und 80 Euro pro Packung – ein enormer Kostenfaktor.

Dabei wissen Mediziner eigentlich seit Jahrzehnten, dass es nicht hilfreich ist, bei dieser Unpässlichkeit gleich Antibiotika zu verschreiben – getreu dem Motto: Eine Erkältung dauert ohne ärztliche Behandlung 14 Tage, mit zwei Wochen. Denn neun von zehn Erkältungskrankheiten sind durch Viren bedingt. Und Viren lassen sich von Antibiotika nicht in ihrer Entwicklung und Ausbreitung stören. Die Medikamente nützen schlichtweg nichts. Zudem können sich durch die überflüssige Antibiotika-Behandlung bei denjenigen Bakterien, die unschädlich sind und dauerhaft den Hals- und Rachenraum bewohnen, neue Resistenzen gegen Antiobiotika entwickeln. Kommt es dann irgendwann zu einer bakteriellen Infektion, werden die Resistenzen unter den Keimen leicht weitergegeben und die Medikamente bleiben in dem Moment wirkungslos, in dem sie wirklich einmal helfen könnten und sollten.

Anscheinend ist dieser Zusammenhang Ärzten wie Patienten noch immer zu wenig bewusst. Für eine Studie, die im Sommer 2005 in der renommierten Fachzeitschrift Journal of the American Medical Association erschien, haben britische Hausärzte ihre Patienten, die mit Husten in ihre Praxis kamen, nach dem Zufallsprinzip in verschiedene Therapiegruppen eingeteilt: Ein Drittel bekam keine Medikamente, ein Drittel erhielt Antibiotika. Das letzte Drittel konnte sich ein Rezept abholen, wenn es ihnen nach zwei Wochen ohne Behandlung nicht besser ging.

Die Ergebnisse der Untersuchung bestätigen, dass Antibiotika bei Husten nutzlos und daher vollkommen überflüssig sind: Denn den 562 erkälteten Probanden ging es ähnlich – egal welcher Behandlung (oder Nicht-Behandlung) sie zugeteilt waren. Selbst eine sofortige Antibiotika-Gabe verbesserte die Husten-Beschwerden nicht und verkürzte auch nicht die Dauer der Symptome. Im Mittel dauerte die Erkältung in allen drei Gruppen zwölf Tage – bei einem Viertel der Patienten dauerte sie sogar länger als 17 Tage. »Diese Daten zeigen, dass die Verschreibung von weniger Antibiotika den Teufelskreis der Medikalisierung einer sich selbst beschränkenden Krankheit aufbrechen könnte«, lautet die Schlussfolgerung der Autoren, die vor einer Übertherapie warnen.

Erst wenn sich Husten und Heiserkeit nach zwei Wochen nicht bessern und eine Lungenentzündung droht, seien Antiobiotika in einigen Fällen angebracht. Ärzte behaupten zwar, dass die Patienten, die mit Beschwerden zu ihnen kommen, ein Rezept erwarten würden. Wer aber darüber aufgeklärt wird, dass er sich mit Antibiotika in dieser Situation eher schade als nütze, wird wahrscheinlich gern auf die unnötige Behandlung verzichten.

In einem begleitenden Kommentar bekräftigt der Mediziner Mark Ebell von der Universität Michigan die Schlussfolgerung der britischen Autoren: »Selbst alte Patienten mit Husten, die etwas Fieber haben und über Auswurf klagen, leiden zumeist nicht an einer Lungenentzündung und benötigen daher keine Antibiotika.« Die Patienten sollten vielmehr darüber informiert werden, dass ein hartnäckiger Husten bis zu drei Wochen und in Ausnahmen auch mal vier Wochen dauern könne – unabhängig davon, ob er medikamentös behandelt wird oder nicht. »Die gegenwärtige Marktorientierung der Medizin verleitet zwar dazu, die Zufriedenheit der Patienten mit besseren Behandlungserfolgen und irgendeine Behandlung mit einer besseren Behandlung zu verwechseln«, schreibt Ebell. »Doch die Ärzte haben keinerlei Verpflichtung, die vermeintlichen oder realen Bedürfnisse ihrer Patienten nach einem Rezept zu befriedigen, wenn es medizinisch nicht gerechtfertigt oder sogar kontraindiziert ist.«

Literatur:
Little P, Rumsby K, Kelly J, et al.: Information leaflet and antibiotic prescribing strategies for acute lower respiratory tract infection. Journal of the American Medical Association 2005;293:3029-3035
Ebell MH: Antibiotic prescribing for cough and symptoms of respiratory tract infection – do the right thing. Journal of the American Medical Association 2005;293:3062-3064

Hygiene I

Man sollte Kinder nicht auf fremden Klos sitzen lassen, sondern sie hochheben – auf jeden Fall aber die Klobrille vor Gebrauch gründlich reinigen

H

Es war ein Aha-Erlebnis im Medizinstudium. Wir mussten den Kurs Mikrobiologie belegen, und eine der praktischen Übungen bestand darin, Bakterien an den verschiedensten Orten nachzuweisen. Also schwärmten wir aus und wurden ausdrücklich dazu ermutigt, auch auf den Toiletten Abstriche zu entnehmen. Das Erstaunen über die Ergebnisse war groß. Auf den Klobrillen der Universität Freiburg fanden sich kaum Keime. Auf den Frauentoiletten waren es überraschenderweise etwas mehr als auf den Männerklos, aber insgesamt war die Keimzahl an beiden Örtlichkeiten zu vernachlässigen – jedenfalls im Vergleich mit Orten und Gegenständen, an denen man weitaus weniger Erreger vermuten würde. Denn deutlich mehr Keime fanden sich beispielsweise auf den Türgriffen zum Hörsaal und selbst auf den Tischen und Bänken in den Unterrichtsräumen. Die Klos wirkten nicht besonders sauber, aber sie waren auch nicht sichtbar verschmutzt.

Auch wenn man diese mikrobiologischen Befunde nicht kennt, fragt man sich, wo und mit was man sich auf der Toilette anstecken soll. Mit der Klobrille haben ja zumeist nur die Oberschenkel und der hintere Teil der Pobacken Kontakt. Es müssten schon fiese und besonders unternehmungslustige Keime sein, die sich ihren Weg von dort über die Haut zu etwas delikateren Körperregionen bahnen. Wenn auf den Klos keine offensichtliche Sauerei angerichtet wurde, besteht daher kein Grund, Kinder zu akrobatischen Hockübungen zu animieren oder mit dem Desinfektionskommando anzurollen, bevor man Platz nimmt.

Gefahren lauern eher an Orten, an denen man es noch weniger vermutet als an Türgriffen oder auf Seminartischen. Im Kühlschrank zum Beispiel. Die braunen Schlieren an der Rückwand, die jeder kennt, der nicht nur auswärts isst, sind nicht nur ordinärer Dreck. Sie bezeichnen die Spur der Keime. Denn trotz der Kälte gelingt es einigen Erregern erstaunlich gut, sich zwischen Milchtüten, Wurst und Käse behaglich einzurichten. Da die meisten Menschen nicht auf die Idee kommen, dass sich ausgerechnet im Kühlschrank ein Pilz- oder Bakterienreservoir befindet, wird dort auch verhältnismäßig selten sauber gemacht.

Auch die Spüle, Wischlappen, Schwämme und Bürsten sind ein idealer Nährboden für Erreger. Abstriche und Tests an den häufig benutzten Alltagsgegenständen und Arbeitsflächen haben ergeben, dass (fast) jedes Klo ein Hort der Sauberkeit ist – verglichen jedenfalls mit den Keimansiedlungen, die sich in jeder Küche finden.

Literatur:
Berndt, Christina: Die Küche lebt. Wer Keime auf der Klobrille fürchtet, sollte nie wieder einen Kühlschrank öffnen. SZ-Wissen 2005;1:32-36

Hygiene II

Ärzte waschen sich nach dem Klo häufiger die Hände als der Durchschnitt der Bevölkerung

Ärzte wissen von den Gefahren, die von mangelnder Hygiene ausgehen können. Deshalb sollte man meinen, dass sie deutlich stärker auf Sauberkeit achten als andere Berufsgruppen. Doch Theorie und Praxis liegen oft auseinander. Um dies zu belegen, wählten ein paar Hygiene-Spezialisten eine besonders hinterhältige Versuchsanordnung: Sie verkleideten sich während einer großen Hygienikertagung als Putzkolonne sowie als Klofrauen und -männer. Auf diese Weise getarnt, registrierten sie in den Wasch- und Toilettenräumen, ob sich die Sauberkeitsexperten nach dem Klobesuch auch die Hände wuschen. Das Ergebnis der sauberen Recherche war ernüchternd. Denn auch die Hygieniker wuschen sich nicht öfter die Hände als der Durchschnitt der Bevölkerung, wobei die Damen immerhin etwas ordentlicher waren als die Herren (was allerdings ebenfalls für die Allgemeinbevölkerung gilt).

Zum Eklat kam es, als die verkleideten Sauberkeitskontrolleure aus den eigenen Reihen ihre Daten noch während des Kongresses und danach publik machen wollten. Vonseiten ihrer Kollegen kamen massive Proteste und die Aufforderung, doch den sauberen Ruf der Zunft nicht zu beschädigen und die Ergebnisse besser für sich zu behalten. Die Hygieniker hatten im wahrsten Sinne des Wortes Angst vor Nestbeschmutzern.

Hygiene III

Antibakterielle Seife wirkt besser als herkömmliche

In den USA machen angeblich antibakterielle Seifen bereits mehr als 70 Prozent der Seifen aus und auch in Deutschland sind immer mehr Menschen bereit, den erhöhten Preis für die angeblich gründlicheren Reinigungsmittel zu zahlen. Einen Vorteil bringen die speziellen Keimkiller jedoch nicht. Mindestens fünf größere Untersuchungen haben ergeben, dass sich auf den Händen konventioneller Seifenbesitzer genauso viele (oder wenige) Bakterien fanden wie auf den Händen derjenigen, die sich mit antibakterieller Seife wuschen. Mittlerweile diskutieren Wissenschaftler sogar potenzielle Gefahren antibakterieller Seifen. Die Hinweise mehren sich, dass diese Seifen die Verbreitung gegen Antibiotika resistenter Keime fördern und damit langfristig zum Gesundheitsrisiko werden können.

Literatur:
Larson E, Aiello A, Lee LV, et al.: Short- and long-term effects of handwashing with antimicrobial or plain soap in the community. Journal of Community Health 2003;2:139-150

Infektionskrankheiten

Die Ansteckung mit Sars oder der Vogelgrippe lässt sich mit Hilfe einer Gesichtsmaske verhindern

Seit dem ersten Ausbruch der Lungenerkrankung Sars im Frühjahr 2003 war sie ein Kassenschlager. Die im Jahr 2005 immer wieder in verschiedenen Ländern Asiens und 2006 auch in Afrika und Europa wütende Vogelgrippe verhalf ihr ebenfalls zu einer weltweiten Popularität: Die untertassenförmige halbrunde Gesichtsmaske mit der Handelsbezeichnung N95. Millionenfach in Asien und Teilen Nordamerikas verkauft (das kanadische Toronto war kurzzeitig auch ein Risikogebiet für Sars), versprach sie Schutz vor allerlei neuartigen Seuchen. Sars, das schwere, akute Atemnotsyndrom, und auch die Grippe werden schließlich mittels Tröpfcheninfektion übertragen. Coronaviren sind die Erreger von Sars, Influenzaviren die der Grippe. Die Gesichtsmaske zu einem Dollar das Stück schien also eine nahe liegende Präventionsmaßnahme.

Dumm nur, dass die Gesichtsmaske zwar den Eindruck vermittelte, ihr Träger würde etwas gegen die drohenden Infektionen tun, ihre reale Schutzfunktion aber mehr als fraglich blieb. Denn die Maske hält lediglich größere Erreger wie etwa Tuberkel-Bazillen fern. Die Viren, die zu einer Ansteckung mit Sars oder der Grippe führen könnten, sind jedoch so klein, dass sie unbehelligt durch die Poren der Maske schlüpfen können. Die WHO bestätigte denn auch, dass zum Schutz vor Sars oder der Vogelgrippe keine Gesichtsmaske nötig sei. Infektiologen warnten sogar vor dem Mehrfachgebrauch der Masken, die dann zum Infektionsherd werden können, weil sich andere Keime dort ansammeln. Vorbeugung ist dennoch möglich. Mit einem einfachen Mundschutz, wie ihn Chirurgen benutzen, lassen sich auch die meisten Viren abhalten. Der ist effektiver als die – zugegeben attraktivere – Gesichtsmaske und kostet zudem nur wenige Cent und ist damit weitaus günstiger als die Maske.

Literatur:
Abbott A: Avian flu special: What's in the medicine cabinet? Nature 2005;435:407-409. In dieser Nature-Ausgabe vom 26. Mai 2005 hat das Fachmagazin einen Schwerpunkt zum Thema Vogelgrippe herausgebracht.

Kaffee I

Kaffee entzieht dem Körper Wasser

Die Deutsche Gesellschaft für Ernährung (DGE) veröffentlichte 1999 die Empfehlung, zu jeder Tasse Kaffee auch die entsprechende Menge Wasser zu trinken, um den Flüssigkeitsverlust auszugleichen. Auch ich habe in meinem »Lexikon der Medizin-Irrtümer« 2004 (unter dem Stichwort Tee) noch geschrieben, dass Kaffee wie Tee dem Körper Wasser entzieht.

Das zusätzliche Glas Wasser zum Kaffee ist jedoch nicht nötig, auch wenn dieser Rat bis vor kurzem sogar noch von vielen Fachleuten gegeben wurde. Vom im Kaffee enthaltenen Koffein weiß man schließlich, dass es auf die Nieren wirkt und die Rückresorption von Flüssigkeit in den feinen Nierenkanälchen beeinflusst. Zudem steigert es die Durchlässigkeit der Nierengefäße, die täglich mehrmals das Blut filtern und dabei aus 150 bis 180 Liter Flüssigkeit etwa 1,5 Liter abpressen, die als Urin ausgeschieden werden.

Mittlerweile wird Kaffee jedoch als gewöhnliches Getränk betrachtet. In jüngster Zeit haben nämlich mehrere Studien zeigen können, dass Kaffeetrinker nicht mehr Flüssigkeit ausscheiden als andere. Forscher sammelten dazu über 24 Stunden den Urin freiwilliger Probanden. Die Menge, die der Körper unter sich ließ, war bei den Testtrinkern gleich groß – egal ob sie Kaffee mit Koffein tranken oder die gleiche Menge Flüssigkeit ohne Koffein.

Literatur:
Grandjean AC, Reimers KJ, Bannick KE, Haven MC: The effect of caffeinated, caloric and non-caloric beverages on hydration. Journal of the American College of Nutrition 2000;5:591-600
Bartens W: Lexikon der Medizin-Irrtümer. Vorurteile, Halbwahrheiten, fragwürdige Behandlungen. Frankfurt 2004

Kaffee II

Wer viel Kaffee trinkt, bekommt eher einen Herzinfarkt

Diese Annahme gehört – ebenso wie der Glaube daran, dass Kaffee den Blutdruck chronisch erhöht – zum populären Volkswissen. Die bisher größte Untersuchung zum Thema konnte jedoch keinen Zusammenhang herstellen. In den USA wurden zwischen 1980 und 1990 etwa 87.000 Krankenschwestern mehrmals zu ihrem Kaffeekonsum befragt. Trotz immenser Unterschiede im täglichen Gebrauch des Muntermachers gab es keine statistisch aussagekräftigen Unterschiede in der Häufigkeit der Herzkrankheiten – und das, obwohl etwa 20 Prozent der Befragten gar keinen Kaffee tranken, 10 Prozent hingegen sogar mehr als fünf Tassen täglich zu sich nahmen. Während des zehnjährigen Untersuchungszeitraums traten etwa 750 Herzinfarkte auf. Sie verteilten sich allerdings gleichmäßig auf die Gruppen der Kaffeetrinkerinnen und der Koffein-Abstinenzlerinnen.

Literatur:
Willett W, Stampfer MJ, Manson JE, et al.: Coffee consumption and coronary heart disease in Women. Journal of the American Medical Association 1996;275:458-462

K

Kaffee III

Entkoffeinierter Kaffee ist gesund

Das denken besonders ältere Damen, die auf die robuste Warnung des Personals (»Draußen nur Kännchen«) gerne entgegnen: »Haben Sie auch koffeinfreien?« Dabei ist koffeinfreier Kaffee offenbar längst nicht so harmlos für das Herz, wie bisher vermutet wurde.

Zu diesem Ergebnis kommen jedenfalls die Mediziner Robert Superko und Peter Wood aus Atlanta, die ihre Daten auf der Jahrestagung der amerikanischen Kardiologen im November 2005 in Dallas vorstellten. Auf dem weltgrößten Herzkongress berichteten die Ärzte von ihrer Studie mit 187 Teilnehmern, die sie in drei Gruppen aufteilten. Eine Gruppe trank drei bis sechs Tassen normalen Kaffee täglich, eine drei bis sechs Tassen koffeinfreien Kaffee und eine Gruppe nahm gar keinen Kaffee zu sich.

Die Mediziner untersuchten verschiedene Werte, die – wenn sie erhöht sind – das Risiko für Herzerkrankungen erheblich steigern können. Während Gewicht, Blutdruck und Blutzucker sich in den untersuchten Gruppen nicht unterschieden, stiegen im Blut der koffeinfreien Kaffeetrinker die Werte des »bösen« Cholesterins LDL erheblich an. In der Untergruppe der übergewichtigen Kaffeetrinker erhöhte der koffeinfreie Kaffee allerdings auch den Anteil des »guten« HDL-Cholesterins im Vergleich zu den anderen beiden Gruppen. Superko vermutet, dass die unterschiedlichen Wirkungen der Getränke auf die Kaffeesorten zurückzuführen sind. Koffeinhaltiger Kaffee wird meist aus der Sorte Arabica hergestellt, koffeinfreier hingegen öfter aus der Sorte Robusta. Trotz seiner Ergebnisse warnt Superko jedoch: »Es gibt nicht den guten und den schlechten Kaffee. Die Wirkungen sind individuell sehr unterschiedlich.«

Judy O'Sullivan von der britischen Herzstiftung sagt zwar: »Diese Studie ist unwichtig für jene, die nur ein- oder zweimal am Tag Kaffee trinken.« Bei einem Durchschnittskonsum von 3,1 Tassen Kaffee pro Tag in den USA und den meisten Ländern Europas könne es aber in Zukunft schon von Bedeutung sein, sich über die weniger bekannten Nebenwirkungen des Getränks Gedanken zu machen, ergänzt Superko. Die britische Kaffee-Vereinigung teilte unterdessen wenig überraschend mit, dass moderater Kaffeekonsum aus ihrer Sicht »vollkommen sicher« sei.

Literatur:
Meeting Report American Heart Association vom 16.11.2005: Drinking decaffeinated coffee may be harmful to heart health.

Kaugummi

Kaugummi verklebt den Magen

Die Warnung kennt jeder Halbwüchsige: Kaugummis sollen nicht heruntergeschluckt werden, weil sonst die Magenwände verkleben. Auf den ersten Blick einleuchtend, auf den zweiten Unfug. Denn zum einen lässt die Klebewirkung nach, je länger man auf einem Kaugummi herumkaut. Zum anderen – und weitaus entscheidender – befinden sich im Magen allerlei scharfe Chemikalien, die verhindern, dass Kaugummi an den Magenwänden hängen bleibt. Die Magensäure beispielsweise ist so sauer, dass ihr pH-Wert fast dem der Salzsäure gleicht. Dieses Säurebad übersteht kein Lebensmittel unbeschadet. Hinzu kommen etliche Verdauungsenzyme im Magen, die die Nahrung weiter zersetzen und in ihre Bestandteile zerlegen. Zudem sind die meisten Inhaltsstoffe von Kaugummi unverdaulich und passieren den Darm unbehelligt. Forscher haben ermittelt, dass etwa zwei Kilogramm Kaugummi unzerkaut geschluckt werden müssten, damit in Magen oder Darm größere Stauungen entstehen.

Kinder I

Eltern kümmern sich um ihre Kinder unabhängig von deren Aussehen

Fast alle Eltern lieben ihre Kinder und sie würden es nicht zulassen, dass ihnen auch nur ein Haar gekrümmt wird. Deshalb weisen wohl auch alle Eltern empört zurück, was der kanadische Psychologe Andrew Harrell und sein Team von der Universität Alberta erforscht haben. Reporter der New York Times berichteten im Frühjahr 2005 von den Ergebnissen der Wissenschaftler, die diese auf einer Konferenz im kanadischen Edmonton vorgestellt hatten.

Nach den Beobachtungen der Psychologen machen Eltern nämlich sehr wohl einen Unterschied. Je attraktiver die Kinder, desto mehr Fürsorge und Aufmerksamkeit erhalten sie. Harrell und seine Mitarbeiter beobachteten dazu mehr als 400 Eltern-Kind-Kontakte in 14 Supermärkten. Zunächst bewerteten sie die Attraktivität der Kinder auf einer Zehn-Punkte-Skala. Dann beobachteten sie, welche Kinder wie oft potenziell gefährlichen Situationen ausgesetzt waren. Egal, worum es ging: Nicht so attraktive Kinder wurden häufiger allein im Einkaufswagen zurückgelassen oder sie durften in den wackeligen Gefährten aufstehen.

Auch beim Beladen des Autos ließen die Eltern der hübscheren Kinder mehr Vorsicht walten. 13,3 Prozent schnallten zuerst ihr Kind auf dem Kindersitz an – die Eltern der weniger süßen Kinder taten dies nur zu 4 Prozent. Erstaunlicherweise wurden niedliche Jungs stärker beaufsichtigt als niedliche Mädchen – wahrscheinlich, weil Mädchen im Vergleich zu gleichaltrigen Jungen meist schon weiter entwickelt und »vernünftiger« sind.

Die kanadischen Forscher erklären sich ihre verblüffenden Ergebnisse damit, dass hübsche Kinder einen höheren genetischen Wert darstellen und deshalb besser auf sie aufgepasst wird. Bei allen Eltern sei immer noch das evolutionäre Prinzip wirksam, das eigene Erbgut möglichst effektiv weiterzugeben. Die Beobachtungen des kanadischen Forschungsteams riefen aber auch viel Widerspruch hervor – und das nicht nur bei Eltern.

Andere Experten wie der Psychologe Frans de Waal aus Atlanta kritisierten die Forschungsergebnisse. Die Frage sei doch, so de Waal, ob hässliche Menschen mehr oder weniger Nachwuchs haben als hübsche. Wenn die Zahl in beiden Gruppen ähnlich sei, gebe es – auch aus evolutionärer Sicht – keinen Grund, weniger in nicht so attraktive Kinder zu investieren. Zudem sei der soziale Status in der Studie nicht aufgeschlüsselt worden. Wohlhabende Menschen hätten mehr Zeit und Geld, sich um ihren Nachwuchs zu kümmern, wer das nicht berücksichtigt, könne Fehlschlüssen aufsitzen. Harrell hingegen verteidigte seine Beobachtungen und erklärte, dass sie quer durch verschiedene soziale Schichten Bestand hätten. Der Mensch sei da nicht viel anders als jedes Tier, so argumentierte er: Seine Ressourcen bemisst er nach dem Wert, den es zu schützen oder zu erzielen gelte.

Literatur:
New York Times 3. Mai 2005: Ugly Children may get parental short shrift.

Kinder II

Speikinder sind Gedeihkinder

Viel Wahres ist an diesem Spruch schon dran. Denn gemeinhin überschätzen die meisten Eltern die Menge an Nahrung, die den Kindern verloren geht, wenn sie oft »spucken« müssen. Der Großteil der Muttermilch oder sonstiger Babynahrung bleibt im Körper, auch wenn sich die Kleinkinder mehrmals am Tag übergeben müssen.

Allerdings kann sich hinter dem ständigen Speien auch eine gesundheitliche Störung verbergen, die man als gastroösophagealen Reflux (GÖR) bezeichnet. Darunter verstehen Mediziner, dass der saure Mageninhalt nicht im Magen bleibt, sondern in die Speiseröhre aufsteigt. Dies reizt zum Erbrechen und kann im Extremfall in Flachlage sogar den Kehlkopfbereich und die Atemwege angreifen und behindern. Hinweise dafür sind, wenn das Baby schon kurze Zeit nach den Mahlzeiten in Flachlage wieder schreit, aber mit erhöhtem Oberkörper (etwa in der Wippe oder im Kindersitz) schnell wieder zufrieden ist und einschläft.

Kinder III

Kleine Kinder verschlucken sich oft

Für kleine Kinder ab etwa sechs, acht Monaten trifft das zu. Bei jüngeren Säuglingen jedoch nicht. Die können beispielsweise an der Brust trinken ohne abzusetzen und dabei atmen – und das, ohne sich zu verschlucken. Der Grund dafür liegt in ihrer Anatomie. Denn der Kehlkopf des Säuglings wird vom Kehldeckel noch so geschützt, dass keine Flüssigkeit hinein gelangen kann, aber gleichzeitig die Luftröhre für die Atmung frei bleibt. Mit zunehmendem Alter sitzen Kehlkopf und Kehldeckel etwas tiefer und die Gefahr des Verschluckens steigt.

Knie

Wenn Seitenbänder oder Kreuzbänder gerissen sind, müssen sie operativ wieder zusammengenäht werden

Viele Leistungssportler, die schnell wieder aktiv sein wollen, lassen sich operieren, wenn ein Band oder sogar mehrere Bänder im Knie gerissen sind (es gibt in jedem Knie ein vorderes und ein hinteres Kreuzband sowie ein Innen- und ein Außenband). Auch bei jungen Menschen rät man meist zu einem Eingriff. Ab dem 40. Lebensjahr wandeln sich die Therapieempfehlungen langsam. Von diesem Alter an ist es möglich, dass das Knie durch Krankengymnastik und andere stärkende Übungen soweit gekräftigt wird, dass keine Operation mehr erforderlich ist. Es gibt sogar mehrere Fälle, bei denen in einem Knie sowohl ein Kreuz- wie auch ein Seitenband gerissen ist. Die Betroffenen konnten auch ohne Operation nach einigen Jahren sogar wieder Ski fahren.

K

Knoblauch

Wenn man Knoblauch gegessen hat, riecht man am nächsten Tag aus dem Magen

Viele Menschen finden Knoblauchgeruch wenig anziehend. Die Wege, die der Geruch der gesunden Zehen nimmt, ist allerdings erstaunlich. Der Geruch entströmt hauptsächlich den Lungen und nicht den Verdauungsorganen. Denn nach dem Verzehr von Knoblauch bilden sich im Magen-Darm-Trakt Schwefelverbindungen, die stark riechen. Diese stinkigen Stoffwechselprodukte des Knoblauchs zirkulieren eine Weile im Blut und werden über feinste Blutgefäße in den Lungen an die eingeatmete Luft abgegeben, die dann ausgeatmet wird. Ein wenig Knoblauchgeruch wird übrigens auch über die Haut ausgedünstet, da sich die Schwefelverbindungen über dünne Äderchen ihren Weg ins Freie suchen.

Knochen

Knacken die Knochen, ist das gefährlich

Sofern das Knacken absichtlich ausgelöst wird – etwa durch starkes Ziehen an den Fingern –, besteht keine Gefahr. Das Knacken entsteht durch den mechanischen Zug, weil dadurch ein Unterdruck im Gelenkspalt ausgelöst wird. Insofern knacken nicht die Knochen, sondern die Gelenke. Knackt hingegen das Kiefergelenk, hat dies eher etwas mit Abnutzungserscheinungen durch falsche Kaubewegungen als mit gesunder Biomechanik zu tun.

Knochenbrüche

Vitamin D und Kalzium schützen vor Knochenbrüchen im Alter

Knochenbrüche sind für alte Menschen gefährlich. In der Regel müssen Senioren danach längere Zeit liegen, und durch das lange Liegen verschlechtert sich dann ihr Gesundheitszustand insgesamt. Wer im Alter bereits einen Bruch hatte, ist zudem einem hohen Risiko für eine erneute Fraktur ausgesetzt. Deshalb wird allgemein empfohlen, vorbeugend Kalzium und Vitamin D zusätzlich zur Nahrung aufzunehmen. Denn, das weiß man von Kindern in der Wachstumsphase, beides stärkt die Knochen.

Adrian Grant von der Universität Aberdeen hat in einer großen Untersuchung allerdings keinen Beleg dafür gefunden, dass Vitamin D und Kalzium die Frakturgefahr senken. Die Ergebnisse verblüfften selbst die Fachwelt so sehr, dass sie im April 2005 vorgezogen online in der Ärztezeitschrift Lancet veröffentlicht wurden. An der Studie nahmen rund 5300 Patienten aus 21 britischen Krankenhäusern teil, die bereits einen Knochenbruch erlitten hatten. Ihr Durchschnittsalter betrug 77 Jahre. Sie wurden nach dem Zufallsprinzip in vier Gruppen aufgeteilt, von denen eine nur Vitamin D, eine nur Kalzium, eine beide Wirkstoffe und eine nur ein Scheinpräparat bekamen. Die Probanden nahmen täglich die Mittel ohne zu wissen, in welcher Gruppe sie eingeteilt waren. Zwischen zwei und fünf Jahre wurden die älteren Herrschaften beobachtet. In diesem Zeitraum erlitten rund 700 von ihnen Knochenbrüche. Die Häufigkeit der Frakturen unterschied sich in den Therapiegruppen jedoch nicht – egal welche Behandlung die Teilnehmer bekamen.

Die Ärzte, die an der Studie teilnahmen, betonen, dass für eine routinemäßige Einnahme von Kalzium, Vitamin D oder beidem kein Anlass mehr bestehe. Zumindest nicht bei alten Menschen, die bereits einen Knochenbruch hatten. Für die Vorbeugung von Knochenbrüchen im Alter insgesamt stehen die Ergebnisse der großen Vitamin-D- und Kalziumstudien noch aus.

Literatur:
Grant AM, Avenell A, Campbell MK, et al. and the record trialgroup: Oral vitamin D3 and calcium for secondary prevention of low-trauma fractures in elderly people: a randomised placebo-controlled trial. Lancet 2005;365:1621-1628

Krampfadern

Wenn man die Beine überschlägt, kommt es eher zu Krampfadern

Die Empfehlung kennt jeder, in dessen Familie die Neigung zu Varizen – wie Krampfadern medizinisch genannt werden – besteht. Man soll die Beine nicht zu oft übereinander kreuzen, weil das zu einem schädlichen Stau in den Venen führt. Logisch klingt das ja. Denn durch das Kreuzen der Beine wird der oberflächliche Blutkreislauf behindert, Venen werden abgedrückt und das Blut bleibt in den Beinen, wo es sich unschön sammelt und die bindegewebsschwachen Venen weitet, anstatt schleunigst zum Herz zurückzufließen. Eine amerikanische Firma, die Diätprodukte herstellt, hatte 1999 sogar in einer Werbekampagne dazu aufgerufen, für einen Tag auf das Überschlagen zu verzichten.

Gut gemeint ist allerdings nicht unbedingt gut gemacht. In der bisherigen Fachliteratur finden sich schlicht keine Hinweise auf einen schädlichen Einfluss des kreuzweisen Sitzens. In zwölf großen Studien wurden die Risikofaktoren für Varizen untersucht. Immerhin entwickeln etwa die Hälfte aller Frauen jenseits der 50 und 15 Prozent der älteren Männer ausgedehnte Venengeflechte in und an den Beinen. Die größte Gefahr, Krampfadern zu entwickeln, geht bei Männern vom Rauchen und von körperlicher Inaktivität aus. Bei Frauen fördern Übergewicht, Bewegungsmangel, Schwangerschaften und hoher Blutdruck die Entstehung von Krampfadern. Wer den ganzen Tag während der Arbeit stehen oder sitzen muss, ist ebenfalls gefährdet. Einen wichtigen Einfluss üben auch die Gene aus. 80 Prozent aller von Krampfadern Betroffenen berichten, dass mindestens ein Elternteil auch betroffen war.

Literatur:
New York Times 12. April 2005: The Claim: Crossing your legs causes varicose veins.

K

Krebs I

Krebskranke können dem Tod noch einige Zeit abgewinnen, wenn ein großes Ereignis bevorsteht

Schön wäre das. Und fast jeder kennt die Zeitungsberichte oder Erzählungen aus dem Bekanntenkreis, denen zufolge es Sterbenskranke noch geschafft haben, ihren Geburtstag, ein wichtiges Familienfest oder Weihnachten zu erleben, um wenige Tage danach friedlich zu entschlafen. Auch Ärzte kennen solche Fallgeschichten von eigenen Patienten. Doch offenbar entspringen diese Schilderungen dem Wunschdenken, dem Tod noch von der Schippe zu springen. Der Realität entsprechen sie in der Mehrzahl nicht.

Krebsforscher von der Ohio State University aus Columbus sind der Frage nachgegangen. Sie haben die Todesbescheinigungen aller 1.269.474 Menschen ausgewertet, die zwischen 1989 und 2000 im US-Bundesstaat Ohio gestorben sind. Da besonders von Krebskranken immer wieder entsprechende Mitteilungen kursieren, konzentrierten sich die Mediziner auf die 309.221 Menschen, die an einer bösartigen Tumorerkrankung gestorben waren.

Um vielfältige Anlässe für einen möglichen Aufschub der Todesstunde zu analysieren, untersuchten die Forscher, wie viele Menschen um Weihnachten, um Thanksgiving (dem amerikanischen Erntedankfest) und um den eigenen Geburtstag herum gestorben waren. Damit flossen ein christlicher, ein weltlicher und ein persönlicher Feiertag in die Analyse ein, die Todesfälle jeweils eine Woche vor und eine Woche nach dem großen Ereignis umfasste.

Die Ergebnisse sind ernüchternd. Weder vor Weihnachten noch vor Thanksgiving oder dem eigenen Geburtstag gab es weniger Todesfälle. Unter den Schwarzen war die Rate der Todesfälle vor Thanksgiving sogar erhöht, unter den Frauen kam es zu mehr Todesfällen vor dem eigenen Geburtstag. So bitter es für die Sterbenskranken und ihre Angehörigen sein mag. Der Tod nimmt keinen Urlaub.

K

Literatur:
Young DS, Hade EM: Holidays, birthdays, and postponement of cancer death. Journal of the American Medical Association 2004;292:3012-3016

Krebs II

Patienten verstehen eine schlechte Diagnose sofort

Häufig können und wollen Menschen eine schlechte Nachricht nicht verstehen. Schon länger ist das psychologische Phänomen bekannt, dass Patienten in dem Moment, in dem sie beispielsweise eine Krebsdiagnose mitgeteilt bekommen, nur zehn Prozent der Informationen des Arztes in diesem Gespräch aufnehmen können. Immer wieder kommt es deshalb zu Missverständnissen, etwa wenn Patienten nach einem Klinikaufenthalt wieder bei ihrem Hausarzt sind. Der Hausarzt hat inzwischen womöglich den Brief aus der Klinik bekommen, in dem ihm die Krebsdiagnose seines Patienten mitgeteilt wird. Kommt der Patient dann in die Praxis, hat dieser allerdings oft verdrängt, dass er an einem bösartigen Tumor erkrankt ist. Der Hausarzt denkt dann verständlicherweise, dass die Klinikärzte dem Patienten die Diagnose – oder zumindest die Schwere des Befunds – verschwiegen haben.

Wie schwierig es ist, eine Krebsdiagnose zu verstehen, zeigen auch neue Untersuchungen aus Großbritannien. In einer Studie einer gemeinnützigen Krebsorganisation wurden mehr als 200 Patienten befragt, wie sie mit schlechten Diagnosen umgehen. Die Ergebnisse offenbarten erstaunliche Kommunikationsdefizite: Fast zwei Drittel der Betroffenen hatte nicht richtig verstanden, was die Krebsdiagnose für sie bedeutete. Und nur die Hälfte wusste, dass es keine gute Nachricht bedeutete, wenn der Arzt zu ihnen sagte, »dass sich der Tumor ausbreitet«. Die meisten Patienten beklagten, dass sie sich in der Fülle der Informationen verloren fühlten. 40 Prozent wussten nicht, was sie den Arzt fragen sollten. Nur die Hälfte fühlte sich überhaupt ermutigt, zu fragen. Joanne Rule von der britischen Stiftung CancerBacup sagte dazu: »Information ersetzt künftig Geld als wichtigste Währung. Da muss sich die Medizin fragen, wie sie den Unterschied zwischen den gut Informierten und den schlecht Informierten überbrücken will.«

Krebs III

Haarfärbemittel verursachen Krebs

Haarfärbemittel und Tönungen standen und stehen immer wieder im Verdacht, Krebs erregende Substanzen zu enthalten und die Entstehung bösartiger Tumore zu befördern. Da sich etwa ein Drittel der Frauen in Europa und Nordamerika die Haare färbt (und immerhin rund zehn Prozent der Männer jenseits der 40), hätte dies enorme Auswirkungen auf die öffentliche Gesundheit.

Forscher aus Spanien haben die vorhandene Literatur zum Thema ausgewertet und 79 Studien aus elf Ländern zusammengefasst. Sie kommen zu dem Ergebnis, dass kein Risiko für einen Krebs der Harnblase oder der Brust besteht. In einigen Studien wurde jedoch ein geringer Zusammenhang mit einem Krebs des blutbildenden Systems – dazu gehören die Leukämien – beobachtet. Die spanischen Wissenschaftler wollen daraus aber keine Gefahr für die Allgemeinheit ableiten. Es sollte jedoch untersucht werden, welche Risiken für diejenigen bestehen, die in ihrem Berufsalltag ständig und in höheren Konzentrationen mit Haarfärbemitteln in Kontakt kommen.

Literatur:
Takkouche B, Etminan M, Montes-Martinez A: No strong evidence of an increased risk of cancer among personal hair dye users. Journal of the American Medical Association 2005;293:2516-2525

Krebs IV

K

Schmerzmittel wie Aspirin schützen vor Krebs

Arzneien wie Acetylsalicylsäure (Aspirin) und Ibuprofen gelten als wahre Alleskönner. Sie helfen beispielsweise gegen Fieber und Rheuma, lindern Schmerzen und Entzündungen. Wegen ihrer Blut verdünnenden Eigenschaften werden sie aber auch zur Vorbeugung von Herzinfarkt und Schlaganfall verwendet. In jüngster Zeit hat sich gezeigt, dass sie sogar das Risiko senken können, an bösartigen Tumoren wie etwa Dickdarmkrebs zu erkranken.

Umso überraschender sind die Ergebnisse einer großen Studie, die 2005 in der Zeitschrift des Nationalen Krebsinstituts der USA erschien. Krebsforscher um Sarah Marshall von der University of Southern California in Los Angeles zeigten darin, dass die langjährige und regelmäßige Einnahme der Schmerzmittel Acetylsalicylsäure und Ibuprofen mit einem erhöhten Brustkrebsrisiko einhergeht. Unter den Namen Aspirin, ASS und Advil gehören diese frei verkäuflichen Arzneimittel weltweit zu den Pharma-Bestsellern.

Die Onkologen aus Kalifornien hatten 115.000 Frauen untersucht, von denen 40.000 regelmäßig Schmerzmittel einnahmen. Eigentlich hatten die Ärzte gehofft, mit ihrer Studie den schützenden Effekt der Schmerzmittel noch besser belegen zu können. 1995, zu Beginn der Untersuchung, waren die Frauen noch gesund. Nach einem sechsjährigen Beobachtungszeitraum wurde bis zum Jahr 2001 bei fast 2400 Frauen die Diagnose Brustkrebs gestellt. Die regelmäßige Einnahme von Schmerzmitteln einmal in der Woche ging noch nicht mit einem erhöhten Krebsrisiko einher. Nahmen die Frauen jedoch täglich Ibuprofen über einen Zeitraum von mehr als fünf Jahren ein, hatten sie ein erhöhtes Brustkrebsrisiko. Die tägliche Aspirineinnahme über mehr als fünf Jahre erhöhte hingegen das Risiko nur für eine Brustkrebsuntergruppe, bei der die Tumoren keine Östrogenrezeptoren ausbilden.

Mit einer Zunahme des Brustkrebsrisikos hatten Krebsmediziner nicht gerechnet. »Man hätte eher das Gegenteil erwartet«, sagt Christoph Rochlitz, Professor für Onkologie am Universitätsspital Basel. Denn Medikamente wie Aspirin und Ibuprofen blockieren im Körper die Cyclooxygenase-Enzyme, die zur Herstellung von Prostaglandinen nötig sind. Bei Schmerzen und Entzündungen werden Prostaglandine vermehrt ausgeschüttet. Erhöhte Konzentrationen an Cyclooxygenase regen die Gefäßneubildung, die Östrogensynthese und das Zellwachstum an – alles Prozesse, die zur Entstehung von Brustkrebs beitragen können. Wenn Schmerzmittel die Cyclooxygenase-Enzyme hemmen, so die bisherige Theorie, würde auf diese Weise auch das Krebsrisiko vermindert.

»Die Studie zeigt, dass Schmerzmittel nicht über einen so langen Zeitraum täglich genommen werden sollten, wenn keine klare Indikation dafür besteht«, sagt Onkologe Rochlitz. Wie Aspirin und Ibuprofen Krebs auslösen könnten, sei zwar noch unklar. Nach dem Skandal um Vioxx, das ein spezifischer Hemmstoff eines der beiden Cyclooxygenase-Enzyme ist, stünden diese Schmerzmittel aber unter besonders strenger Beobachtung.

Offensichtlich ist es stark vom Krebstyp abhängig, ob Schmerzmittel vor Tumoren schützen oder sie fördern. In der kalifornischen Studie trugen sie zwar zu nur 24 zusätzlichen Brustkrebsfällen bei. Hochgerechnet auf die häufige Anwendung von Schmerzmitteln würde dies jedoch weitaus höhere Fallzahlen in der Bevölkerung bedeuten. In Deutschland erkranken jährlich 48.000 Frauen neu an Brustkrebs.

Literatur:
Marshall SF, Bernstein L, Anton-Culver H et al.: Nonsteroidal anti-inflammatory drug use and breast cancer risk by stage and hormone receptor status. Journal of the National Cancer Institute 2005;97:805-812

K

Krebs V

Das Krebsrisiko wird durch Alkoholkonsum erhöht

Generell stimmt das. Wer viel bechert, wird mit einer erhöhten Wahrscheinlichkeit von Tumorerkrankungen wie Magenkrebs, Bauchspeicheldrüsenkrebs, Leberkrebs und Speiseröhrenkrebs dahingerafft. Doch nicht für alle bösartigen Geschwulste gilt diese Gleichung. Ein internationales Team von Krebsexperten hat herausgefunden, dass zumindest das Risiko für eine häufige Form des Lymphdrüsenkrebs geringer ist, wenn man regelmäßig Alkohol konsumiert. Sie untersuchten dazu 15.000 Erwachsene, von denen knapp die Hälfte an einem Non-Hodgkin-Lymphom erkrankte. Unter den Erkrankten waren weniger, die in ihrem Leben regelmäßig Alkoholika zu sich genommen hatten. Die Art des Alkohols wirkte sich nicht auf die Häufigkeit der Erkrankung aus. Ob Bier, Wein oder Schnaps – alles schien bis zu gewissem Grad vor dem Lymphkrebs zu schützen.

Literatur:
Morton LM, Zheng T, Holford TR, et al.: Alcohol consumption and risk of non-hodgkin lymphoma: a pooled analysis. Lancet Oncology 2005;6:469-476

Krebs VI

Die Heilungschancen sind besser, wenn Krebs möglichst großzügig im gesunden Gewebe entfernt wird

In der Medizin galt dies lange Zeit als unumstrittene Regel. Patienten mit einem Tumor, der operativ mit einigem Sicherheitsabstand entfernt wird, haben eine bessere Überlebenschance. Die Chirurgen versuchten daher, je nach Krebsart, -lage und -größe mehrere Zentimeter vom Tumor entfernt zu schneiden. Verschiedene große Studien haben aber beispielsweise bei Patientinnen mit Brustkrebs gezeigt, dass die Erkrankten nicht länger überleben, wenn um ihren Tumor noch viel gesundes Gewebe entfernt wird. In den 70er Jahren hielten sich einige

Operateure noch an die radikalere Strategie und schnitten bei Brustkrebs nicht nur das befallene Gebiet der Brust heraus, sondern auch noch den darunter liegenden Brustmuskel.

So einleuchtend diese Überlegung wirkte – in der Praxis brachte sie nichts. Entweder hatten die Tumoren bereits weiter gestreut als in den benachbarten Muskel und anderswo Tochtergeschwülste gebildet oder die erneute Ausbreitung des Krebses nach dem Versuch seiner operativen Entfernung nahm andere Wege über Blut oder Lymphsystem. Seit Jahrzehnten ist bekannt, dass die Größe des Gewebes, das man mit dem Tumor entfernt, keinen Einfluss auf die Prognose hat. Deshalb versuchen die Operateure den Tumor möglichst schonend zu entfernen, und immer mehr Chirurgen haben sich darauf spezialisiert, »Brust erhaltend« zu operieren.

Krebs VII

Stress ist ungesund und kann zu Krebs führen

Das kommt – wie schon in meinem »Lexikon der Medizin-Irrtümer« ausgeführt – darauf an, wie der Stress empfunden wird. Entscheidend für das Gesundheitsrisiko scheint zu sein, ob es sich um negativen Stress (Dystress) oder um positiven Stress (Eustress) handelt. Mediziner aus Dänemark haben kürzlich analysiert, wie sich Stress auf das Risiko auswirkt, an Brustkrebs zu erkranken. Sie untersuchten dazu knapp 6700 Frauen aus Kopenhagen über einen Zeitraum von fast 20 Jahren. Die Frauen sollten ihren Stress selbst einschätzen und wurden dann in Gruppen mir niedriger, mittlerer und hoher Belastung klassifiziert. Als »Stress« galten Anspannung, Nervosität, Ungeduld, Angst oder Schlaflosigkeit.

In den folgenden 18 Jahren wurde beobachtet, welche Frauen Brustkrebs entwickelten, was bei 251 der Probandinnen der Fall war. Die Untersuchung ergab, dass täglicher Stress das Risiko für Brustkrebs bei Frauen in mittleren Jahren senkte. Frauen auf dem höchsten Stress-Level hatten demnach eine um 40 Prozent geringere Wahrscheinlichkeit, Brustkrebs zu entwickeln als Frauen, die ein niedriges

Stress-Niveau angaben. Auf einer sechsstufigen Stress-Skala sank das Risiko, an Brustkrebs zu erkranken, um acht Prozent, wenn das Stress-Niveau stieg. Die Mediziner interpretieren die Daten so, dass sie glauben, dass sich täglicher Stress positiv auswirke, während plötzlicher Stress – etwa durch einen Trauerfall – schlecht für die Gesundheit sei. Eine Erklärung für dieses Phänomen könnte sein, dass kontinuierlicher Stress die Konzentration an Östrogen beeinflusst, die in der Brustkrebsentstehung eine Rolle spielen.

Literatur:
Nielsen NR, Zhang ZF, Kristensen TS et al.: Self reported stress and risk of breast cancer: prospective cohort study. British Medical Journal 2005;331:548-550
Bartens W: Lexikon der Medizin-Irrtümer. Vorurteile, Halbwahrheiten, fragwürdige Behandlungen. Frankfurt 2004

Künstliche Befruchtung

Psychischer Stress verringert die Chance einer Schwangerschaft

Diese Einschätzung teilen viele Laien auch mit Reproduktionsmedizinern. Denn immer wieder begegnet man Paaren, die unbedingt ein Kind wollen und deren Leben um nichts anderes zu kreisen scheint. Diese Paare setzen sich gegenseitig hohem Stress aus und machen sich oder dem Partner oft Vorwürfe. Solche Paare reden mit ihren Freunden über kaum etwas anderes, und sie kommen regelmäßig in die Kinderwunschsprechstunden der Frauenkliniken. Wenn sie dann Jahre später nicht mehr so dringend den Wunsch nach einem Kind verspüren und sich vielleicht sogar mit der Kinderlosigkeit abgefunden haben, ist dann irgendwann zu erfahren: Sie ist schwanger. Die übliche Erklärung lautet, jetzt, wo der Druck und der Stress weg sind, klappt es auch mit der Schwangerschaft.

Offenbar ist dies ein Irrtum. Reproduktionsmediziner aus Göteborg haben in einer größeren Untersuchung den Zusammenhang zwischen psychischem Stress vor und während einer In-vitro-Fertilisation (IVF) sowie davon abhängig die Erfolgsquote der künstlichen Befruchtung analysiert. 166 Frauen wurden zunächst untersucht und befragt. Von den 139 Frauen, denen letztlich befruchtete Eizellen übertragen wurden und die deshalb in die Auswertung eingingen, wurden 58 durch IVF schwanger, 81 nicht. Zwischen beiden Gruppen gab es keinen Unterschied in der Häufigkeit von Ängsten oder Depressionen. Auch die Gefühle, mit denen die Frauen auf die Unfruchtbarkeit reagierten (wie etwa Schuld, Ärger, Frustration, Isolation oder Antriebsschwäche), kamen bei den schwangeren wie den nicht schwangeren Frauen vergleichbar oft vor.

Natürlich kann es sein, dass die Patienten ihre Ängste für sich behalten, weil sie voller Erwartungen sind und deshalb positiver antworten als ihnen eigentlich zumute ist. Im Ergebnis zeigen die Daten der schwedischen Mediziner jedoch, dass psychischer Stress offenbar keinerlei Einfluss auf den Erfolg einer künstlichen Befruchtung hat. Die weit verbreitete Annahme, dass dem dennoch so sei, beruht wohl auf dem »vulgär-psychosomatischen« Motto: Wenn man es nicht so eng sieht, wird sie auch schwanger. Ein ungerechtes Vorurteil, wie man nun sieht. Die durch Kinderlosigkeit oft bereits niedergeschlagenen Paare werden dadurch zusätzlich diskreditiert. Die neuen Ergebnisse könnten hingegen Frauen die Angst nehmen, dass ihre verständlichen Ängste und Sorgen während der Fruchtbarkeitsbehandlung die Chancen auf eine Schwangerschaft vermindern.

Literatur:
Anderheim L, Holter H, Bergh C, Möller A: Does psychological stress affect the outcome of in vitro fertilisation? Human Reproduction 2005;20:2969-2975

Künstliches Koma

Es ist schwer, jemand aus dem künstlichen Koma zu erwecken

Das »Erwecken« aus dem Künstlichen Koma ist für Ärzte nichts Geheimnisvolles. »Die Dosis der Medikamente wird geordnet zurückgefahren«, so Manfred Abel, Chefarzt für Anästhesie am Krankenhaus Köln-Porz, über das Künstliche Koma. Üblicherweise dauert dies zwei bis drei Stunden. Die einschläfernden Mittel verlieren ihre Wirkung und – im günstigen Fall – Kreislauf und Atmung funktionieren dann wieder von allein und die Patienten erlangen das Bewusstsein.

»Das Künstliche Koma ist ein Zustand am Rande des Lebens, eine Vita minima«, sagt Abel. »Es ist eine medizinische Schutzmaßnahme«, erklärt der Narkosespezialist. »Denn durch das künstliche Koma sinken Sauerstoffbedarf und Energieverbrauch der Organe und dem Körper wird die Möglichkeit zur Erholung gegeben.« Zudem laufen im Wachzustand bewusst und unbewusst Reaktionen ab, die die Genesung beeinträchtigen können. Das vegetative Nervensystem, das sich willkürlich nur wenig beeinflussen lässt, führt mehrmals täglich zu Blutdruckspitzen und Pulsanstiegen, einer Erhöhung der Atemfrequenz und Schmerzreaktionen. Nach einem Schlaganfall kann das desaströse Folgen für geschädigte Hirnareale haben und weitere Nervenzellen zerstören. Eine Abkühlung des Körpers um wenige Grad würde die Organe zwar zusätzlich schonen. Nach Blutungen verbietet sich die Senkung der Körpertemperatur aber, denn dazu müsste das Blut verdünnt werden.

Um Patienten in ein Künstliches Koma zu versetzen, werden Schmerz- und Schlafmittel in die Vene geleitet. Häufig setzen Anästhesisten auch Medikamente zur Muskelerschlaffung ein. »Der einzige Unterschied zur Narkose besteht darin, dass nicht zwangsläufig operiert wird«, sagt Manfred Abel. Zudem sind die Medikamente etwas länger wirksam als bei einer Narkose, die nur wenige Stunden anhalten und schnell steuerbar sein soll. Da Schluckreflex und Atemantrieb medikamentös unterdrückt werden, müssen Patienten im Künstlichen Koma beatmet und künstlich ernährt werden. Sie bekommen dazu eine Magensonde, einen Beatmungsschlauch und mehrere Infusionen gelegt. Auf der Intensivstation werden permanent Herz, Puls, Atmung, Blutdruck und die Sauerstoffsättigung im Blut überwacht.

Patienten ins Künstliche Koma zu versetzen, ist ärztliche Routine. »Jede erfahrene Intensivstation kann das«, sagt Manfred Abel. Nach einer Woche können jedoch Nebenwirkungen den Nutzen übersteigen. Infektionen, besonders Lungenentzündungen, drohen. An den Einstichstellen für die Infusionen können sich Keime ansiedeln, die im schlimmsten Fall Blutvergiftungen verursachen. Gefürchtet sind auch Thrombosen und Embolien sowie Druckschäden an Organen, weil sich die Patienten nicht bewegen können und ihr Blutdruck gedrosselt ist.

Kuscheln

Kuscheln und Schmusen lassen das Herz höher schlagen

Es kommt wohl auf die Dauer der Partnerschaft an. Für die Untersuchung, die zeigt, dass Zärtlichkeit den Blutdruck senkt und nicht anhebt, wurden jedenfalls Paare befragt, die bereits mindestens ein halbes Jahr zusammenlebten und insofern in ihrer Leidenschaft schon etwas abgekühlt waren. Ausgegangen waren die kanadischen Mediziner, die den Auswirkungen zwischenmenschlicher Herzlichkeit auf die Gesundheit nachgingen, von Alltagserfahrungen. Schließlich beeinflusst die Art und Weise, wie man nach getaner Arbeit zu Hause empfangen wird, das Wohlbefinden und die Gesundheit. Es macht eben schon einen Unterschied, ob sie ihn herzt oder an ihm herummäkelt, ob er mit einer warmen Mahlzeit auf sie wartet und nicht nur gereizt bemerkt, dass sie auch endlich mal nach Hause kommt.

Was viele stressgeplagte Berufstätige schon lange ahnen, wurde 2005 endlich wissenschaftlich erhärtet. Kardiologen aus Toronto konnten zeigen, dass eine herzliche oder besser eine zärtliche Begrüßung durch den Partner den Blutdruck senkt. Auf dem weltweit größten Herzkongress, der Jahrestagung der amerikanischen Kardiologen 2005, stellten die kanadischen Ärzte in Washington ihre Ergebnisse vor. Sie betonen, dass die gute Nachricht für Mann und Frau gilt.

»Die Belastung am Arbeitsplatz hat erheblichen Einfluss auf den Blutdruck«, sagt Sheldon Tobe, der die Studie geleitet hat. Für ihre Untersuchung hatten die Ärzte aus Toronto 216 Männer und Frauen ein Jahr lang beobachtet. Zu Beginn wurden bei allen Teilnehmern in einer 24-stündigen Aufzeichnung die Blutdruckschwankungen während eines Arbeitstages ermittelt. Im Jahresverlauf und am Ende der Studie wurde erneut der Blutdruck bestimmt.

Die Testpersonen mussten zudem angeben, ob und wenn ja, in welchen Familienverhältnissen sie lebten und wie sie ihren »partnerschaftlichen Zusammenhalt« einschätzten. Zudem wurde der Belastungsgrad während der Arbeit ermittelt. »Wir brauchen zwar eine gewisse Anspannung, um motiviert zu sein«, sagt Charmaine Griffiths von der Britischen Herzstiftung, »aber der Blutdruck steigt unter zu viel

K

Stress.« Dies wiederum gilt als Ursache für Herzinfarkt und andere Kreislaufkrankheiten.

Am Ende der Studie zeigte sich, dass der Blutdruck bei denjenigen um 2,5 Punkte (auf der Quecksilbersäule, die als Maßeinheit gilt) gegenüber dem Durchschnitt sank, die während der Arbeit starken Belastungen ausgesetzt waren und am Feierabend Zuwendung vom Partner bekamen. Obwohl sich der Blutdruck nur wenig verringerte, ist dieses Ergebnis von Bedeutung. Denn mit zunehmendem Alter steigt er normalerweise an. Bei denjenigen, die Stress während der Arbeit hatten und von keinem sehnenden Herz erwartet wurden, pochte das Blut mit einem um 2,8 Maßeinheiten erhöhten Druck in den Adern.

Natürlich gibt es berechtigte Kritik an der Untersuchung. Aber eine Studie zur Herzlichkeit unter Partnern kann schlecht »geblindet« geplant werden, wie es wissenschaftlichen Standards entspricht. Bei geblindeten Studien wissen die Probanden nicht, ob sie die richtige oder eine Scheinbehandlung bekommen. Doch die Wirkung eines Begrüßungskusses kann man eben nicht über Vergleichsgruppen kontrollieren oder gar als Placebo testen.

Immerhin haben die Forscher störende Variablen wie akute Verliebtheit ausgeschlossen. Denn weiche Knie treiben den Blutdruck in gefährliche Höhen. Deshalb beschränkten sich die Forscher auf Paare, die schon mindestens ein halbes Jahr zusammenlebten. Der Einwand, dass es nicht wünschenswert sei, durch Zärtlichkeit den Blutdruck zu senken, lässt sich auch entkräften. Schließlich waren die untersuchten Paare zwischen 40 und 65 Jahre alt. In dieser Lebensphase geht es nicht mehr so sehr um quecksilbrige Aufwallungen in den Adern, sondern um ruhig Blut.

Kuss

Beim Küssen werden gefährliche Krankheiten übertragen

Kann schon sein, aber in erster Linie ist Küssen gesund. Nicht nur, weil es das seelische Wohlbefinden stärkt (und das wirkt sich ja immer positiv auf die Gesundheit aus), sondern auch weil durch den engen

Austausch mit einem anderen Menschen das Immunsystem gestärkt wird. Zudem wird durch Küssen und die damit zumeist verbundenen Gefühlswallungen der Kreislauf trainiert. Zwar werden bei Küssen mehr als 10.000 Keime übertragen. Macht aber nichts, denn die meisten dieser Bakterien sind harmlose Bewohner der Mundhöhle.

Langlebigkeit

Wer weniger isst, lebt länger

Die Theorie erfreut sich unter Altersforschern einiger Beliebtheit. Nahrungsentzug verlängert demnach das Leben. Der genaue Mechanismus ist zwar nicht bekannt, diskutiert wird aber, dass bei einer reduzierten Nahrungsaufnahme auch weniger Abbauprodukte des Stoffwechsels anfallen und weniger Nahrungsbestandteile oxidiert und auf diese Weise dem Körper gefährlich werden können. Es gibt noch eine andere Theorie aus evolutionärer Sicht. Demnach könnte es sinnvoll sein, dass in Hungerphasen der Organismus von Reproduktion auf Lebenserhaltung umstellt, um sich bis in die üppigeren Zeiten zu retten. Dies könnte auf lange Sicht das Überleben einer Art sichern und den Nahrungsentzug mit Lebensverlängerung koppeln.

Welche Theorie auch immer stimmen mag, experimentelle Befunde, die belegen, dass weniger manchmal mehr ist, gibt es genug. 1935 wurde bereits bei Ratten beobachtet, dass sie mit weniger Essen länger leben. Es folgten entsprechende Versuche an Hakenwürmern, Fruchtfliegen, Mäusen, Wasserflöhen, Spinnen, Fischen und Hunden. Bei Affen wurde die lebensverlängernde Wirkung des Nahrungsentzugs ebenfalls festgestellt, vom Menschen weiß man, dass zumindest der Grad der Gefäßverkalkung geringer ausgeprägt ist, wenn weniger Nahrung zur Verfügung steht.

Altersforscher und Biologen aus London haben den Zusammenhang zwischen Nahrungsmenge und Lebenserwartung bei Drosophila melanogaster untersucht. Die Fruchtfliegen lebten nicht automatisch länger, wenn sie weniger zu essen bekamen. Es kam darauf an, was die Forscher in ihrem Speiseplan reduzierten. Besonders lebensverlängernd wirkte bei den Insekten eine Reduzierung ihres Hefeverzehrs – wobei darauf geachtet wurde, dass sich durch die Diätumstellungen nicht die Gesamtmenge der Kalorien veränderte. Auch weniger Zucker ließ die Tiere älter werden. Wenn beides reduziert wurde, lebten die Fliegen durchschnittlich 42 Tage lang, wurde nur die Hefe reduziert, brachten sie es auf 38 Tage. Ohne Zucker, aber mit Hefe betrug die Lebensspanne nur gut 25 Tage; die Tiere, die alles essen durften, brachten es sogar nur auf 23 Tage. Mittels Hefe decken die Fruchtfliegen ihren Bedarf an Eiweiß und Fett, Zucker liefert Kohlenhydrate. Die Umstellungen im Speiseplan wirkten sich bereits nach 48 Stunden auf die Lebenserwartung aus.

Die Forscher haben zwar an Fliegen experimentiert und nicht an Menschen. Dennoch belegen ihre Ergebnisse eindeutig, dass es im Hinblick auf die Lebenserwartung nicht darauf ankommt, wie viel (oder wenig) gegessen wird, sondern was. Bisher waren Forscher der Meinung gewesen, dass die Kalorienmenge das Altern beeinflusst und nicht die Quelle der Kalorien. Doch jetzt zeigt sich auch hier: Qualität, nicht Quantität, macht den Unterschied.

Literatur:
Fontana L, Meyer TE, Klein S: Long-term calorie restriction is highly effective in reducing the risk of atherosclerosis in humans. Proceedings of the National Academy of Sciences 2004;101:6659-6663
Mair W, Piper MDW, Partridge L: Calories do not explain extension of life span by dietary restriction in drosophila. PLoS Biology 2005;3:e223

Lärm

Lärm ist erst gesundheitsschädlich, wenn er die Lautstärke von Rasenmähern oder Baustellen überschreitet

Für Kurt Tucholsky hat der Mensch vor allem zwei Eigenschaften: Er macht gerne Krach und er hört nicht gerne zu. Die »Ohrenlider«, die sich der Schriftsteller zum Schutz vor dem allgegenwärtigen Lärm wünschte, hat die Forschung allerdings noch nicht erfunden. Dabei erkennen Wissenschaftler immer deutlicher, wie gesundheitsschädlich eine akustische Dauerberieselung sein kann. Sozialmediziner und Epidemiologen um Stefan Willich vom Universitätsklinikum der Berliner Charité haben untersucht, ob Lärm aufs Herz schlägt. Das Risiko, einen Infarkt zu erleiden, steigt demnach bereits bei erstaunlich niedrigen Geräuschpegeln, berichten sie 2006 im Fachmagazin European Heart Journal.

»Unsere Ergebnisse zeigen, dass besonders chronischer Lärm das Herz angreift«, sagt Willich. Die Mediziner hatten 2000 Patienten mit Infarkt mit 2000 chirurgischen Patienten aus allen größeren Krankenhäusern Berlins verglichen und nach den individuellen Lärmbelastungen der vergangenen zehn Jahre gefragt. Die Analyse ergab, dass Umgebungsgeräusche wie Verkehrslärm das Infarktrisiko für Männer um fast 50 Prozent und für Frauen sogar um das Dreifache gegenüber Menschen erhöhen, die in Ruhe gelassen werden.

Damit kommt Lärm ein etwa halb so hohes Risiko für Herz und Kreislauf zu wie den bekannten Gefahren Bluthochdruck, erhöhte Cholesterinwerte, Übergewicht, Diabetes und Bewegungsmangel. Diese Risikofaktoren erklären aber nur die Hälfte aller Infarkte. Für die andere Hälfte könnte das berufliche und soziale Umfeld entscheidend sein. Immerhin klagen 36 Prozent der Erwachsenen in Deutschland über Umgebungslärm, der so stark ist, dass sie sich in ihrer Lebens- und Wohnqualität beeinträchtigt fühlen. Anderen Erhebungen zufolge muss ein Drittel der Berufstätigen mindestens ein Viertel des Tages starken Lärm am Arbeitsplatz ertragen.

Wichtig für das Gesundheitsrisiko ist allerdings auch, wie die Geräuschbelästigung empfunden wird. Hier gibt es offenbar große Unterschiede zwischen Männern und Frauen. Bei Männern ist die Gefahr hauptsächlich vom objektiven Lärmpegel abhängig. Frauen schlägt hingegen als sehr ärgerlich wahrgenommener Lärm besonders aufs Herz. Wie verschieden die gleiche Ruhestörung empfunden werden kann, ist bekannt. Die Frösche in Nachbars Garten rauben so manchem Zeitgenossen Schlaf und Nerven. Quaken sie hingegen im eigenen Teich, ist die Nachtruhe nicht bedroht.

Auf welche Weise chronischer Lärm Herz und Gefäße schädigen kann, ist noch nicht ganz klar. Willich und sein Team vermuten aber, dass Lärm zu Ärger und Anspannung führt, was wiederum die vermehrte Ausschüttung der Stresshormone Adrenalin und Noradrenalin im Körper auslöst. Dadurch steigen Blutdruck und Blutfettspiegel an, was das Herz schädigen kann.

Erstaunlich an den Befunden der Berliner Ärzte ist auch, ab welchen Geräuschpegeln die Gesundheit bereits gefährdet ist. Derzeit gelten 85 Dezibel als Grenzwert, der im Beruf einen Ohrschutz erfordert – das entspricht Baustellenlärm aus nächster Nähe. »Die Gefahrenschwelle scheint aber schon bei 60 oder 65 Dezibel zu liegen«, sagt Willich und fordert niedrigere Grenzen. »Die Steigerung danach wirkt sich kaum noch auf die Gesundheit aus.« 60 Dezibel werden schon in so manchem geschäftigen Großraumbüro erreicht.

Das Umweltbundesamt (UBA), das die Untersuchung gemeinsam mit den Charité-Medizinern begonnen hatte, warf Willich und seinem Team einige Wochen nach der Publikation der Studie zwar vor, die Gefahren durch Lärm übertrieben zu haben, da sich die Daten auf subjektive Angaben der Probanden bezogen hätten. Die Lautstärke sei nicht objektiv bestimmt worden. Zudem habe das UBA bereits 2004 einen entsprechenden Bericht veröffentlicht. Subjektive Angaben sind allerdings Grundlage für viele medizinische Studien. So ist zu vermuten, dass andere Meinungsverschiedenheiten der Grund dafür waren, dass sich die ehemaligen Kooperationspartner mittlerweile widersprachen.

Literatur:
Willich S, Wegscheider K, Stallmann M, Keil T: Noise burden and the risk of myocardial infarction. European Heart Journal 2006;27:276-282

Läuse I

Kopfläuse springen von Kopf zu Kopf

Die Kopflaus – in der Fachsprache Pediculus humanus capitis genannt – springt nicht. Wie auch, sie kann gar nicht springen. Die 2 bis 3,5 Millimeter langen Insekten sind gelblich-braun, haben keine Flügel – dafür aber sechs stramme Klammerbeine, mit denen sie sich an den Haaren festhalten können. Sie können nicht einmal eine Strecke von wenigen Zentimetern ohne festen Halt überbrücken. Kinder, die von ihnen befallen werden, müssen die Köpfe buchstäblich zusammenstecken, um den Läusen den Weg zum Nachbarn zu ermöglichen.

Kopfläuse können maximal zwei bis drei Tage auf unbelebten Gegenständen wie Mützen oder Plüschtieren überleben. Insofern ist an der Warnung besorgter Eltern schon ein Fünkchen Wahrheit, auf Grabbeltischen nicht Mützen und Hüte auszuprobieren (»Wer weiß, wer die schon alles aufgehabt hat«). Alle zwei bis drei Stunden brauchen Läuse allerdings ihre »Blutmahlzeit«, sonst trocknen sie aus und sind nach spätestens 55 Stunden tot.

Literatur:
Richter J, Stöver IM, Walter S, Mehlhorn H, Häussinger D: Kopfläuse – Umgang mit einer wieder auflebenden Parasitose. Deutsches Ärzteblatt 2005;102:A2395

Läuse II

Kopfläuse befallen nur Menschen, die sich selten die Haare waschen

Ob jemand Kopfläuse (Pediculus humanus capitis) bekommt, hat nichts mit der persönlichen Sauberkeit zu tun. »Der Befall mit Kopfläusen ist nicht von hygienischen Bedingungen abhängig, häufiges Haarewaschen führt höchstens zu saubereren Läusen«, schreiben Mediziner und Biologen in einem Fachartikel, der 2005 im Deutschen Ärzteblatt erschienen ist.

Krauses Haar bietet Kopfläusen übrigens keinen guten Halt. Hierin finden sie sich besonders selten. Viel besser können sich die Tiere an langes, glattes Haar klammern.

Der abwertende Begriff »Lausbube« kann sich nicht auf den Befall mit Kopfläusen, sondern höchstens auf Infektionen mit der Kleiderlaus (Pediculus humanus humanus seu vestimentorum) beziehen. Denn die Kleiderlaus ist es, die sich bei schlechten hygienischen Bedingungen in den Fasern der Kleidung niederlässt. Heutzutage ist sie besonders in Sammelunterkünften oder bei Obdachlosen verbreitet. Sie hat in Kriegszeiten zum Tod vieler Soldaten geführt und so etliche Armeen geschwächt, da die Kleiderlaus – im Gegensatz zur Kopflaus – den Keim Rickettsia prowazekii und damit das gefährliche Fleckfieber übertragen kann.

Literatur:
Richter J, Stöver IM, Walter S, Mehlhorn H, Häussinger D: Kopfläuse – Umgang mit einer wieder auflebenden Parasitose. Deutsches Ärzteblatt 2005;102:A2395

Läuse III

L

Infektionen mit Läusen werden in Deutschland immer seltener

Im Gegenteil. Die Häufigkeit des Kopflausbefalls in Deutschland hat in den vergangenen Jahren zugenommen. Das liegt allerdings nicht an unhygienischen Bedingungen, denn dadurch verbreiten sich Kopfläuse nicht schneller (s.o.), sondern an der gestiegenen Mobilität. Die verbesserten hygienischen Bedingungen haben hingegen die Häufigkeit anderer Läuseleiden eingedämmt. Es kommt immer seltener in Deutschland zu Infektionen mit Kleiderläusen und Filzläusen.

Genaue Zahlen für Deutschland sind zwar schwer zu ermitteln, da keine Meldepflicht für einen Lausbefall besteht. Die Verkaufszahlen für Läusemittel stiegen jedoch in den vergangenen Jahren kontinuierlich an. Hochrechnungen aus Stichproben haben zudem ergeben, dass Kopfläuse mittlerweile in Deutschland häufiger vorkommen als in den 1960er Jahren.

Literatur:
Roberts RJ, Burgess IF: New head-lice treatments: hope or hype? Lancet 2005;365:8-10

Lebenserwartung I

Die deutlich längere Lebenserwartung von Frauen ist biologisch begründet

»Frauen leben zwar länger, aber sie haben nichts davon«, steht auf einem Plakat. Darauf sieht man einen Mann, die Beine vor dem Fernseher hochgelegt, Bier und Zigarette in der Hand, während sie im Hintergrund den Abwasch erledigt. Dieses Klischee findet zwar im Alltag einiger Paare in Deutschland noch seine Entsprechung. Doch die Lebensverhältnisse von Männern und Frauen gleichen sich an. Das schlägt sich auch in den Daten zur Lebenserwartung der Geschlechter nieder, die das Statistische Bundesamt im September 2005 veröffentlicht hat. Die Lebenserwartung ist für Mann und Frau gestiegen, der Unterschied zwischen beiden Geschlechtern lag 2005 nur noch bei 5,6 Jahren. In den siebziger Jahren betrug die Differenz noch sieben Jahre, 1993 waren es immerhin noch 6,5. Ein neugeborener Junge hat 2005 in Deutschland eine Lebenserwartung von 75,9 Jahren, ein Mädchen von 81,5 Jahren.

Erklärungen für die Angleichung gibt es viele – sie sind aber in erster Linie gesellschaftlich bedingt, nicht biologisch: »Der soziale Unterschied von Mann und Frau wird immer geringer«, sagt Rembrandt Scholz, Mathematiker und Altersexperte am Max-Planck-Institut für demographische Forschung in Rostock. »Dieser Trend ist seit 30 Jahren zu beobachten.« Dazu zählt, dass die Unterschiede zwischen den Geschlechtern im Arbeitsalltag und im Verkehr abnehmen. »Früher fuhr der Mann mit dem Auto zur Arbeit und war dort manchmal – etwa auf dem Bau oder in der Fabrik – großen Risiken ausgesetzt«, sagt Scholz. Heute würden viele Männer einer ungefährlichen Tätigkeit nachgehen. Gleichzeitig benutzten immer mehr Frauen das Auto und werden in Unfälle verwickelt.

Traditionell trifft es zu, dass Männer ungesünder essen, weniger auf ihren Körper achten und sich größeren Gefahren aussetzen – ob in Freizeit oder Beruf. Das Risikoverhalten der Geschlechter ändert sich jedoch auch. Seit Jahren beobachten Forscher, dass sich der Anteil der rauchenden Frauen dem der Männer annähert. Und immer mehr Männer kümmern sich um eine gesunde Ernährung und um ihre Figur.

»Es gibt viele Hinweise dafür, dass sich der Vorsorgegedanke durchgesetzt hat«, sagt Gerald Kolb, Präsident der Deutschen Gesellschaft für Geriatrie. Die Altersmediziner haben beobachtet, dass das durchschnittliche Alter steigt, mit dem Männer an den Volksleiden Herzinfarkt, Schlaganfall und Diabetes erkranken oder sterben. Die Geriater führen dies auf die Präventionsbemühungen zurück. »Auch Männer haben inzwischen begriffen, dass regelmäßige Bewegung und ausgewogenes Essen wichtig sind«, sagt Kolb.

Ein weiterer Grund: In höherem Alter kommt es zwar häufiger zu Krebserkrankungen. Doch durch verbesserte Therapien überleben die Menschen mit bösartigen Tumoren heutzutage deutlich länger als noch vor 20 Jahren. »Dieser Effekt wirkt sich bei den Männern derzeit noch stärker aus«, sagt Kolb.

Eine biologische Grenze für die Angleichung der Lebenserwartung von Mann und Frau gibt es gleichwohl, aber sie ist nicht sehr groß. »Geringer als ein Jahr wird die Differenz in der Lebenserwartung nicht werden«, sagt Demograph Scholz. Die Forscher wissen das aus Untersuchungen von Nonnen und Mönchen. Im Kloster seien kaum Unterschiede in der Lebensführung vorhanden. Da Frauen dort im Durchschnitt trotzdem zwölf Monate länger leben als Männer, müsse das an biologischen Ursachen wie ihrem hormonell bedingten Schutz vor Herzerkrankungen liegen.

Lebenserwartung II

Familiäre Bindungen lassen Menschen länger leben

Alle Jahre wieder werden Statistiken veröffentlicht, die angeblich belegen, dass Paare länger leben als Singles und dass eine große Familie die Lebenserwartung verlängert. Die Botschaft hinter all diesen Untersuchungen lautet: Ein erfülltes Sozialleben hält jung, Familie fördert trotz aller Anstrengungen die Gesundheit. Zudem ist aus den einschlägigen Statistiken zu erfahren, dass sich Singles oder familiär vereinzelte und vereinsamte Menschen meist schlechter ernähren, weniger schlafen, mehr Stress haben (oder ihn zumindest schlechter bewältigen) und deshalb auch früher sterben.

Australische Mediziner haben sich mit diesem Mythos beschäftigt. Sie beobachteten in einer Langzeitstudie fast 1500 ältere Menschen jenseits der 70 und registrierten ihr Sozialverhalten und ihre gesundheitliche Entwicklung. Das Ergebnis lässt sich so zusammenfassen: Nicht enge Familienbande, sondern ein Netzwerk guter Freunde verlängert das Leben – zumindest in Australien.

Die 1992 in Adelaide begonnene und über mehr als zehn Jahre andauernde Untersuchung versuchte zahlreiche Faktoren zu erfassen, die Einfluss auf die Lebenserwartung haben könnten. Schließlich ist Sozialmedizinern bekannt, dass nicht nur Ernährung, körperliche Betätigung und Erbanlagen, sondern auch »weichere« Faktoren wie Wohnort, ökonomischer Status, aber auch Umweltbedingungen und alltägliche Gewohnheiten einen großen Einfluss auf das Wohlbefinden haben können. Diese Faktoren wurden statistisch ebenfalls erfasst, sodass die Forscher ermitteln konnten, welcher – das Leben verlängernde oder verkürzende – Einfluss dem Sozial- und Kommunikationsverhalten zukommt. Die Probanden wurden jährlich detailliert befragt, wie oft und intensiv sie mit ihrem Ehepartner, den Kindern, Freunden, Vertrauten und Verwandten telefonisch oder persönlich Kontakt hatten.

Am längsten lebten demnach diejenigen, die am meisten Freunde und Verwandte hatten – am kürzesten hingegen jene ohne festen Freundeskreis. Enger Kontakt mit den eigenen Kindern oder anderen Verwandten wirkte sich erstaunlicherweise kaum auf die Lebenserwartung aus. Diese Ergebnisse blieben konstant, auch wenn ein Ehepartner oder ein enges Familienmitglied starb oder die Freunde in andere Landesteile umzogen.

Die Autoren vermuten, dass Freunde stärker als Familienmitglieder den Lebensstil beeinflussen. Ältere Menschen hören demnach eher auf Freunde, nicht auf Partner oder Kinder, wenn es um Rauchgewohnheiten, Alkoholkonsum oder die Notwendigkeit eines Arztbesuches gehe. Zudem wirke sich freundschaftliche Nähe stark auf die Stimmung, das Selbstwertgefühl und Verarbeitungsstrategien in schwierigen Situationen aus.

In einem begleitenden Kommentar bietet Anthony Jorm von der Universität Canberra eine mögliche Erklärung für die Lebensverlängerung durch Freundschaft an. Während Familie von vielen Erwachsenen als selbstverständlich empfunden werde, müsse man sich um Freundschaften immer wieder bemühen, um sie zu erhalten. Dieses sich um andere Kümmern und Sorgen könne positive Auswirkungen auf die Gesundheit haben.

Literatur:
Giles LC, Glonek GFV, Luszcz MA, Andrews GR: Effect of social networks on 10 year survival in very old Australians: the Australian longitudinal study of aging. Journal of Epidemiology and Community Health 2005;59:574-579
Jorm AF: Social networks and health: it's time for an intervention trial. Journal of Epidemiology and Community Health 2005;59:537-538

Lebenserwartung III

Einflüsse in der ersten Lebenshälfte bestimmen die Lebenserwartung

Diese Vermutung liegt nahe. Eine weitgehend unbelastete Kindheit und eine gesunde Lebensführung im frühen Erwachsenenalter plus günstige Umweltbedingungen scheinen ein Garant für die Abwesenheit von Krankheit sowie ein langes Leben zu sein. So einfach ist es aber nicht. »Für ein langes Leben ist es nie zu spät«, sagen Heiner Maier und Rembrandt Scholz vom Max-Planck-Institut für demographische Forschung in Rostock. Die beiden Wissenschaftler haben anhand der deutschen Wiedervereinigung 1990 analysiert, wie Veränderungen der Lebensumstände die Sterblichkeit auch noch in hohem Alter beeinflussen können.

Die Demographen untersuchten die durchschnittliche Lebenserwartung von Ossis und Wessis von 1955 bis 2002. Von 1955 bis 1975 verlief sie in beiden deutschen Staaten in etwa parallel. In diesen 20 Jahren stieg sie in Ost wie West für Frauen von 71 Jahre auf knapp 75 Jahre, für Männer von 65 Jahre auf etwa 69 Jahre. Von 1975 bis 1990 stieg sie im Westen stark weiter an, blieb in der ehemaligen DDR zurück und stagnierte nahezu. Bei den Frauen lag sie 1990 im Westen bei knapp 79 Jahren, im Osten bei knapp 76. Die Männer waren 1990 im Westen bei mehr als 72 Jahren, im Osten allerdings bei etwas mehr als 69 Jahren.

Seit der Wiedervereinigung 1990 verringerte sich der Unterschied zwischen Ost und West kontinuierlich. Eine vollständige Angleichung ist zwar bis heute nicht erreicht, aber im Jahr 2004 wiesen die Frauen in Ost wie West eine fast identische Lebenserwartung von 81 Jahren auf, die Unterschiede bei den Männern waren mit etwa 75 Jahren (West) und 74 Jahren (Ost) etwas größer. Von 1990 bis 2002 – in nur zwölf Jahren – stieg die Lebenserwartung im Osten jeweils um fünf Jahre von 76 auf 81 Jahre bei Frauen an, von 69 auf 74 bei den Männern.

Genauere Untersuchungen der Forscher zeigten, dass sich veränderte Lebensumstände auch auf die Lebenserwartung alter Menschen auswirkten. »Trotz ihres fortgeschrittenen Alters profitieren also auch die 80- und 90-jährigen Ostdeutschen von den mit der Wiedervereinigung einhergehenden Verbesserungen«, schreiben Maier und Scholz. Die Forscher vermuten, dass die bessere medizinische Versorgung sowie die gestiegenen Einkommen nach der Wende zu der längeren Lebenserwartung beigetragen haben (das im Osten neu eingeführte westdeutsche Rentensystem brachte dort für viele Rentner finanzielle Verbesserungen mit sich).

Die Ergebnisse der Rostocker Forscher stehen im Widerspruch zu der These von der »geringen Plastizität« der Sterblichkeit. Demnach gebe es eine feste biologisch begründete Obergrenze für die Sterblichkeit, die sich im hohen Alter nicht mehr beeinflussen lässt. Der Ost-West-Vergleich nach der Wiedervereinigung spricht hingegen eher für eine »hohe Plastizität« und belegt, dass ein ökonomischer, sozialer und politischer Wandel auch noch die Lebenserwartung fortgeschrittener Jahrgänge beeinflussen kann.

Literatur:
Maier H, Scholz R: Wiedervereinigung zeigt: Für ein langes Leben ist es nie zu spät. Demografische Forschung 2004;3:1-2
Scholz RD, Maier H: German unification and the plasticity of mortality at older ages. Rostock 2003
Vaupel JW, Carey JR, Christensen K: It's never too late. Science 2003;301:1679-1681

L

Leitlinien I

Wenn sich Ärzte an die Empfehlungen ihrer Fachgesellschaften halten, werden Patienten optimal versorgt

Leitlinien sind das Mantra vieler Mediziner. Sie beten sie nach, ohne sie zu hinterfragen. Denn seit die Heilkunde in den vergangenen Jahren stärker in die Kritik geraten ist, versucht sich die Medizin wissenschaftlich abzusichern. Keine Tagung, kein Kongress – und vor allem keine Fachgesellschaft –, die nicht Therapieempfehlungen verabschiedet und sie als neue Leitlinien auszugeben versucht.

L

Das kann zu grotesken Ergebnissen führen, wie das Beispiel betagter Patienten zeigt. Alte Menschen haben aus ärztlicher Sicht komplizierte Eigenschaften. Erstens werden sie häufiger krank als junge. Zweitens leiden sie oft an mehreren Gebrechen gleichzeitig. Drittens erholen sie sich langsamer, weshalb ihre Behandlung aufwändiger und langwieriger ist. Die Medizin hat sich aber nur unzureichend auf ihre größte Klientel eingestellt. In den Leitlinien und Therapie-Empfehlungen der Ärzte wird kaum berücksichtigt, dass alte Menschen anders leiden und anders krank sind als junge.

Altersmediziner der Johns-Hopkins-Universität in Baltimore haben 2005 im Journal of the American Medical Association beispielhaft beschrieben, welche absurden Folgen es in der Praxis hätte, würden die gängigen Leitlinien immer befolgt. Die Ärzte nannten in ihrem Artikel als Exempel eine 79-Jährige, die an Diabetes, Bluthochdruck, chronischer Bronchitis, Osteoporose und Gelenkrheuma leidet. Eine typische Krankheitskombination in diesem Alter. Die ältere Dame müsste nach den Empfehlungen der medizinischen Fachgesellschaften zu fünf verschiedenen Tageszeiten zwölf Medikamente in insgesamt 19 Dosierungen einnehmen. Außerdem müsste sie ein Dutzend nicht pharmakologische Therapie-Empfehlungen beherzigen wie richtige Ernährung, spezielles Schuhwerk und Bewegung.

Die unübersichtliche Vielzahl der Medikamente und Ratschläge ist jedoch nicht das einzige Problem bei der Behandlung alter Menschen. Mindestens ebenso misslich ist, dass sich etliche Therapieempfehlungen widersprechen. Wenn die empfohlene Arznei gegen Gelenkrheuma die Wirkung der Tabletten gegen Bluthochdruck abschwächt oder sich andere Arzneikombinationen konterkarieren, bringt das die Patienten in Gefahr und verursacht nebenbei unnötig hohe Kosten. So fanden die Autoren der Studie, dass unerwünschte Nebenwirkungen wahrscheinlicher werden, wenn die Ärzte fünf der neun untersuchten Leitlinien befolgen.

»Die Leitlinien sind von Expertengremien zur Behandlung einzelner Krankheiten erstellt worden«, sagt Cynthia Boyd, die Leiterin der Untersuchung. »Den Ärzten, die es mit alten Menschen zu tun haben, die an mehreren Krankheiten leiden, ist damit nur wenig geholfen.« Dass der Beispielfall aus der Fachzeitschrift nicht der Phantasie praxisferner Statistiker entspringt, zeigt die demografische und gesundheitliche Entwicklung der Industrienationen. In diesen Ländern klagt fast die Hälfte der Menschen jenseits der 65 über mindestens drei chronische Leiden. Zwanzig Prozent dieser Altersgruppe haben sogar fünf oder mehr chronische Erkrankungen. Doch obwohl ältere Menschen einen immer größeren Anteil der Patienten ausmachen, stellt sich die Medizin unzureichend auf ihre Bedürfnisse ein.

»Natürlich gibt es die Forderung, medizinische Leitlinien interdisziplinär besser abzustimmen«, sagt Gerd Antes, der das Cochrane-Zentrum zur Bewertung medizinischer Studien in Freiburg leitet. »Viele Ärzte sind überfordert, Einzelinformationen zu den Erkrankungen zusammenzuführen.« Doch bisher blieb es bei Versuchen. Dabei ist es gerade für die Behandlung alter Patienten wichtig, nicht einzelne Krankheiten zu therapieren, sondern den Menschen als Ganzes.

Literatur:
Boyd CM, Darer J, Boult C, et al.: Clinical practice guidelines and quality of care for older patients with multiple comorbid diseases: implications for pay for performance. Journal of the American Medical Association 2005;294:716-724

Leitlinien II

Ärztliche Leitlinien werden nach den besten verfügbaren medizinischen Erkenntnissen erstellt

Schön wäre es. Denn Leitlinien sind für Ärzte eine äußerst wichtige Orientierungshilfe. Fachgremien, die mit Experten besetzt sind, geben darin Therapieempfehlungen für die Praxis. Im Idealfall – und auch nach Selbstauskunft der Gremien – liegen den Behandlungsratschlägen die besten Belege aus Forschung und Fachliteratur zugrunde, wie es dem Prinzip der evidenzbasierten Medizin (EBM) entspricht. Doch wo EBM draufsteht, ist nicht immer EBM drin. Die wenigsten ärztlichen Empfehlungen werden unabhängig von der Pharmaindustrie erstellt. 35 Prozent der Leitlinienautoren erhalten Honorare von Pharmafirmen. 70 Prozent der untersuchten Gremien sind auf diese Weise beeinflusst, schreiben die Autoren einer Studie im Fachmagazin Nature im Oktober 2005.

Die Erhebung wurde von der Fachzeitschrift Nature selbst in Auftrag gegeben. Das Blatt ließ weltweit mehr als 200 Leitlinien untersuchen. Nur in 90 davon werden überhaupt Details über mögliche Interessenkonflikte angegeben. Lediglich 31 sind frei von jedweder industriellen Beeinflussung. Für mehr als ein Drittel der Leitlinien zeichnen Autoren verantwortlich, die pharmagesponserte Vorträge halten (Branchenspott: »Mietmäuler auf dem Pharmastrich«). Besonders schlimm: Jedes zehnte Mitglied eines Leitliniengremiums besitzt Aktien der Firma, deren Produkte für die jeweiligen Therapieempfehlungen eine Rolle spielen.

Als extremes Beispiel führt Nature die Leitlinien zur Therapie von Blutarmut bei HIV-Patienten an. Nicht nur der Hauptverantwortliche von der Universität California in San Francisco, sondern auch alle anderen Mitglieder des Gremiums wurden von der Firma Ortho Biotech ausgesucht und standen auf ihrer Honorarliste. Kein Wunder, dass deren Medikament Epoetin Alfa auch prompt in der Leitlinie empfohlen wurde.

Einige Gremien entgegneten auf die Studie, dass es äußerst schwierig sei, genügend unabhängige Mitglieder zur Leitlinienerstellung zu gewinnen. Zudem würden Industriekontakte ja nicht automatisch eine Abhängigkeit bedeuten. Diese naive Einstellung ist durch die Forschung allerdings bereits gründlich widerlegt worden. »Ärzte können nicht unabhängig bleiben, wenn sie von Firmen bezahlt werden«, entgegnet Peter Götzsche vom – wirklich unabhängigen – Cochrane-Zentrum Kopenhagen, dem Zentrum für evidenzbasierte Medizin (EBM) in Skandinavien. Wer auf Pharmakosten Kongresse besucht und Vorträge hält, das ist mittlerweile hinlänglich bewiesen worden, werde dadurch nun einmal massiv in seinen Therapieempfehlungen beeinflusst. Drummond Rennie, Mitherausgeber des angesehenen Journal of the American Medical Association, findet noch deutlichere Worte dafür, dass so viele Mediziner auf Linie gebracht werden: »Die Ergebnisse sind erschreckend«, sagte er, »Pharmafirmen sehen in Leitliniengremien offenbar den perfekten Ort, um Einfluss auszuüben. Diese Praxis stinkt.«

Literatur:
Taylor R, Giles J: Cash interests taint drug advice. Nature 2005;437:1070-1071

Loch im Kopf

Bei Stürzen haben Kinder manchmal ein Loch im Kopf

Als Kind gehört es zu den prägenden Erlebnissen, wenn ein Mitschüler stürzt und es dann heißt: »Er hat ein Loch im Kopf.« Ich stellte mir damals vor, dass man dann wie durch einen kleinen Krater bis zum Gehirn sehen könne. In Wirklichkeit sieht man selbst nach spektakulären Stürzen anderer nur eine kreisrunde blutende Öffnung, die keine tieferen Einblicke gewährt.

Natürlich gibt es Verletzungen, bei denen eine tiefe Öffnung im Schädel entsteht, sodass man in der Tat von einem Loch im Kopf sprechen kann. Das, was gemeinhin als Loch im Kopf bezeichnet wird, ist jedoch lediglich eine oberflächliche Hautverletzung. Weil die Kopfhaut recht straff gespannt ist, klaffen diese Wunden häufig kreisförmig – eben lochartig – auf.

Lügen

Lügen haben kurze Beine

Kurze Beine haben Lügen zwar nicht – dafür aber lange Auswirkungen im Gehirn. Zumindest bei so genannten »pathologischen Lügnern«. Denn Psychologen der University of Southern California in Los Angeles haben herausgefunden, dass sich bei Menschen, die gewohnheitsmäßig lügen, betrügen und andere manipulieren, die Gehirnstruktur verändert.

Die Wissenschaftler identifizierten in einer Gruppe von 108 Freiwilligen mit Hilfe psychologischer Tests zwölf pathologische Lügner und verglichen sie mit den anderen Probanden. In so genannten funktionellen Kernspinaufnahmen – dabei wird die Nervenaktivität der verschiedenen Hirnregionen gemessen – fanden die Forscher heraus, dass bei den krankhaften Lügnern der Anteil der weißen Substanz in einem Hirnbereich, der als präfrontaler Kortex bezeichnet wird, gegenüber den Kontrollgruppen um mehr als 20 Prozent erhöht war. Der Anteil der grauen Substanz war nur um 14 Prozent erhöht, so daß sich das Verhältnis von grauer zu weißer Substanz um 36 bis 42 Prozent verminderte. Im Bereich des präfrontalen Kortex vermuten Wissenschaftler die Gehirnbereiche, in denen Skrupel, ein schlechtes Gewissen und andere moralische Empfindungen ihre neurobiologische Entsprechung haben.

Die weiße Substanz entspricht hingegen den Nervenverbindungen im Gehirn – der »Verdrahtung«. Die graue Substanz besteht zum großen Teil aus den Zellkernen, die Impulse nicht weiterleiten, sondern kontrollieren. »Lügen kostet eine Menge Anstrengung«, sagt Adrian Raine, der an der Studie beteiligt war. »Das könnte die dichtmaschigere Nervenstruktur bei krankhaften Lügnern erklären.« Auch wenn Rückschlüsse aus Kernspinaufnahmen komplexe Verhaltensweisen sehr vereinfachen, würden die Ergebnisse der Forscher aus Kalifornien den Schluss nahelegen: Krankhafte Lügner haben ausgeprägte Nervenverbindungen, um ein Lügengebäude zu errichten – und weniger Nervenmasse, um sich dabei Skrupel und Gewissensbisse zu erlauben.

Literatur:
Yang Y, Raine A, Lencz T, et al.: Prefrontal white matter in pathological liars. British Journal of Psychiatry 2005;187:320-325

Mandeln

Mandeln sind überflüssig und können deshalb auch schon bei kleinen Kindern entfernt werden

Das wurde zumindest Jahrzehnte so gehandhabt. Und größeren Schaden scheinen die Kinder, denen die Rachen- oder Gaumenmandeln entfernt wurden, auch nicht davongetragen zu haben. Die Mandeln spielen allerdings durchaus eine gewisse Rolle in der Immunabwehr. Denn in ihnen werden zahlreiche Abwehrzellen hergestellt. Oberhalb des Eingangs der Speise- und der Luftröhre sind sie ein Teil des so genannten Waldeyer'schen Rachenrings, einer Ansammlung lymphatischen Gewebes, das Keime von den Luftwegen und dem Verdauungsapparat fernhalten soll.

Masern I

Masern sind harmlos

Ganz im Gegenteil. Die Häufigkeit der Todesfälle durch Komplikationen nach einer Masern-Infektion ist bisher offenbar unterschätzt worden. Wie gefährlich die Masern werden können, zeigt der Fall eines heute sechsjährigen Jungen aus der Nähe von Bielefeld. Er war im Alter von fünf Monaten an Masern erkrankt. Im Herbst 2004 litt er plötzlich unter Bewegungsstörungen und konnte nicht mehr laufen. Bei ihm wurde die seltene Gehirnentzündung SSPE diagnostiziert, die stets tödlich verläuft.

Bisher seien Kinderärzte nach Zahlen des Robert-Koch-Instituts von ein bis zwei jährlichen Todesfällen durch Masern in Deutschland ausgegangen. Wenn man aber die Spätfolgen einer Masernerkrankung einbezieht, muss man wahrscheinlich mit fünf bis zehn Toten pro Jahr rechnen. Die neuen Angaben gehen auf Untersuchungen des Instituts für Virologie und Immunbiologie der Universität Würzburg zurück. Dort hat man seit 1988 deutschlandweit rund 120 Todesfälle durch die subakute sklerosierende Panenzephalitis (SSPE) dokumentiert.

»Diese Todesfälle muss man zu den bisher bekannten Masern-Komplikationen hinzuzählen«, sagt der Würzburger Virologe Benedikt Weißbrich. »Bisher wurden sie in der Masern-Statistik nicht wahrgenommen, mit der Folge, dass man die Risiken unterschätzt hat.«

Die seltene SSPE wurde bisher ausschließlich nach Masern-Erkrankungen beobachtet. Sie führt zum schrittweisen Abbau von Nervenzellen und endet mit dem Tod. »SSPE beginnt oft mit epileptischen Anfällen oder Bewegungsstörungen«, sagt Florian Heinen, Leiter der Abteilung für Nervenerkrankungen am von Haunerschen Kinderspital der Universität München. »Später kommen Bewusstseinstrübungen und spastische Krämpfe hinzu, bis die Patienten ins Wachkoma fallen.« Das Heimtückische an der Erkrankung ist, dass die Symptome spät und schleichend beginnen. »Noch nach fünf Jahren kann sich SSPE entwickeln«, sagt Heinen, »und auch die anschließende Leidenszeit kann sich über Jahre hinziehen.«

Der Verband der Kinder- und Jugendärzte schlägt deshalb Alarm und fordert eine bessere Impfdisziplin der Bevölkerung. Noch immer ist es in vielen Kreisen verbreitet, Impfungen für überflüssig zu halten. Die »natürliche« Infektion wird mancherorts als wichtiger Entwicklungsschritt angesehen, der angeblich das Immunsystem stärken soll. Manche Eltern veranstalten sogar »Masern-Partys«, damit die Kinder sich bei anderen anstecken – für den Virologen Weißbrich eine »Katastrophe«. Auch andere Argumente der Impfgegner verkennen die potenzielle Gefahr. »Dass man die Krankheit als Kind selbst durchgemacht habe, können nur diejenigen sagen, die ohne Schaden davongekommen sind«, sagt Reinhard Berner, Infektionsexperte und Leitender Oberarzt der Universitätskinderklinik Freiburg. »Im Einzelfall mögen Kinder zwar davon profitieren, doch für die Allgemeinheit ist es gefährlich, weil man dadurch das Virus weiter in Umlauf hält.«

Wohin das führen kann, zeigte der Masern-Ausbruch in Coburg, der von Ende 2001 bis ins Frühjahr 2002 andauerte. Mehr als 1200 Masernfälle in acht Monaten wurden in Coburg registriert. Für Johannes Liese, Infektiologe und Kinderarzt am von Haunerschen Kinderspital der Universität München, ist die Ursache klar, auch wenn er sich vorsichtig ausdrückt: »Dort gibt es zwei, drei alternative Kinderarztpraxen, die Eltern nicht gerade zu Impfungen ermutigt haben.« Während in den fränkischen Nachbarkreisen die Impfrate gegen Masern – wie im bundesweiten Durchschnitt – bei rund 90 Prozent lag, waren in Coburg nur 77 Prozent der Kinder geimpft. »Die Zahl der nicht immunen Kinder hat sich dort angesammelt«, vermutet Liese. »Dann reichte ein Erkrankungsfall, um die Welle auszulösen.«

Dass die Impfrate in Deutschland immer noch ungenügend ist, zeigen Vergleiche mit anderen Ländern. In den USA darf kein Kind in die Schule, das nicht geimpft ist. In Finnland impft der Schularzt. Beide Länder haben die Masern ausgerottet. Experten sind sich einig, dass man in Deutschland eine Durchimpfung von 95 Prozent bräuchte, um die Masern zu besiegen. Dafür spricht auch, dass sich die meisten SSPE-Erkrankten im ersten Lebensjahr angesteckt haben. Die Impfung wirkt aber erst ab dem elften Monat. »Säuglinge können nur geschützt werden, wenn die gesamte Bevölkerung gegen Masern immun ist«, sagt der Freiburger Kinderarzt Reinhard Berner.

Literatur:
Bellini WJ, Rota JS, Lowe LE, et al.: Subacute sclerosing panencephalitis: more cases of this fatal disease are prevented by measles immunization than was previously recognized. Journal of Infectious Diseases. 2005;192:1686-1693

Masern II

Masern werden in Deutschland immer seltener

Leider ist dem nicht so. Deutschlands Kinderärzte sind beunruhigt, denn im Jahr 2005 häufen sich die Masern wieder – auch weil die Impfbereitschaft der Bevölkerung zu gering ist. Um das Ziel der WHO zu erreichen, die Masern bis 2010 auszurotten, müssten mehr als 95 Prozent der Bevölkerung geimpft sein. Nur dann ist weniger als eine Erkrankung pro 100.000 Einwohner realistisch. Dieses Ziel erreichen hierzulande jedoch nur wenige Regionen wie Mecklenburg-Vorpommern. In Bayern erkrankten 2004 beispielsweise 13 von 100.000 Einwohnern. Weniger als 90 Prozent der Menschen sind geimpft. Die zweite, für einen vollständigen Schutz nötige Impfung nehmen sogar nur 30 Prozent wahr. »Dabei sind Masern nicht harmlos, sondern sehr gefährlich«, sagt Ursel Lindlbauer-Eisenach von der

Münchner Arbeitsgemeinschaft zur Gesundheitsförderung im Kindesalter.

Im Jahr 2005 wurden bis Oktober bundesweit bereits 732 Masern-Erkrankungen gemeldet. Zum Vergleich: 2004 waren es insgesamt nur 89. Gefürchtet sind Masern wegen ihrer Komplikationen. Lungen- und Mittelohrentzündungen lassen sich zwar gut behandeln und verheilen meist ohne Folgen. Jeder 500. Erwachsene mit Masern und jedes 1000. bis 2000. infizierte Kind erleidet jedoch eine Enzephalitis – eine Entzündung des Gehirns, die zur Hälfte mit bleibenden Schäden einhergeht und in einem Drittel der Fälle sogar tödlich endet. Fünf bis acht Jahre nach einer Masern-Infektion kann zudem eine subakute sklerosierende Hirnentzündung (SSPE) auftreten. Die Krankheit ist zwar selten, endet aber immer tödlich. Fünf bis zehn Fälle werden jährlich in Deutschland registriert.

Die Masern-Impfung ist hingegen harmlos und die einzige Möglichkeit zur Vorbeugung. Im Alter von einem Jahr wird geimpft, die zweite Impfung folgt vier Wochen später. Auf fünf Millionen Impfungen kommt eine schwere Gehirnentzündung – das Risiko ist somit um den Faktor 1000 geringer als bei einer Masern-Erkrankung. Trotzdem werden »Masern-Partys« wieder populär, bei denen bereits erkrankte Kinder gesunde Altersgenossen anstecken sollen. »Ärzte, die Eltern dazu raten, machen Kunstfehler«, sagt Detlef Kunze, Vorsitzender des Ärztlichen Kreis- und Bezirksverbandes München. Mit einem verbreiteten Irrtum räumt auch Ursel Lindlbauer-Eisenach auf: »Es hat keine Vorteile, wenn Kinder eine Krankheit durchmachen. Das Immunsystem wird durch Impfungen genauso trainiert.«

Masern III

Die Masernimpfung kann zu schweren Komplikationen wie Autismus oder der Darmerkrankung Morbus Crohn führen

Radikale Impfgegner behaupten so etwas zwar noch immer. Dabei kann mittlerweile als endgültig bewiesen gelten, daß zwischen der Impfung gegen Masern, Mumps und Röteln (MMR) und Krankheitsbildern wie Autismus und der chronischen Darmentzündung Morbus Crohn keinerlei Zusammenhang besteht. Dies berichtete zuletzt eindrucksvoll im Oktober 2005 ein Team um den italienischen Epidemiologen Vittorio Demicheli in einer Übersichtsarbeit für die Cochrane-Datenbank. »Entscheidungen für die öffentliche Gesundheit müssen auf sicheren Beweisen ruhen«, sagt Demicheli. »Hätten wir das im Streit um die MMR-Impfung berücksichtigt, wäre uns in den vergangenen Jahren viel Ärger erspart geblieben.«

Seit 1998 gab es immer wieder Vermutungen und Warnungen, die Impfung könne langfristig schwere Nebenwirkungen zeitigen. Damals war eine Studie im Fachmagazin Lancet veröffentlicht worden, in der die Sicherheit des Impfstoffs in Frage gestellt und dieser mit Autismus und Morbus Crohn in Verbindung gebracht wurde. Die MMR-Impfung wurde in den 1970er Jahren eingeführt und ist mittlerweile in mehr als 90 Ländern Standard. Empfohlen wird sie im Alter von elf Monaten. Eine zweite Impfung vier Wochen später wird angeraten, um einen möglichst vollständigen Impfschutz aufzubauen. Besonders Masern werden in Deutschland chronisch unterschätzt. Dabei führt die Krankheit in jedem 500. bis 1000. Fall zu einer Hirnentzündung, die zu einem Drittel tödlich verläuft und zur Hälfte bleibende Schäden hinterlässt.

Trotz dieser Gefahren gibt es Eltern und Ärzte, die von der Impfung abraten. Deshalb kommt es gelegentlich auch zu regionalen Ausbrüchen der Masern. Dabei ist die Impfung weitaus weniger gefährlich als die Krankheit. Nach einer Impfung tritt nur bei einem von fünf Millionen Kindern eine Hirnentzündung auf.

Die Ergebnisse der Cochrane-Library haben besonderes Gewicht. »Alle Belege und Beweise, die es in der Fachliteratur zu einer Fragestellung gibt, sind in einem Artikel vereint«, sagt Mark Davies vom Cochrane-Netzwerk. Cochrane-Zentren haben es sich weltweit zur Aufgabe gemacht, die fachpublizistische Spreu vom Weizen zu trennen. Die Gruppe um den italienischen Epidemiologen Demicheli erfasste alle Artikel, in denen es um die MMR-Impfung und mögliche Komplikationen ging. Von den 139 Arbeiten genügten aber nur 31 den methodischen Ansprüchen an wissenschaftliche Studien. Diese hochwertigen Untersuchungen werteten sie aus und fassten das Ergebnis zusammen. Die Datenbasis ist daher besser als die der Lancet-

Arbeit. Die Studie von 1998 beruhte auf der Analyse von lediglich 12 Kindern.

Literatur:
Demicheli V, Jefferson T, Rivetti A, et al.: Vaccines for measles, mumps and rubella in children. Cochrane Database Syst Rev. 2005;19:CD004407
Wakefield AJ, Murch SH, Anthony A, et al.: Ileal-lymphoid-nodular hyperplasia, non-specific colitis, and pervasive developmental disorder in children. Lancet 1998;351:637-641

M

Medikamente I

Schwere Nebenwirkungen von Arzneimitteln sind äußerst selten

Nein, noch immer werden die Wechsel- und Nebenwirkungen von Arzneien unterschätzt – selbst von Ärzten. Allerdings ist es auch schwer, den Überblick zu behalten. Es gibt 19.491 verschreibungspflichtige Arzneimittel mit 1819 Wirkstoffen in Deutschland, durchschnittlich 45 kommen jedes Jahr hinzu. Noch schwerer ist es, den Überblick über das zu behalten, was sie anrichten können. Sind es 16.000 Tote jedes Jahr hierzulande oder doch eher 58.000? Geht die Zahl der Geschädigten in die Hunderttausende oder gar in die Millionen? Niemand kann sagen, wie viele Menschen in Deutschland durch falsch dosierte Arzneimittel oder unerkannte Wechselwirkungen der Medikamente ums Leben kommen und wie viele schwere Gesundheitsschäden erleiden. Dabei geht es nicht nur um spektakuläre Marktrücknahmen wie bei dem Fettsenker Lipobay oder dem Schmerzmittel Vioxx, sondern um das alltägliche Chaos in den Pillendosen.

Von England und den USA ist bekannt, dass dort mehr Menschen an Medikamenten als im Straßenverkehr sterben. »Auch in Deutschland sind es viele Tote. Es sind noch mehr Geschädigte. So viel wissen wir«, sagt Bruno Müller-Oerlinghausen, Vorstandsvorsitzender der Arzneimittelkommission der deutschen Ärzteschaft. »Es ist schlimm, dass wir keine genaueren Daten haben. Schlimmer ist aber, dass über Ursachen und mögliche Vermeidungsstrategien bisher kaum geforscht und diskutiert wird.«

Allmählich soll sich das ändern. Im April 2005 fand in Saarbrücken der erste deutsche Kongress über Patientensicherheit bei medikamentöser Therapie statt. Denn gefährliche Nebenwirkungen oder Wechselwirkungen sind häufig. Vier Prozent der Patienten in der Inneren Medizin werden allein deshalb aufgenommen – in Deutschland rund 88.000 jedes Jahr. Dies führt zu Kosten von 400 Millionen Euro jährlich. Die geschätzten jährlichen 58.000 Todesfälle in Deutschland gehen auf eine norwegische Untersuchung zurück. Kritiker bezweifeln allerdings, dass sich die dortigen Ergebnisse übertragen lassen.

»Wir müssen aufhören, uns selbst zu bekriegen«, fordert Müller-Oerlinghausen. »Ärzte weisen Zahlen zurück, reagieren beleidigt oder werfen sich Nestbeschmutzung vor. Wir sollten endlich anfangen, wenigstens die vermeidbaren Fehler zu verhindern.« Das Eingeständnis von Behandlungsfehlern ist unter Medizinern nicht sehr verbreitet. Wenn ein Arzt zugibt, dass die Arzneimitteltherapie mit erheblichen Risiken einhergeht und von einer erheblichen Dunkelziffer an schweren Zwischenfällen auszugehen ist, reagieren viele Doctores gereizt. Es passt nicht zu ihrem Selbstverständnis als Helfer und Heiler, dass sie Patienten mit ihrem Handeln womöglich auch Schaden zufügen.

Dabei gibt es – anders als bei der Flugsicherheit – in Krankenhäusern und Arztpraxen bisher kein System zur Fehlererkennung. Selbst kompetente Ärzte können Fehler nicht vermeiden, wenn die Verfahren zur Medikamentengabe nicht gut organisiert sind. Zwölf verschiedene Medikamente nehmen internistische Patienten im Durchschnitt ein. Daniel Grandt, Chefarzt des Klinikums Saarbrücken und Mitorganisator des Kongresses im April 2005, wählt einen drastischen Vergleich: »Auch als guter Fahrer kommt man mit abgefahrenen Sommerreifen nicht durch einen Schneesturm.« So nimmt beispielsweise jeder fünfte Patient im Krankenhaus Medikamente, ohne dass der behandelnde Arzt etwas davon weiß. Weil es dem Onkel auch geholfen habe, bekommen Mediziner in solchen Fällen oft zu hören. »Ärzte und Patienten sollten wissen, dass die Arzneimittelgabe ein Hochrisikoprozess ist«, sagt Grandt.

Manche Patienten sind besonders gefährdet. Wenn die Niere das Blut nicht mehr richtig reinigt, sammeln sich viele Medikamente im Körper an und können zu einer Arzneimittelvergiftung führen. »Jeder sechste Patient auf einer normalen Station für Innere Medizin hat eine Nierenfunktionsstörung«, sagt Walter Haefeli, Klinischer Pharmakologe am Universitätsklinikum Heidelberg. Das Problem dabei: Bei alten Menschen steigt die Kreatinin-Konzentration im Blut, die einen Nierenschaden anzeigt, verzögert an. »Eine schlanke, betagte Dame kann eine halbierte Nierenleistung haben, ohne dass es im Krankenhaus bemerkt wird«, so Haefeli. Wird wie üblich weiter therapiert, können die Folgen der schleichenden Überdosierung dramatisch sein. Das Herzmedikament Digoxin kann dann zu schweren Rhythmusstörungen führen, das Magenmittel Ranitidin zu Verwirrung, die Herpes-Arznei Aciclovir bis ins Koma. »Es folgen teure Zusatzabklärungen, bis man feststellt, dass die Patienten durch falsche Dosierungen vergiftet worden sind«, sagt Haefeli.

M

Der Verbesserungsbedarf ist enorm. Auf internistischen Stationen bekommt nur ein Drittel der Patienten mit eingeschränkter Nierenfunktion die richtige Dosis. Am Universitätsklinikum Heidelberg gibt es inzwischen mehr als 5000 PCs, die Ärzte bei der Verordnung unterstützen. Warnampeln zeigen an, ob ein Medikament kritisch für Nierenkranke ist oder ob andere Wechselwirkungen zu beachten sind. »Dadurch konnte die richtige Dosierung bei Nierenkranken auf 67 Prozent gesteigert werden; wenn ein Klinischer Pharmakologe auf Station ist, sogar auf 80 Prozent«, sagt Haefeli. Daniel Grandt weist auf andere Vorteile solcher Hilfen hin, etwa wenn Zulassungsbehörden vor Risiken warnen: »Man muss sicherstellen, dass diese Informationen nicht nur auf einem Schreibtisch landen, sondern allen Ärzten sofort zur Verfügung stehen.« Bruno Müller-Oerlinghausen fordert von Politik und Öffentlichkeit, das Thema nicht mehr so stiefmütterlich zu behandeln: »Für die wissenschaftliche Untersuchung von jedem molekularen Detail gibt es Forschungsgeld, aber die pharma-unabhängige Forschung zur Arzneimittelsicherheit wird bisher kaum gefördert.«

Literatur:
Grandt D, Friebel H, Müller-Oerlinghausen: Arzneitherapie(un)sicherheit. Notwendige Schritte zur Verbesserung der Patientensicherheit bei medikamentöser Therapie. Deutsches Ärzteblatt 2005;102:A509-515
Ebbesen J, Buajordet I, Erikssen J, et al.: Drug-related deaths in a department of internal medicine. Archives of Internal Medicine 2001;161:2317-2323

Medikamente II

Arzneimittel für Kinder sind besonders sorgfältig untersucht

Leider ist das Gegenteil der Fall. Obwohl Ärzte wissen, dass der wachsende Organismus anders reagiert als der erwachsene, sind viele Medikamente nicht eigens für Kinder getestet. »Je kränker sie sind, desto schlechter sind Medikamente für Kinder geprüft«, sagt Hannsjörg Seyberth, bis 2004 Direktor der Universitätskinderklinik Marburg und danach Vorsitzender der Kommission für Arzneimittelsicherheit im Kindesalter. Gerade im Ernstfall würden Kinder dann unfreiwillig zu Versuchskaninchen.

Gründlich getestet seien zwar fast alle Impfstoffe und Mittel gegen banale Infektionen wie Husten, Schnupfen, Heiserkeit. »Das ist ja auch ein großer Markt«, sagt Seyberth. Für Kinder mit seltenen oder schweren Leiden wie Herzerkrankungen, Diabetes, Epilepsie oder Krebs sind hingegen 50 bis 80 Prozent der Arznei nicht geprüft. »Auf Kinderintensivstationen sind sogar mehr als 90 Prozent der Arzneimittel nicht getestet«, sagt Seyberth.

Das muss keine schädlichen Auswirkungen haben, kann es aber. Schließlich funktioniert bei Kindern vieles anders. Im Alter von wenigen Monaten bis zu vier Jahren nehmen sie Medikamente leichter auf, scheiden sie aber auch schneller wieder aus. Leber und Nieren sind aktiver als bei Erwachsenen, was nicht nur Vorteile mit sich bringt. Und ihr Organismus ist verletzlicher. Krebsmittel wie die Antrazykline schädigen etwa das wachsende Herz, während sie das Erwachsener nicht beeinträchtigen. In den USA ist die Antrazyklin-Therapie mittlerweile der häufigste Grund für Herzverpflanzungen bei Kindern. Kortison hemmt das Skelettwachstum. Zytostatika wie Endoxan, mit denen Nierenleiden und Rheuma bei Kindern behandelt werden, machen oft unfruchtbar.

Kinder sind unberechenbar. Das gilt erst recht, wenn sie krank sind. Es reicht dann nicht, die Tabletten zu vierteln und die Dosis dem geringeren Körpergewicht anzupassen. Denn auch aus pharmakologischer Sicht sind Kinder keine kleinen Erwachsenen. Arznei wirkt bei ihnen anders und ist manchmal auch gefährlich, wie nicht nur der Contergan-Skandal gezeigt hat. Doch die Forschung zur Medikamentensicherheit bei Kindern steckt noch in den Anfängen. Die EU will dies endlich ändern: Eine Verordnung hat im September 2005 die erste Lesung im Europaparlament passiert. Anschließend lag sie dem Rat der Gesundheitsminister vor. Ende 2006 könnte sie in Kraft treten.

Seit 1997 gibt es eine ähnliche Regelung schon in den USA. Erst Jahre später fordert auch die EU, »dass Kinderarzneimittel im Rahmen einer qualitativ hochwertigen Forschung entwickelt werden und dass zur Behandlung von Kindern verwendete Arzneimittel eigens für die pädiatrische Verwendung zugelassen werden«. Arzneistudien für Kinder sind dringend nötig, auch wenn Eltern sich schwer damit tun, dass an ihren Kindern getestet wird. Anreiz für die Pharmafirmen soll ein um sechs Monate verlängerter Patentschutz sein. In den USA wurde dies in Einzelfällen ausgenutzt. Der Pharmakonzern Eli-Lily etwa hat das Antidepressivum Prozac auch an Kindern getestet. Den geringen Ausgaben standen Gewinne von mehreren hundert Millionen Dollar durch den verlängerten Patentschutz gegenüber.

Cornelia Yzer vom Verband Forschender Arzneimittelhersteller begrüßte die EU-Initiative, nachdem sie die erste EU-Hürde genommen hatte. »Ohne den Druck der Patienten und Eltern wäre es nie so weit gekommen«, sagt hingegen Kinderarzt Seyberth. »Die Lobby der Pharmaindustrie hat unsere Pläne viele Jahre lang verzögert.«

Mittelohrentzündung

Bei chronischer Mittelohrentzündung sollte bald ein Paukenröhrchen eingelegt werden

Auch bei einer Mittelohrentzündung operieren Ärzte oft schneller als nötig. Nach der Erkältung ist die Mittelohrentzündung die häufigste Erkrankung von Kindern. 40 Prozent aller Kinder erkranken bis zum zehnten Lebensjahr mindestens einmal daran – der häufigste Grund für einen Arztbesuch in diesem Alter. Zwar heilen 80 Prozent der Mittelohrentzündungen folgenlos aus. Der Rest der Fälle wird jedoch mit Antibiotika oder sogar einem kleinen chirurgischen Eingriff behandelt. Dabei wird ins Trommelfell gestochen, um den Druck im

Mittelohr abzulassen. Zudem soll durch Einlage eines »Paukenröhrchens« gewährleistet werden, dass das Mittelohr von der Rachenseite aus genügend belüftet wird und sich keine neuen Entzündungsherde bilden.

Kinderärzte der Universität Pittsburgh haben untersucht, wie sich der Zeitpunkt der Operation auf die weitere Entwicklung der Kinder auswirkt. Denn die Mittelohrentzündung geht bei kleinen Kindern häufig mit Hörproblemen und daraus resultierenden Lernschwierigkeiten einher. Später können sie deshalb in der Schule zurückbleiben.

429 Dreijährige, die trotz Antibiotikagabe weiter an Mittelohrentzündung litten, wurden in die Studie einbezogen. Eine Gruppe wurde sofort operiert, die andere neun Monate später. Die Gruppen unterschieden sich nicht im Therapieerfolg. Auch die im Alter von sechs Jahren ermittelte kognitive und sprachliche Entwicklung der Kinder war in beiden Gruppen ähnlich. Da die rasche Operation keinen Vorteil für die Kinder bringt, sprechen sich die Autoren der Studie dafür aus, auch bei chronischer Mittelohrentzündung zunächst mit der Operation zu warten. Erst wenn nach sechs Monaten noch eine Entzündung besteht, Fehlbildungen vorliegen oder Hörverlust droht, seien Trommelfellstich und Paukenröhrchen angeraten.

Literatur:
Paradise JL, Campbell TF, Dollaghan CA, et al.: Developmental outcomes after early or delayed insertion of tympanostomy tubes. New England Journal of Medicine 2005;353:576-586

Mundgeruch

Man kann den eigenen Mundgeruch riechen

Man kennt das: Wer seinen Mundgeruch überprüfen will, haucht in die Hand und hält sie sich so vor den Mund, dass ein eventueller Geruch in die Nase aufsteigen würde. Soweit die Theorie. In der Praxis funktioniert dies jedoch nicht – beziehungsweise nur dann, wenn der aktuelle Geruch sehr stark vom sonstigen Eigenduft abweicht. Denn da der Mensch seinen eigenen Mundgeruch ständig einatmet, gewöhnt er sich daran und nimmt ihn gar nicht oder nur sehr abgeschwächt wahr. Das gleiche Phänomen ist die Erklärung dafür, dass die meisten Menschen es nicht bemerken, wenn sie nach Schweiß riechen.

Muskelkrämpfe

Magnesiumtabletten schützen vor Muskelkrämpfen

Magnesium kann zwar Muskelkrämpfen vorbeugen helfen. Doch das erfordert eine langfristige Anwendung. Meist sind die Dosierungen in den handelsüblichen Magnesium-Tabletten auch viel zu gering, um gegen die schmerzhaften Zusammenballungen der Muskelfasern helfen zu können.

Muskeln

Wer viele Muskeln hat, ist auch besonders stark

Dass Bodybuilder ihre imposanten Muskelgebirge oft nur künstlich sich antrainiert haben und – außer posieren – nicht viel damit anfangen können, hat sich mittlerweile herumgesprochen. Doch auch echte Kraftsportler sind manchmal nur von einseitiger Stärke. Manfred Nerlinger, mehrfacher deutscher Schwergewichtsmeister im Gewichtheben, erzählte beispielsweise, dass er zu Hause nicht die Zimmerdecke streichen könne. Seine gewaltigen Muskeln an den Oberarmen drücken bei Überkopfarbeiten auf die Blutgefäße und Nerven, sodass der Arm schon nach wenigen Minuten einschläft.

Musikantenknochen

Der Musikantenknochen ist ein besonders empfindlicher Knochen am Ellbogen

Der Musikantenknochen ist kein Knochen. Bei der schmerzhaften Stelle am Ellbogen handelt es sich vielmehr um den Nervus ulnaris, den Ellen-Nerv, der hier sehr oberflächlich unter der Haut in einer Knochenrinne der Elle verläuft und deshalb leicht irritiert werden kann, wenn er angestoßen wird.

N

Nasenbluten

Bei Nasenbluten soll man den Kopf nach hinten legen

Das ist nicht zu empfehlen, auch wenn es Generationen von Eltern und Lehrern so praktiziert haben. Denn wird der Kopf nach hinten gelegt, gelangt das Blut aus der Nase in den Rachen und von dort über die Speiseröhre in den Magen. Das ist zwar nicht schädlich, doch verschlucktes Blut löst bei manchen Menschen schnell Übelkeit und Brechreiz aus. Muss sich ein Kind in der allgemeinen Aufregung wegen des Nasenblutens auch noch übergeben, trägt dies nicht gerade zur Beruhigung der Situation bei.

Besser ist es, bei Nasenbluten ein kühles Tuch in den Nacken zu legen und den Kopf normal aufrecht zu halten. Hört das Nasenbluten nicht gleich auf, empfiehlt es sich, mit einem Tuch sanften Druck auf die Nase auszuüben und so die Blutungsquelle zu komprimieren. Nasenbluten ist fast immer harmlos. Da die Schleimhaut in der Nase jedoch äußerst gut durchblutet ist, kommt es schnell zu kleineren Verletzungen, die dann mitunter heftig bluten. Es gibt auch eine angeborene Neigung zu verstärktem Nasenbluten. Die ist allerdings äußerst selten und zwar lästig, aber harmlos.

Nierenleiden

Nierenerkrankungen sind Schicksal und nicht durch ein bestimmtes Verhalten zu beeinflussen

N

Für die meisten Erkrankungen des körpereigenen Blutfilterorgans stimmt das auch: Wenn die Filterfunktion der Niere nachlässt oder ganz ausfällt, wissen Ärzte oft nicht, woran das liegt. Zwar stellen die Zuckerkranken die größte Einzelgruppe der Nierenkranken. Und neben der so genannten diabetischen Nephropathie sind es meist chronische Entzündungen der als Glomeruli bezeichneten Nierenkörperchen, die Patienten langfristig an die Dialyse bringen. Diese Entzündungen haben allerdings nichts mit einer Infektion zu tun, und bisher ist, von wenigen Ausnahmen abgesehen, nicht bekannt, warum es manche Menschen trifft und andere nicht.

Es gibt jedoch eine Verhaltensweise, die das Risiko für Nierenerkrankungen deutlich erhöht: das Rauchen. Auf bis zu 31 Prozent wird der Anteil der Nierenerkrankungen geschätzt, die allein auf eine Nikotinabhängigkeit zurückzuführen sind. Mehrere neue Studien haben dies belegen können. Einerseits nimmt die Filterleistung Nierenkranker bei Rauchern schneller ab als bei Nichtrauchern. Andererseits haben Nierenkranke ohnehin ein erhöhtes Risiko für Herzkreislaufleiden, was sie durch das Rauchen noch weiter erhöhen.

Literatur:
Warmoth L, Regalado MM, Simoni J: Cigarette smoking enhances increased urine albumin excretion as a risk factor for glomerular filtration rate decline in primary hypertension. American Journal of Medical Sciences 2005;330:111-119
Orth SR, Schroeder T, Ritz E, Ferrari P: Effects of smoking on renal function in patients with type 1 and type 2 diabetes mellitus. Nephrology Dialysis Transplantation 2005;20:2414-2419

Orthomolekulare Medizin

Die orthomolekulare Medizin hilft gegen viele Krankheiten und Beschwerden

Mittlerweile bessern viele Mediziner ihr Budget auf, indem sie Patienten zu »Individuellen Gesundheitsleistungen« (IGeL) überreden, die von der Krankenkasse nicht erstattet werden. Dass die Kasse nicht zahlt, hat seinen Grund. Denn für den Großteil der Leistungen liegen keine ausreichenden Wirksamkeitsbelege vor. Beispielsweise für die Verschreibung von Wirkstoffmischungen, die angeblich fehlende Vitamine, Mineralien und andere Substanzen ersetzen sollen.

Es gibt zwar Hinweise darauf, dass einzelne Substanzen positive Wirkungen haben könnten. Insgesamt aber überwiegen die Risiken und unerwünschten Wirkungen. So kann Eisen zu Bauchweh, Durchfall und Leberschäden führen, wenn es überdosiert wird. Bor kann Männer unfruchtbar machen. Selen führt überdosiert zu Schäden an Nägeln und Haaren und beeinträchtigt das Nervensystem. Zu viel Zink geht mit Magen-Darm-Beschwerden, Übelkeit und Erbrechen einher. Kalium beeinflusst den Herzrhythmus. Zu viel Kalzium erhöht den Blutdruck und schädigt die Nieren.

Und auch Vitamine können in den Mengen, die in der orthomolekularen Medizin verschrieben werden, schädlich sein. Vitamin A schädigt in großen Mengen Augen, Knochen und die Leber und führt zu Schmerzen an Knochen und Muskeln. Vitamin B schädigt überdosiert Nerven und Muskeln. Hohe Dosen Vitamin C fördern die Bildung von Nierensteinen, Herzkreislauferkrankungen und können das Erbgut schädigen. Zu viel Vitamin D erhöht den Kalziumwert im Blut, was wiederum zu Kalkablagerungen in den Blutgefäßen und Nieren führt. Zu viel Vitamin E erhöht das Herz-Kreislauf-Risiko. Zudem geht es mit Erschöpfung und Muskelschwäche einher. Vitamin K wirkt sich in großen Mengen negativ auf die Leber und die Blutbildung aus. In Kombination haben die hoch dosierten Vitamine C und E das Risiko für Frauen mit Herzproblemen erhöht, daran auch zu sterben. Bei Diabetikern schließlich stieg das Risiko einer Gefäßverkalkung.

Aus all dem folgt: Der Nutzen der orthomolekularen Medizin kann zwar im Einzelfall gering sein. Insgesamt drohen jedoch erhebliche

Risiken und zahlreiche Nebenwirkungen bei dieser Art von Therapie. Die Wirksamkeit der Methode ist nicht bewiesen – auch wenn manche Ärzte und Apotheker aus finanziellen Interessen dazu raten sollten.

Literatur:
Stiftung Warentest: Die Andere Medizin. »Alternative« Heilmethoden für Sie bewertet. Berlin 2005, S.99 ff

Penicillin

Penicillin hat sich sofort verbreitet, als es entdeckt wurde

Es ist erstaunlich, dass eine so bahnbrechende Entdeckung wie die des Antibiotikums Penicillin mehr als 13 Jahre gebraucht hat, um sich in der Forschung wie auch auf dem Markt durchzusetzen. Die Antibiotika werden schließlich bis heute als die womöglich bedeutendste Entdeckung der Medizin im 20. Jahrhundert angesehen. Dass der Ruhm an dem Erstentdecker Alexander Fleming – von 1944 an durfte er sich »Sir« nennen – völlig vorbei ging, kann man dennoch nicht behaupten. Er trat nur etwas verspätet ein. Gemeinsam mit Chain und Florey erhielt Fleming 1945 den Nobelpreis für seine bahnbrechenden Untersuchungen.

Doch der Reihe nach: Alexander Fleming gilt als der Inbegriff des bescheidenen, aber hochbegabten Laborforschers. Bereits im Studium erhielt der 1881 geborene Schotte mehrere Preise. In seinem Londoner Labor am St. Mary's Hospital war er lange Jahre mit Forschungen zu Impfstoffen beschäftigt. Als er 1928 Staphylokokken – eine sehr verbreitete Bakterienart – züchtete, bemerkte er, dass sich auf den Nährböden der Kulturschalen noch ein paar andere Keime niedergelassen hatten. Dabei schien es sich um einen Schimmelpilz zu handeln. Das Besondere daran war, dass sich die Kolonie mit den Staphylokokken um den Pilz herum vollständig aufgelöst hatte. Offensichtlich besaß der Pilz die Kraft, die Bakterien zu zerstören.

Fleming erkannte das Potenzial dieser Entdeckung. Er benutzte den für seine Zuchtkeime anscheinend so gefährlichen »Schimmelsaft« für seine weiteren Experimente und stellte immer wieder fest, dass der Schimmel oder ein Wirkstoff daraus den Bakterien den Garaus machen konnte. Er nannte den antimikrobiellen Stoff »Penicillin«, was vom Lateinischen Penicillium, das heißt »kleiner Schwanz, Penis« oder auch »Pinselschimmel« abgeleitet war. Fleming fasste seine Ergebnisse noch im Jahr 1928 zusammen. Im Juni 1929 erschien dann sein Bericht »Über die antibakterielle Wirkung von Penicillium-Kulturen« im British Journal of Experimental Pathology.

Doch aus bis heute weitgehend unerfindlichen Gründen schien niemand von Flemings epochaler Entdeckung besondere Notiz nehmen zu wollen. Zwar gelang es Fleming und seiner Arbeitsgruppe nicht, das Penicillin als reine chemische Substanz aus den diversen »Schimmelsäften« zu isolieren und die Arznei zur Produktionsreife zu bringen. Dennoch hätte anderen Forschern und Medizinern die Bedeutung dieser Entdeckung auffallen oder wenigstens ein Wettlauf der Labore und Industrieunternehmen um die Herstellung einsetzen müssen. Denn immerhin behandelte Fleming zwischen 1930 und 1932 mehrere Patienten erfolgreich mit seinen Schimmelpilzextrakten – doch dann kam seine Arbeit ins Stocken.

So wurde das Penicillin erst im Jahre 1940 von Boris Chain und Howard Walter Florey in Oxford isoliert. Chain war aus Deutschland emigriert, Florey gebürtiger Brite. Die beiden hatten erst 1938 mit entsprechenden Forschungen begonnen. Es gelang den britischen Bakteriologen, Penicillin in gereinigter und konzentrierter Form zur Marktreife zu entwickeln und für die Massenproduktion verfügbar zu machen. Dies war allerdings besonders auf die enge und unkonventionelle Zusammenarbeit gleich dreier großer Unternehmen zurückzuführen: Merck, Sqibb und Pfizer.

Im weiteren Verlauf des Zweiten Weltkriegs wurde die Bedeutung des Medikaments für die Behandlung von Verletzten dann rasch erkannt. Nach dem Kriegseintritt der USA im November 1941 wurde die Produktion deutlich gesteigert und weiter vorangetrieben. Allerdings erhielten zunächst nur die Mitglieder der Streitkräfte das neu entwickelte Antibiotikum. Für die Zivilisten in Großbritannien und den USA wurde es erst am Ende des Krieges verfügbar. In Nachkriegseuropa war es – wie Orson Welles' Filmklassiker »Der dritte Mann« eindrucksvoll zeigt – mehrere Jahre lang ein ebenso knappes wie begehrtes Gut.

Literatur:
Wainwright M: Fleming's unfinished. Perspectives of Biology and Medicine 2002;45:529-538.
Goldsworthy PD, McFarlane AC: Howard Florey, Alexander Fleming and the fairy tale of penicillin. Medical Journal of Australia 2002;176:176-178
Bennett JW, Chung KT: Alexander Fleming and the discovery of penicillin. Advances in Applied Microbiology 2001;49:163-184

Penis I

Die Morgenerektion beruht auf wilden Träumen

Fast jeder Mann kennt das, er wacht morgens auf und spürt eine Erektion – allerdings ohne sich an irgendwelche sexuellen Phantasien erinnern zu können. Dies liegt allerdings nicht (oder nur in den seltensten Fällen) an erotischen Träumen, die man bereits wieder vergessen hat. Grund für die »Morgenlatte« ist vielmehr eine volle Blase. Die gefüllte Harnblase unterdrückt teilweise den Blutrückfluss aus den Geschlechtsorganen. Dadurch bleiben die Schwellkörper des männlichen Gliedes stärker gefüllt und bewirken eine morgendliche Erektion auch des unschuldigsten Schläfers.

Penis II

Nach längerer sexueller Pause steigt der Druck in Hoden und Penis

Die Begierde mag nach Phasen der Enthaltsamkeit zunehmen – eine wie auch immer geartete Drucksteigerung in Hoden oder Penis kann jedoch nach längeren Sex-Pausen nicht festgestellt werden. Die fortwährend neu gebildeten Spermien zerfallen mit der Zeit wieder, wenn sie nicht in die Freiheit gelangen. Deshalb ist die Menge der Spermien im Hoden auch weitgehend konstant – unabhängig von der sexuellen Aktivität oder Enthaltsamkeit. Der einzige Druck, der bei bedürftigen Männern womöglich zunimmt, ist derjenige, der durch sexuelle und andere Phantasien erzeugt wird.

Placebo I

Placebos wirken nicht

P

Die Behandlung mit Placebo (wörtlich: ich gefalle) wird immer wieder als Einbildung interpretiert. Dabei konnten Wissenschaftler mehrfach nachweisen, dass die auch als Scheinmedikamente bezeichneten Präparate einen messbaren Effekt haben. Um bis zu 30 Prozent können sie Schmerzen lindern oder die Notwendigkeit einer Medikamentengabe verringern. Verschiedene Untersuchungen haben dies eindeutig belegen können. Ein gewisser Placeboeffekt lässt sich sogar bei der Einnahme herkömmlicher Schmerzmittel beobachten. Nach der Einnahme von Aspirin oder anderen Medikamenten behaupten viele Menschen schon nach fünf oder zehn Minuten, dass sie spüren, wie der Schmerz nachlässt. Dabei brauchen die Substanzen, bis sie an ihren pharmakologischen Wirkort gelangen, oftmals länger als 30 Minuten.

Placebo II

Der Wirkmechanismus von Placebos ist unbekannt

Dass sie wirken, wissen Mediziner mittlerweile. Wie sie wirken, darüber gibt es immer konkretere Vermutungen. Im Frühjahr 2005 konnten Forscher zeigen, dass Placebos höchstwahrscheinlich die Produktion körpereigener Euphoriedrogen ankurbeln. Durch den Glauben an die Wirkung der Scheinmedikamente werden im Gehirn Endorphine freigesetzt. »Das versetzt der Vorstellung, der Placebo-Effekt sei ein rein psychisches und kein physisches Phänomen, einen weiteren

Schlag«, sagt Jon-Kar Zubieta, Professor für Psychiatrie an der Universität von Michigan und Hauptautor der Studie. Die Forscher untersuchten die Gehirne von 14 Probanden mittels einer speziellen Technik namens PET (s.u.). Während der Studie bekamen die Teilnehmer konzentriertes Salzwasser in die Kiefermuskeln injiziert, um einen Schmerzreiz auszulösen. Gleichzeitig bekamen sie ein Mittel – es wurde ihnen gesagt, es sei ein Schmerzmittel. In Wirklichkeit handelte es sich um Placebo. Das Gehirn der Probanden wurde in dieser Zeit alle 15 Sekunden aufgenommen, und sie mussten auf einer Skala von 0 bis 100 die Schmerzintensität angeben.

Im PET-Scan (Positronen-Emissions-Tomographie) zeigte sich, dass bei den Probanden das körpereigene Endorphinsystem aktiviert war, während sie Schmerzen hatten und mit Placebo behandelt wurden. Der PET-Scan funktioniert wie eine Fotoaufnahme, die aber zusätzlich noch die Stoffwechselaktivität anzeigt und oftmals auf eine Kernspinaufnahme projiziert wird. Mit Hilfe speziell markierter Substanzen (kurzlebiger radioaktiver subatomarer Kohlenstoffpartikel, die als Positronen bezeichnet werden) kann durch PET sichtbar gemacht werden, welche Regionen im Gehirn gerade besonders aktiv sind und was dort produziert oder abgebaut wird. Wurde den Probanden während eines erneuten Schmerzreizes gesagt, dass sie gleich wieder das Medikament bekommen würden, von dem sie nicht wussten, dass es ein Placebo war, konnte der Schmerz noch weiter gesteigert werden, bis er mit der gleichen Intensität wie zuvor angegeben wurde. Bei neun der 14 Probanden ließ sich der Schmerz durch Placebo um mehr als 20 Prozent vermindern.

Endorphine wirken wie Morphium und docken auch an den Opiatrezeptoren in der Grauen Substanz an. Sie verhindern dadurch, dass Schmerzsignale von einem Nerv zum anderen weitergeleitet werden. Im Körper erfüllen sie eine wichtige Funktion: Bei Unfällen und schweren Verletzungen verhindern sie, dass im ersten Moment der Schmerz den Körper übermannt. Dies ist der Grund, warum Unfallopfer oft davon berichten, dass sie auch mit schweren Traumata noch Hilfe rufen konnten oder gar eine Strecke zurücklegten. Auch bei Fußballern, die während des Torschusses gefoult werden, ist dies zu beobachten: Sie drehen erst noch jubelnd ab, dann brechen sie schmerzverzerrt zusammen. Beim Ausdauersport werden ebenfalls Endorphine freigesetzt

(Runner's High). Auch sie dienen dazu, die Leiden der Anstrengung eine Weile zu überdecken.

Literatur:
Zubieta JK, Bueller J, Jackson L, et al.: Placebo effects mediated by endogenous opioid activity on mu-opioid receptors. The Journal of Neuroscience 2005;25: 7754-7762

Plötzlicher Kindstod I

Säuglinge und Kleinkinder sollten auf dem Bauch schlafen

Kaum etwas ist so schwierig wie die Erziehung von und der Umgang mit Kindern. Eltern gute Ratschläge zu geben, ist heikel. Niemand will sie gern hören. Und gerade in der Behandlung der Kinder schwören viele Eltern auf eigenwillige Rezepte – etwa Kinder auf den Bauch zu legen, weil das angeblich gesünder sei. Das Gegenteil ist der Fall. Die wichtigste Empfehlung lautet immer noch »Back to sleep«. Das englische Wortspiel, das sowohl die Begriffe »Rückenlage« als auch »zurück« beinhaltet, soll Eltern veranschaulichen, wie sie das Risiko für einen plötzlichen Kindstod verringern können: Indem sie ihre Kinder im ersten Lebensjahr konsequent flach auf dem Rücken schlafen lassen. »Seit sich immer mehr Eltern daran halten, sind die Fälle von plötzlichem Kindstod stark zurückgegangen«, sagt Florian Heinen, Professor für Nervenerkrankungen am von Haunerschen Kinderspital der Universitätsklinik München. Gab es 1990 in Deutschland laut Statistischem Bundesamt noch 1283 Fälle von plötzlichem Kindstod (ein Fall auf 705 Lebendgeborene), sank die Zahl nach den ersten Empfehlungen der Rückenlage zu Beginn der neunziger Jahre kontinuierlich bis auf 323 im Jahr 2004 ab (ein Fall auf 2184 Lebendgeborene).

Die Vereinigung der amerikanischen Kinderärzte hat im Oktober 2005 ihre überarbeiteten Empfehlungen vorgestellt, die helfen sollen, dass der plötzliche Kindstod zukünftig noch seltener vorkommt. Die letzte Empfehlung stammte aus dem Jahr 2000. Neu an den Ratschlägen der Mediziner ist, dass zur Verhütung des plötzlichen Kindstodes ausdrücklich der Schnuller empfohlen wird (siehe Stichwort Schnuller). Verschiedene Saugreflexe und das Atemtraining beim Saugen führen offenbar dazu, dass Luftnot und andere Irritationen besser überstanden werden. Neu an den überarbeiteten Empfehlungen ist auch, dass kleine Kinder nicht mit den Eltern in einem Bett schlafen sollten. Besser ist es, sie in einem separaten Bett im Elternschlafzimmer oder in einem Raum nebenan schlafen zu lassen. Noch vor wenigen Jahren hatten Ärzte vermutet, dass der Herzschlag der Eltern das Kind beruhigen würde und daher das elterliche Bett auch aus medizinischen Gründen angeraten sei.

Das Risiko für einen plötzlichen Kindstod wird ebenfalls verringert, wenn die Mutter während der Schwangerschaft nicht raucht und die Eltern auch nach der Geburt nicht rauchen oder das Kind anderen ungünstigen Belastungen (etwa Kaminrauch) ausgesetzt wird. Das Kinderschlafzimmer sollte nicht überhitzt sein und das Kind auch nicht zu warm »eingepackt« und auf keinen Fall eine Mütze tragen. Body und Schlafanzug reichen, Schlafsack ist besser als Decke. Als Temperaturempfehlung gilt, dass sich ein leicht bekleideter Erwachsener in dem Raum wohl fühlen sollte.

Mit der Erkenntnis, dass bis zum Alter von zwei Jahren die Rückenlage für Kinder vorzuziehen ist, gingen jedoch auch Veränderungen einher. Die Entwicklung der Kinder hat sich etwas verlangsamt. Die früher bevorzugte Bauchlage habe die Kinder allerdings eher dazu stimuliert, sich zu bewegen. Kinder, die auf dem Rücken liegen, lernen später, ihre Gelenke zu bewegen, sich zu drehen oder zu versuchen, den Kopf zu heben. »Wir beobachten heute, dass Kinder die motorischen Entwicklungsschritte im Mittel ein paar Wochen später vollziehen, als es nach den alten Normtabellen angegeben ist«, sagt Florian Heinen vom Haunerschen Kinderspital der Universität München. »In der Bauchlage werden die Kinder dazu animiert, mehr zu strampeln und sich früher zu bewegen.« Die leichte Entwicklungsverzögerung habe aber nach heutigem Kenntnisstand keinerlei klinische Konsequenzen, sagt Heinen. Nur die Lehrbücher, in denen Zeitangaben für typische Entwicklungsschritte angegeben werden, müsse man künftig umschreiben.

Eine weitere Empfehlung der Kinderärzte könnte aus rein praktischen Gründen scheitern. Um eine Abflachung oder Asymmetrie des Hinterkopfes in der allseits empfohlenen Rückenlage zu verhindern, raten Mediziner, Kinder eine Woche den Kopf nach rechts legen zu lassen, eine Woche nach links.

Literatur:
Task force on sudden infant death syndrome: The changing concept in sudden infant death syndrome: diagnostic coding shifts, controversies regarding the sleeping environment, and new variables to consider in reducing risk. Pediatrics 2005;116:1245-1255

Plötzlicher Kindstod II

Kleinen Kindern sollte man ein kuscheliges »Nest« zum Schlafen bereiten

Es sieht zwar anheimelnd aus, wenn für kleine Kinder ein Bett mit Schmusedecke, Kuscheltieren und anderen Polstern bereitet wird. Gesund ist das aber nicht. Das Gegenteil ist der Fall. Neben Einzelbett, Schnuller und Rückenlage wird zur Verhütung des plötzlichen Kindstodes empfohlen, kleine Kinder auf möglichst festen Matratzen schlafen zu lassen, die nur mit einem Laken bezogen sind. Auch sonst sollten es kleine Kinder – zumindest aus Gesundheitsgründen – möglichst ungemütlich haben, wenn sie schlafen. Die beliebten Schaffelle, aber auch große Schmusetiere, weiche Kissen und andere Kuschelutensilien gehören nicht in die Betten von Kindern unter einem Jahr. Denn viele Studien haben ergeben, dass Kinder, die überraschend im Bett starben, auf dem Bauch lagen, das Gesicht in weiche Polster vergraben. Zwar ist die genaue Ursache für plötzlichen Kindstod noch immer unklar. Vermutet wird aber, dass die Kinder in der Mehrzahl der Fälle nicht genügend Luft bekamen und erstickten.

Kleine Kinder sollten auch keine schweren Decken oder andere Tücher in ihren Betten haben. Am besten schlafen sie in einem nicht zu engen Schlafsack, bei dem nicht die Gefahr besteht, dass sie ihn sich über das Gesicht ziehen. Ein Kissen brauchen sie auch nicht.

Literatur:
Task force on sudden infant death syndrome: The changing concept in sudden infant death syndrome: diagnostic coding shifts, controversies regarding the sleeping environment, and new variables to consider in reducing risk. Pediatrics 2005;116:1245-1255

Plötzlicher Kindstod III

Seit bekannt ist, dass der plötzliche Kindstod vermieden werden kann, wenn Kinder auf dem Bauch schlafen, werden die Empfehlungen auch umgesetzt

Eigentlich ist es ein Skandal. Spätestens seit Beginn der 1970er Jahre ist bekannt, dass die Bauchlage deutlich das Risiko erhöht, dass Säuglinge am gefürchteten plötzlichen Kindstod sterben. Trotzdem wurde erst zu Beginn der 1990er Jahre von den meisten medizinischen Fachgesellschaften empfohlen, dass Kinder auf dem Rücken schlafen sollten. Obwohl frühzeitig fundierte Beweise vorlagen, wie schädlich die Bauchlage für kleine Kinder ist, wurde sie von 1945 an bis etwa 1990 immer wieder in Büchern und Merkblättern empfohlen.

Ein Pathologe in New York hatte zwar schon 1944 beobachtet, dass zwei Drittel der Kinder, die unerwartet im Schlaf starben, auf dem Bauch lagen und erstickt waren. Trotzdem setzte sich seit 1945 die Ansicht des amerikanischen Kinderarztes Woolley durch, der die Erstickungstheorie für falsch erklärte, indem er über einige Versuche berichtete, in denen angeblich deutlich wurde, dass Kinder durchaus atmen können, wenn sie eine Decke oder ein Kissen über dem Kopf haben. Woolley empfahl deshalb die Bauchlage. Zudem würde die Erstickungstheorie Eltern Schuldgefühle vermitteln. Erst seit 1991/92 hat sich weitgehend die Erkenntnis durchgesetzt, dass die Rückenlage der Bauchlage unbedingt vorzuziehen ist.

Die Autoren einer Überblicksarbeit schätzen, dass allein in Großbritannien etwa 10.000 Fälle und in Europa und den USA mehr als 50.000 Fälle von plötzlichem Kindstod hätten verhindert werden können, wenn Kinder spätestens seit Beginn der 1970er Jahre konsequent auf dem Rücken schlafen gelegt worden wären und dies auch von den Ärzten und in der populären Literatur propagiert worden wäre.

Diese erschütternden Ergebnisse, die im Sommer 2005 im International Journal of Epidemiology veröffentlicht wurden, veranlassten die Herausgeber der angesehenen Fachzeitschrift Lancet dazu, den Umgang mit Fachartikeln zu diskutieren. In einem Kommentar forderten sie, Studienergebnisse besser zu präsentieren, und kündigten zukünftig an, für jeden Artikel, der in den von ihnen betreuten Zeitschriften erscheint, eine Zusammenfassung des bisherigen Forschungsstandes einzufordern, sowie Angaben darüber, inwiefern der eingereichte Artikel über den bisherigen Forschungsstand hinausgeht.

Literatur:
Gilbert R, Salanti G, Harden M, See S: Infant sleeping position and the sudden infant death syndrome: systematic review of observational studies and historical review of recommendations from 1940 to 2002. International Journal of Epidemiology 2005;34:874-887
Young C, Horton R: Putting clinical trials into context. Lancet 2005;366:107-108

Pocken

P

Es gibt weltweit keine Pockenerreger mehr

Die Pocken gelten zwar seit 1980 als ausgerottet. Nachdem 1977 eine letzte Pockenepidemie Teile der nordostafrikanischen Staaten Somalia und Äthiopien heimgesucht hatte, erklärte die Weltgesundheitsorganisation WHO, dass von der gefährlichen Infektionskrankheit keine Seuchengefahr mehr ausgehe. Die weltweiten Impfkampagnen waren erfolgreich gewesen und hatten eine der gefährlichsten Geißeln der Menschheit (die früher als Blattern bezeichnet wurden) scheinbar endgültig besiegt. Noch in den 1960er Jahren war es im damaligen Jugoslawien zu einem Pockenausbruch gekommen, der trotz medizinischer Soforthilfe Hunderte Menschen entstellt zurückließ und einige Todesopfer forderte.

Die offizielle Verlautbarung der WHO bedeutet jedoch nicht, dass es überhaupt keine Pockenerreger mehr auf der Welt gibt. In einigen Laboren rund um den Globus werden die gefährlichen Viren noch aufbewahrt. Zu Forschungszwecken, heißt es. In den USA wacht beispielsweise die Seuchenkontrollbehörde CDC (Centers for diesease control) in Atlanta über die Erreger und stellt sie ausgewählten Instituten nach einem strengen Sicherheits-Check zur Verfügung. Seit 1980 gibt es aber auch immer wieder Mutmaßungen darüber, wer die Erreger außerdem noch besitzen könnte. Da einige Proben in die ehemalige Sowjetunion gingen, gilt es nicht als ausgeschlossen, dass arbeitslos gewordene Forscher aus dem zerfallenen Riesenreich Bestechungsversuchen erlegen sind und die Viren an terroristische Organisationen oder diktatorische Staaten verkauft haben. Die Gefahr einer »schmutzigen Bombe« – eines Attentats mit biologischen Waffen wie Pockenviren – halten Terrorismusexperten jedenfalls durchaus für realistisch.

Literatur:

Alibek K, Handelman S: Bioterror. Tod aus dem Labor. München 2001

P

Prostatakrebs

Krebsvorsorge verlängert das Überleben

Es klingt ja so einleuchtend: Für Patienten könne es nur von Vorteil sein, wenn Krebs möglichst frühzeitig erkannt wird. Deshalb glauben viele Menschen daran, unter ihnen auch etliche Ärzte. Sie sind davon überzeugt, dass ein Tumor der Vorsteherdrüse früher diagnostiziert und besser behandelt werden kann, wenn man das Prostata-spezifische Antigen (PSA) im Blut bestimmt. Die Vermutung ist naheliegend, dass die betroffenen Männer davon profitieren.

Eine Untersuchung an fast 72.000 Männern in den USA ist im Januar 2006 jedoch zum gegenteiligen Ergebnis gekommen. Mediziner um John Concato von der Universität Yale zeigen, dass Männer, deren PSA regelmäßig untersucht wurde, nicht länger leben als solche, die auf diese Vorsorge verzichtet haben. Auch wenn zusätzlich zum PSA-Test die Prostata rektal abgetastet werde, überlebten die Männer nicht länger, schreiben die Autoren. Manchmal bedeutet Vorsorge offenbar, dass nur die Sorgen vorverlegt werden.

501 der untersuchten Männer waren zwischen 1991 und 1995 an Prostatakrebs erkrankt und bis Ende 1999 daran gestorben. Die Mediziner aus Yale verglichen sie mit einer Gruppe noch lebender, gleichaltriger und gleich behandelter Prostatakrebspatienten. Sowohl von den gestorbenen als auch von den noch lebenden Männern hatte ein fast gleich hoher Anteil von etwa 14 Prozent an PSA-Tests teilgenom-

men. Wenn das Screening auf Prostatakrebs Todesfälle herauszögern würde, so die Argumentation der Autoren, müssten unter den Toten weniger sein, bei denen das PSA untersucht wurde. Dies war jedoch nicht der Fall. »Aufgrund der bisherigen Beweise sollte kein Routinetest auf Prostatakrebs bei beschwerdefreien Männern empfohlen werden«, lautet das Fazit der Autoren. »Vielmehr sollten die Patienten über die Unsicherheit der Methode aufgeklärt werden und darauf ihre Entscheidung gründen.«

Der fehlende Nutzen der Vorsorge hat verschiedene Gründe. Zum einen wächst der Krebs, an dem jährlich etwa 40.000 Männer in Deutschland erkranken und 11.000 sterben, zumeist spät und langsam. Im Durchschnitt sind die Patienten zum Zeitpunkt der Diagnose 71 Jahre alt. Zwar finden sich bereits bei jedem dritten 50-Jährigen millimetergroße Tumore in der Prostata. Diese erzeugen aber nur selten Beschwerden. Im Alter von 80 Jahren hat sogar jeder zweite Mann bösartige Krebsnester in seiner Vorsteherdrüse. Die meisten bleiben völlig unbemerkt. Die Mehrzahl alter Männer stirbt daher nicht an, sondern mit Prostatakrebs.

Das Dilemma für Mediziner wie Patienten besteht darin, dass Ärzte im Einzelfall kaum vorhersagen können, wie sich die Krebszellen entwickeln. Wuchert der Tumor rasch, bildet er Metastasen und führt schnell zum Tod wie bei Frank Zappa, der 1993 mit 52 Jahren an Prostatakrebs starb? Oder wächst der Tumor langsamer wie bei François Mitterrand, der mit dem Krebs fast 80 wurde?

Weil niemand den weiteren Verlauf vorhersagen kann, ist die Therapieentscheidung heikel. Und sie hat Folgen. Denn die radikalste Form der Behandlung, die Entfernung der Prostata, geht oft mit schweren Nebenwirkungen einher: Etwa 20 Prozent der Männer sind nach der Operation ganz oder teilweise inkontinent. Ein noch größerer Anteil (je nach Untersuchung zwischen 20 und 70 Prozent) ist anschließend impotent.

Da immer öfter auf PSA getestet wird, nimmt die Zahl der Diagnosen und Operationen zu. Im Einzelfall kann zwar kaum beurteilt werden, ob die Entfernung der Prostata unnötig war und der Patient überflüssigerweise schwere Nebenwirkungen ertragen musste. Statistisch wären jedoch »von zehn Tumoren, die der PSA-Test entdeckt, etwa drei bis sieben ohne den Test nie aufgefallen, es sind demnach Überdiagnosen«, schreibt die Stiftung Warentest in einem jüngst erschienenen Buch.

Zudem ist der Test sehr unspezifisch: Der PSA-Wert ist nicht nur bei Krebs erhöht, sondern auch bei Entzündungen der Prostata, nach Sex oder Radfahren. Bei 20 Prozent der Tumore fällt der PSA-Test fälschlicherweise normal aus – der Krebs wird übersehen. Und bei 15 bis 20 Prozent der Männer, die sich testen lassen, zeigt der PSA-Wert eine Krebsdiagnose an, die sich – zum Glück für Betroffene – später als falsch herausstellt. Umfragen haben ergeben, dass viele Ärzte hierzulande ihre Patienten nicht ausreichend darüber aufklären, wie ambivalent der PSA-Test ist. Auf Männergesundheitstagen wird er beworben. Urologen preisen ihn als »Individuelle Gesundheitsleistung« an, für die Patienten 30 bis 40 Euro bezahlen müssen.

Zwei weitere große PSA-Studien werden 2009 beendet und genauere Einsichten liefern. »Wir wissen, dass der Test Nachteile hat«, sagt der Arzt Michael Barry aus Boston. »Vielleicht müssen wir lange warten, bis sich doch ein Nutzen zeigt, der den Schaden überwiegt.«

Literatur:
Concato J, Wells CK, Horwitz RI, et al.: The effectiveness of screening for prostate cancer: a nested case-control study. Archives of Internal Medicine 2006;166:38-43
Stiftung Warentest (Autor: Klaus Koch): Untersuchungen zur Früherkennung – Krebs. Nutzen und Risiken. Berlin 2005

Radioaktivität

Der Reaktorunfall in Tschernobyl 1986 hat mehrere zehntausend Todesopfer gefordert

So viele waren es offenbar nicht. Ein über 600 Seiten starker Bericht aus dem Jahr 2005 kommt zu dem Ergebnis, dass insgesamt etwa 4000 Menschen an den Folgen der Radioaktivität gestorben sind, die nach dem GAU in der Ukraine freigesetzt wurde. Das sind zwar auch sehr viele Todesfälle, aber lange nicht so extreme Horrorzahlen wie zunächst vermutet. In frühen Schätzungen waren sogar mehr als 100.000 Opfer vermutet worden. Die aktuellen Zahlen sind von mehr als 100 Wissenschaftlern für acht große internationale Organisationen zusammengetragen worden – darunter die Weltgesundheitsorganisation WHO, die Welternährungsorganisation FAO, die Internationale Atomenergiebehörde IAEA und die Weltbank.

Doch trotz der verhältnismäßig geringen Todesopferzahlen kommt der Tschernobyl-Report zu erschreckenden Ergebnissen. Erstens: Etwa 1000 Mitarbeiter des Reaktorzentrums wurden beim Unfall hohen Strahlenmengen ausgesetzt. In der Folgezeit wurden etwa 200.000 Arbeiter eingesetzt, die 1986 und 1987 den Schaden begrenzen sollten und mit Aufräum- und Rettungsmaßnahmen befasst waren. Auch sie wurden – wenn auch mit einer geringeren Dosis – verstrahlt. Allein unter ihnen sind 2200 Todesfälle als Spätfolge zu erwarten. Zweitens: Etwa fünf Millionen Menschen in der Ukraine, Weißrussland und Russland leben in »Kontrollzonen«, die mit Radionukleotiden verstrahlt sind oder waren. Die Spätfolgen sind noch nicht abzusehen.

Drittens: Der Reaktorunfall hat zu etwa 4000 Fällen von Schilddrüsenkrebs geführt, den allerdings 99 Prozent der Betroffenen bisher überlebt haben. Mindestens neun Kinder sind aber an dem Tumor gestorben. Viertens: Da die Strahlendosis in den »Kontrollzonen« relativ gering war (manche Forscher vergleichen sie mit der natürlichen Radioaktivität), gibt es keine Hinweise auf vermehrte Fehlbildungen oder andere Geburtsschäden in den betroffenen Regionen. Fünftens: Etwa 350.000 Menschen wurden aus den Gebieten nahe Tschernobyl umgesiedelt. Dies war oftmals traumatisierender als der entstandene Schaden durch die Radioaktivität, konstatieren die Forscher.

Die Autoren des Tschernobyl-Reports wollen die Folgen des Reaktorunfalls nicht verharmlosen. Sie weisen aber darauf hin, dass die zähen Mythen über das Ausmaß des Unfalls und die Überschätzung der Katastrophe zu einem »lähmenden Fatalismus« in der Region geführt hätten. Kritische Stimmen wie die Vereinigung der Ärzte gegen einen Atomkrieg (IPPNW) monieren an dem Bericht jedoch, dass er die Langzeitschäden herunterspielen würde.

Literatur:
Mettler F, Frey GD, et al.: Chernobyl Forum report. Chernobyl's Legacy: Health, Environmental and Socio-Economic Impacts. 2005

R

Rauchen

Raucher beenden ihr Laster, wenn sie schwer erkranken

Viele glauben, dass eine schwere Krankheit dem Nikotinkonsum ein jähes Ende bereitet, auch wenn die zahlreichen Raucherecken in und vor den Krankenhäusern etwas anderes vermuten lassen. Dabei könnte es sich aber auch um kurzzeitig Kranke mit vergleichsweise harmlosen Diagnosen handeln. Dass jedoch viele chronisch Kranke weiter rauchen, hat eine Studie in der Fachzeitschrift Cancer gezeigt. Obwohl mittlerweile bewiesen ist, dass fortgesetzter Nikotinkonsum nach einer Krebsdiagnose die weitere Prognose erheblich verschlechtert, raucht etwa die Hälfte der Raucher weiter, wenn sie erfahren, dass sie einen bösartigen Tumor haben. In der Betreuung Krebskranker sollte die Raucherentwöhnung daher einen höheren Stellenwert bekommen, fordern die Mediziner von der University of Texas in Houston, die an der Untersuchung beteiligt waren. Denn gerade der tiefe Einschnitt, den eine Krebsdiagnose für die meisten Menschen bedeutet, sollte genutzt werden, um die Betroffenen zu motivieren, das Rauchen endgültig aufzugeben.

Literatur:
Gritz ER, Fingeret MC, Vidrine DJ, et al.: Successes and failures of the teachable moment: Smoking cessation in cancer patients. Cancer 2006;106:17-27

Rückenschmerzen I

Rückenschmerzen sind in erster Linie ein mechanisches Problem oder auf geschwächte Muskeln zurückzuführen

Rückenschmerzen sind wie Erkältungen: »Mit Behandlung dauern sie 14 Tage, ohne zwei Wochen. Meistens wenigstens.« Diese nicht nur für Patienten, sondern auch für viele Mediziner provokative Behauptung stammt von Peer Eysel, Chefarzt der Orthopädie an der Universitätsklinik Köln. Natürlich weiß Eysel, dass bei manchen Patienten seltene gravierende Krankheiten hinter den Rückenschmerzen stecken, Entzündungen oder Tumore etwa. Aber der seelische Zustand sei bei Rückenschmerzen weitaus wichtiger als bisher angenommen, sagt Eysel: »Psychische Faktoren sagen das Therapieergebnis bei Rückenschmerzen zu mehr als 80 Prozent voraus.«

Rücken-Patienten wechseln die Betten, kaufen neue Matratzen, sitzen auf ergonomisch geformten Bürostühlen und melden sich in Fitness-Studios an, um Problemzonen zu stabilisieren. Dabei haben sie meist nur eine einzige Problemzone im Blick, den mit Dornfortsätzen gepflasterten Weg vom Scheitel bis zum Steiß, die Wirbelsäule. Und das soll auf psychische Faktoren zurückzuführen sein? »Jede psychische Reaktion ist begleitet von körperlichen Vorgängen«, sagt Marcus Schiltenwolf von der Orthopädischen Universitätsklinik Heidelberg. »Das hat nichts mit Einbildung zu tun.« Dennoch gibt die seelische Verfassung mehr Aufschluss über die Anfälligkeit für Rückenprobleme als das Skelett, wie mehrere Studien zeigten. Wenn die Psyche angeknackst ist, knirschen eben auch Knochen und Gelenke. »Wir Menschen haben ein Verhalten entwickelt, mit dem wir Rückenschmerzen entstehen lassen«, sagt Peer Eysel.

Mittlerweile gilt als bewiesen, dass die Psyche einen enorm wichtigen Einfluss auf die Last im Kreuz hat. Orthopäden von der Stanford University haben 2004 analysiert, welche Menschen Rückenschmerzen entwickeln und ob man diese Anfälligkeit erkennen kann. Dazu beobachteten sie fünf Jahre lang Probanden, die anfangs keine Beschwerden hatten. Es zeigte sich, dass Rückenschmerzen am besten anhand eines Persönlichkeitsprofils vorhergesagt werden konnten. Wer gehemmt war und seine Gefühle selten auslebte, erwies sich als besonders anfällig. Die von Orthopäden gemeinhin favorisierten Prognosefaktoren waren hingegen wenig aussagekräftig. Weder eine Verkleinerung des Zwischenwirbelraums noch Schmerzen bei einer Injektion in die Bandscheibe erwiesen sich als tauglich, die Pein im Kreuz vorherzusagen.

Rückenschmerzen sind das Volksleiden Nummer eins. Keine anderen Beschwerden verursachen so viele Arbeitsausfälle und Frühberentungen. Rückenschmerzen verursachen jedes Jahr in Deutschland 17 Milliarden Euro Kosten, 3,7 Millionen Krankmeldungen, 75 Millionen Arbeitsausfalltage, 530.000 Frühberentungen, 270.000 stationäre Behandlungsfälle und 4,1 Millionen stationäre Behandlungstage.

Eine ganze Industrie lebt von Rückenpatienten, Hersteller von Schmerzmitteln, Autositzen und Stützverbänden, Fitness-Studios und Rückenschulen.

Der Mainzer Psychosomatiker Ulrich Egle hat 2002 festgestellt, dass die Schmerzkarriere von Patienten mit Beschwerden der Lendenwirbelsäule in erster Linie von psychischen Faktoren abhängt. Patienten, denen es auf Dauer schlecht ging, klagten noch über mindestens fünf weitere psychosomatische Beschwerden. Sie hatten im Durchschnitt mehr als zwei verschiedene Ärzte pro Jahr aufgesucht und litten häufiger an Angst oder Depressionen. »Schmerz entsteht nicht dort, wo er wahrgenommen wird«, sagt Egle. Weil die Psyche auf die Knochen geht, haben Operationen bei Rückenschmerzen eine schlechte Erfolgsquote. Zwischen 10 und 20 Prozent der Bandscheibenoperationen führen zu unbefriedigenden Ergebnissen. Wenn die Ursachen in der mangelnden Bewältigung von Stress und Schmerz liegen, hilft auch kein Skalpell.

Literatur:
Nickel R, Egle UT, Hardt J: Are childhood adversities relevant in patients with chronic low back pain? European Journal of Pain 2002;6:221-228
Nickel R, Egle UT, Rompe J, et al.: Somatisation predicts the outcome of treatment in patients with low back pain. Journal of Bone and Joint Surgery 2002;84:189-195

Rückenschmerzen II

Bei Rückenschmerzen helfen Ruhe, Schmerzmittel oder Operationen

Körperliche Aktivität ist viel besser als Passivität. Und auch das »richtige« Verhalten hat einen enormen Einfluss auf die Schmerzanfälligkeit. Wer beispielsweise träge ist und unzufrieden am Arbeitsplatz, ist einem siebenfach höheren Risiko für Rückenschmerzen ausgesetzt. Wer seine Arbeit als besonders schwer empfindet, ist zusätzlich gefährdet. Dauern die Schmerzen an, droht die Situation in der eigenen Wahrnehmung ausweglos zu werden.

Viele Schmerzgeplagte fangen dann an zu »katastrophisieren«. Darunter verstehen Mediziner das ängstlich-passive Vermeidungsverhalten von Patienten, die bei Rückenschmerzen mit dauerhaften Schäden rechnen und daher um jeden Preis versuchen, den Schmerz abzuwehren. Alles, was mit Schmerz in Verbindung gebracht wird, wird abgelehnt. »Schmerzen, insbesondere Rückenschmerzen, überdecken oft Wut, Aggression oder Trauer wie eine Plombe«, sagt Carl Scheidt, Professor für Psychosomatik an der Universitätsklinik Freiburg. »Therapeutisch ist es hilfreich, wenn die Patienten lernen, verdeckte Emotionen zuzulassen. Dann stellt sich oft Linderung ein.«

Scheidt unterscheidet drei Faktoren, die Rückenschmerzen fördern können. Zunächst geht es um das Lernen von Vorbildern. Wie sind Eltern und Geschwister mit Schmerz und Krankheit umgegangen? »Wenn sich die Mutter mit Gelenkrheuma immer aufs Sofa gelegt hat, wird dieses Verhalten später oft nachgeahmt«, sagt Scheidt. Der zweite Faktor ist der »emotionale Kontext«. Wer etwa in einem Umfeld aufgewachsen ist, das ihm das Ausleben von Gefühlen erschwert hat, oder wer schmerzhafte Trennungen erlebt hat, neige dazu, bei späteren psychischen Belastungen wieder mit Schmerzen zu reagieren, erklärt Scheidt.

Der dritte Faktor ist ein körperlicher. Früher Schmerz hinterlässt Spuren. Die Nerven zur Weiterleitung des Schmerzimpulses werden sensibler, der Schmerz wird »gebahnt«. Wenn Schmerz unter psychischen Belastungen erfahren wurde, prägt sich auch dies ein. Die Orte für Schmerz- und Gefühlsverarbeitung liegen im Gehirn dicht beieinander. Das Gehirn vernetzt beide Zustände, denn Schmerz bedeutet für den Körper Stress und schlechte Laune. Durch Angst vor Schmerz wird der Stress noch größer. »Wenn diese Spur erst einmal genügend befahren wurde, funktioniert es auch umgekehrt«, sagt Carl Scheidt. »Dann lässt sich durch Stress Schmerz auslösen.«

Denn der Körper merkt sich negative Muster. In den Gehirnregionen des Limbischen Systems, genauer im Bereich des Mandelkerns und der vorderen Kommissur, werden Schmerzreize mit Gefühlswahrnehmungen verknüpft. Dort entscheidet sich, wie intensiv Schmerz aus dem Rückgrat in das Bewusstsein gelangt. Dort wird ausgewählt, welche Schmerzreize aus der Peripherie im Gehirn ankommen. Gesunde verfügen über etliche Kontrollposten, die den Schmerz auf seinem Weg zum Gehirn hemmen.

Ähnlich wie der Türhüter in Kafkas Erzählung »Vor dem Gesetz« den Mann vom Lande daran hindert, sein Anliegen vorzubringen, gibt es spezifisch hemmende Nervenbahnen, die einzig dazu da sind, bestimmte Schmerzreize zu unterdrücken. Sie hemmen auf Rückenmarksebene die Schmerzweiterleitung. »Gate-Control-Theorie« nennen das die Forscher. »Durch chronische Schmerzerfahrung und negative Gefühle wird die Schmerzschwelle gesenkt, und der hemmende Einfluss auf die Schmerzbahnung entfällt«, sagt Scheidt.

Negative Gefühle schlagen sich sogar neurobiologisch nieder, sie gehen buchstäblich auf die Nerven. Der Türhüter wird durchlässig für äußere Begehren. »Rückenschmerz ist keine Einbahnstraße, auf der Impulse nur von den peripheren Nerven zum Gehirn verlaufen«, sagt Ulrich Egle von der Universität Mainz. »Mindestens ebenso wichtig ist, was durch Gefühle und Wahrnehmungsmuster von oben nach unten zurückgemeldet wird.«

Weitere Risikofaktoren für die Entwicklung von Rückenschmerzen sind frühkindliche Gewalterfahrungen. Unter erwachsenen Patienten mit unklaren Schmerzsyndromen finden sich deutlich mehr, die als Kinder misshandelt wurden. Auch Kinder kranker Eltern, die nicht genügend Schutz bieten konnten, sind vermehrt darunter. In Deutschland geben 12 bis 14 Prozent aller Erwachsenen an, als Kinder geschlagen worden zu sein. »Wenn sie später Probleme haben, kommen sie mit allem, was körperliche Ursachen zu haben scheint, zum Arzt«, sagt der Heidelberger Orthopäde Schiltenwolf.

Aus evolutionärer Sicht sind manche Reaktionen zur Schmerzvermeidung zwar sinnvoll, etwa sich auszuruhen, wenn es weh tut. Was bei akuten Schmerzen nützt, schadet bei chronischen Schmerzen jedoch eher. Dabei könnte die Therapie so einfach sein: »Patienten müssen lernen, dass sie selbst etwas tun können. Etwa keine Angst mehr vor Schmerzen zu haben«, sagt Schiltenwolf. »Dann beenden sie oft ihr Vermeidungsverhalten, und die Schmerzschwelle erhöht sich langsam wieder.« Selbst chronisch Schmerzkranke erleben dann ein lange vermisstes Gefühl, sie können spüren, wie schön es ist, wenn der Schmerz endlich nachlässt.

Literatur:
Bartens W: Vom Kopf ins Kreuz. Ob der Rücken weh tut, hat mehr mit der Seele zu tun als mit den Knochen. SZ-Wissen 2005;2:44-47

Rückenschmerzen III

Die Ursache von Rückenschmerzen lässt sich im Röntgenbild erkennen

In kaum einem Bereich der Medizin gibt es so große Unterschiede zwischen Befund und Befinden. Konkret heißt das: In den Röntgen-, CT- und Kernspinaufnahmen von Patienten mit Rückenschmerzen sieht man zwar bei den meisten Menschen starke Abnutzungserscheinungen – aber der Verschleiß sagt wenig darüber aus, ob jemand Beschwerden mit seiner Rückseite hat. Etliche Studien haben dies eindrucksvoll belegt. Einmal bekamen Radiologen und Orthopäden Hunderte Röntgenbilder und CT-Aufnahmen zu sehen. In mehr als einem Drittel der Fälle erkannten die Mediziner angeblich krankhafte Prozesse, die sie für behandlungsbedürftig hielten und die teilweise eine sofortige Operation erforderlich erscheinen ließen. Was die Knochenexperten nicht wussten: Ihnen wurden Aufnahmen von gesunden Studenten gezeigt, von denen keiner über Rückenschmerzen klagte.

Seitdem weiß man, Röntgenärzte stellen bei einem Drittel aller Erwachsenen Veränderungen der Wirbelsäule fest, die krankhaft scheinen, aber eigentlich keine Behandlung erfordern. Auch die von Orthopäden bevorzugten Prognosekriterien für die zukünftige Entwicklung von Rückenschmerzen sind wenig aussagekräftig. Weder eine Verkleinerung des Zwischenwirbelraums noch Schmerzen bei einer Injektion in die Bandscheibe taugen dazu, eine spätere Pein im Kreuz vorherzusagen.

Noch erstaunlicher: Fast die Hälfte aller 50-Jährigen hat sogar einen Bandscheibenvorfall und merkt nichts davon, wie die Auswertung von Röntgen- und CT-Bildern der Durchschnittsbevölkerung ergeben hat. Umgekehrt gelten 90 Prozent aller Rückenschmerzen als »unspezifisch«, das heißt, es lassen sich keine Auslöser für die Schmerzen finden. In den Praxen der Orthopäden ist es die mit Abstand häufigste Diagnose, 40 Prozent der Patienten kommen deshalb und erwarten eine Erklärung. Als Verlegenheitsdiagnose bekommen sie dann zu hören, dass man schon ein paar »Abnutzungserscheinungen« an der Wirbelsäule sehen würde.

Rückenschmerzen IV

Bei Rückenschmerzen hilft am besten Krankengymnastik

Krankengymnastische Übungen haben zweifellos ihre Vorteile. Sie kräftigen und lockern verspannte Muskeln und helfen dabei, den knöchernen Stützapparat zu entlasten. Bei Rückenschmerzen spielen jedoch auch andere Faktoren eine Rolle (s.o.). Die psychische Verfassung ist ein wichtiger Auslöser für Rückenschmerzen. Wer etwa privat und beruflich unzufrieden ist oder sich gar gemobbt fühlt, hat ein deutlich höheres Risiko, Rückenschmerzen zu bekommen.

R

Deshalb verwundert es nicht, wie eine große britische Untersuchung gezeigt hat, dass ein Programm zur Schmerzbewältigung ebenso effektiv gegen Rückenleiden hilft wie Krankengymnastik oder ärztliche Interventionen wie das »Einrenken«. Die Mediziner beobachteten jeweils 200 englische Patienten. Eine Hälfte wurde krankengymnastisch behandelt, die andere erlernte Strategien, besser mit dem Schmerz umzugehen. Dazu zählte beispielsweise, sich nicht vor Schmerzen zu fürchten, nicht zu katastrophisieren und sich kein Vermeidungsverhalten anzugewöhnen. Die Betroffenen wurden im Gegenteil dazu ermutigt, ihre Aktivitäten auszudehnen. Zudem wurde ihnen erklärt, wie Schmerz entsteht und sich verstärkt. Nach zwölf Monaten wurde ermittelt, wie viele durch die Rückenschmerzen noch beeinträchtigt waren. Es gab keinen Unterschied zwischen den beiden Behandlungsgruppen.

Die Autoren empfehlen, Patienten zum Schmerzmanagement-Programm zu raten, da es weniger Zeit und Aufwand als die konventionelle Therapie erfordert und weniger Folgebehandlungen für die Patienten nach sich zieht.

Literatur:
Hay EM, Mullis R, Lewis M, et al.: Comparison of physical treatments versus a brief pain-management programme for back pain in primary care: a randomised clinical trial in physiotherapy practice. Lancet 2005;365:2024-2030

Schädel-Hirn-Trauma

Kortison hilft bei Hirnverletzungen

Für die Intensivmedizin war es eine Bruchlandung. Nach seriösen Hochrechnungen sind mehr als 10.000 Menschen in den vergangenen 30 Jahren an einer falschen Behandlung gestorben – allein 1000 bis 2000 von ihnen in Deutschland. Denn eine der gebräuchlichsten Therapien für Schwerverletzte hat sich nicht nur als nicht nützlich, sondern sogar als schädlich erwiesen. Wie Ärzte im Herbst 2004 in der Fachzeitschrift Lancet berichteten, war das Sterberisiko für Unfallopfer mit Schädel-Hirn-Verletzungen größer, wenn sie mit Kortikoiden behandelt wurden, als wenn sie ein Scheinpräparat bekamen. Kortikoide sind Steroidhormone wie Kortison.

S

Für die so genannte Crash-Studie haben Dutzende Wissenschaftler weltweit zusammengearbeitet, um eine wichtige Frage der Intensivmedizin zu klären. Schließlich sind Verkehrsunfälle die vierthäufigste Todesursache in Industrieländern. Und die bedrohlichste Komplikation dabei besteht in Schädel-Hirn-Verletzungen. Insgesamt wurden 10.008 Patienten mit Schädel-Hirn-Trauma aus 48 Ländern in die Studie einbezogen. Die Ärzte wollten wissen, ob die routinemäßige Gabe von Kortikoiden Unfallopfern hilft und ihre Überlebenschancen erhöht.

Einleuchtend wäre dies. Schließlich wirken Kortikoide entzündungshemmend und dichten Blutgefäße ab. Beides kann nützlich sein, um die Verletzungsfolgen zu lindern. Denn bei einer Schädel-Hirn-Verletzung droht nicht nur Gefahr durch die Quetschung wichtiger Nervenbahnen oder Hirnareale. Ebenso lebensbedrohend kann das Hirnödem sein, bei dem in Folge des Traumas die grauen Zellen oder das dazwischen liegende Gewebe anschwellen. Da sich das Gehirn im Schädel aber nur begrenzt ausdehnen kann, sind wichtige Nervenstrukturen bedroht. In etlichen Fällen kommt es zum Tod, weil das Atem- oder Kreislaufzentrum eingeklemmt wird.

Kortikoide müssten eigentlich den Hirndruck senken, indem sie verhindern, dass die grauen Zellen schwellen, so die Annahme. »Diese Schlussfolgerung beruht aber auf unzureichenden Daten und falschen Analogien«, sagt Stefan Sauerland von der Universitätsklinik Köln, der einen begleitenden Kommentar zur Crash-Studie im Lancet verfasst hat. »Weil Kortikoide die Standardmedikamente bei Rückenmarksverletzungen sowie bei Hirntumoren sind, dachte man, sie helfen auch beim Schädel-Hirn-Trauma.« Entsprechende frühere Studien wurden aber an zu wenigen Patienten vorgenommen und waren deshalb nicht aussagekräftig. »Man hat an die Wirkung dieser Behandlung geglaubt, ohne es genau zu wissen«, so Sauerland.

Die jetzigen Ergebnisse überraschen allerdings selbst Skeptiker. »Im schlimmsten Fall ging man davon aus, dass die Behandlung weder schadet noch nützt«, sagt Sauerland. Doch innerhalb der ersten beiden Wochen nach dem Unfall starben nach einer Kortikoid-Behandlung 159 Patienten mehr als in der Placebo-Gruppe.

Umgerechnet in absolute Risiken bedeutet dies, dass nach einem Schädel-Hirn-Trauma zwei Prozent mehr Todesfälle auftreten, wenn Kortikoide gegeben werden – für ein Medikament, das helfen soll, eine desaströse Bilanz. Sauerland geht davon aus, dass selbst bei vorsichtigen Berechnungen mehr als 10.000 Todesopfer auf die falsche Behandlung zurückzuführen sind. »Die Gründe für die erhöhte Sterblichkeit durch Kortikoide konnte die Studie zwar nicht aufdecken«, räumt Sauerland ein, an dem Fazit sei jedoch nicht zu rütteln: »Diese Therapie ist bei dieser Indikation endgültig erledigt.«

Die Behandlung von Unfallopfern mit Kopfverletzungen befand sich in den vergangenen Jahren in einer Art Grauzone. Die Therapie wurde in Deutschland recht unterschiedlich gehandhabt, nachdem kleinere Untersuchungen keinen oder nur einen geringen Nutzen erbracht hatten. »Wir setzen Kortikoide bei Schädel-Hirn-Trauma schon seit mindestens zehn Jahren nicht mehr routinemäßig ein«, sagt Waltraud Kleist von der Universität Greifswald, die auch an der Studie teilgenommen hat. Andernorts werden die entzündungshemmenden Medikamente allerdings immer noch verwendet.

Umfragen Ende der neunziger Jahre ergaben, dass damals noch 30 bis 40 Prozent der Patienten die gefährliche Arznei bekamen. In diversen Leitlinien werden Kortikoide bei diesem Krankheitsbild zwar seit etwa fünf Jahren nicht mehr empfohlen. »Nach zurückhaltenden Schätzungen muss man aber davon ausgehen, dass in Deutschland immer noch bei 15 bis 20 Prozent der Schädel-Hirn-Verletzten Kortikoide zum Einsatz kommen«, sagt Stefan Sauerland.

Neben dieser ungerechtfertigten therapeutischen Vielfalt gibt es noch ein anderes Problem, auf das Gerd Antes vom Deutschen Cochrane-Zentrum in Freiburg hinweist: »Um die Auswirkungen einer falschen Therapie abschätzen zu können, muss man wissen, wie oft sie angewendet wird.« Das klingt banal. »Doch diese Zahlen zu erhalten, ist in Deutschland äußerst schwierig«, so Antes. Deshalb wird wohl nie genau zu ermitteln sein, wie viele Todesfälle hierzulande wirklich auf die in Misskredit geratene Behandlung zurückzuführen sind.

Offenbar besteht auch wenig Bereitschaft, etwas an diesen strukturellen Problemen ändern zu wollen. Während Länder wie Tschechien oder Belgien mit Hunderten und Großbritannien mit mehr als tausend Patienten an der Untersuchung teilnahmen, kamen gerade mal 27 aus Deutschland – weniger als aus Uganda oder Albanien.

Literatur:
Roberts I, Yates D, Sandercock P, et al.: Effect of intravenous corticosteroids on death within 14 days in 10.008 adults with clinically significant head injury (MRC CRASH trial): randomised placebo-controlled trial. Lancet 2004;364:1321-1328
Sauerland S, Maegele M: A CRASH landing in severe head injury. Lancet 2004;364:1291-1292

Schizophrenie

Die Medikamente gegen Schizophrenie sind immer besser geworden und gehen mit immer weniger Nebenwirkungen einher

Auch Ärzte haben das geglaubt. Immerhin erschien die Therapie der Schizophrenie in den vergangenen 50 Jahren wie eine einzige Erfolgsgeschichte. Seit es Psychopharmaka gibt, können sie Patienten helfen, ihre Halluzinationen, Wahnvorstellungen, Denkstörungen und andere Symptome der Erkrankung so stark zu lindern, dass die Patienten ambulant behandelt werden können. Im Vergleich zu den Zeiten vor nicht einmal 100 Jahren, als »Geisteskranke« in Irrenanstalten ohne Aussicht auf Freigang oder Entlassung unter oftmals unwürdigen Bedingungen eingesperrt wurden, sind die Fortschritte für Patienten enorm.

Seit den 1950er Jahren gibt es Medikamente gegen Schizophrenie, von denen manche auch heute noch eingesetzt werden. Sie blockieren spezifisch Dopamin-Rezeptoren (genauer: Dopamin-D2-Rezeptoren) im Gehirn. Das Dopamin, das an diesen zellulären Antennen andockt, moduliert aber nicht nur Stimmung und kognitive Funktionen, sondern auch Bewegungsabläufe und Feinmotorik. Wird die Zirkulation dieser Botensubstanz von den Psychopharmaka der ersten Generation gehemmt, kommt es häufig zu parkinson-ähnlichen Symptomen wie Steifheit, Zittern und Muskelstarre. Wegen dieser massiven Nebenwirkungen wurden die Medikamente von den Patienten oft abgesetzt.

Seit Beginn der 1990er Jahre hat sich eine neue Gruppe Antipsychotika verbreitet – die so genannten atypischen Neuroleptika (die auch als Antipsychotika der zweiten Generation bezeichnet werden). Sie versprachen eine bessere Effektivität und weniger Nebenwirkungen, denn sie beeinflussen nicht nur einseitig die Dopamin-Rezeptoren, sondern greifen auch in die Übertragung von Serotonin und Noradrenalin ein.

In den USA leiden etwa 3,2 Millionen Menschen an Schizophrenie. In Deutschland sind 600.000 bis 800.000 Menschen von der Geisteskrankheit betroffen. Das Risiko, einmal im Leben von der Erkrankung betroffen zu sein, beträgt etwa 1 Prozent.

Ein Team von Psychiatern aus den USA hat 2005 die Wirkungen und Nebenwirkungen der Medikamente gegen Schizophrenie genauer untersucht. Im New England Journal of Medicine kommen die Autoren zu dem überraschenden Schluss, dass Antipsychotika der neuen Generation nicht nur nicht besser wirken als alte, sondern auch ähnlich häufig mit schweren Nebenwirkungen einhergehen. Dabei kosten die als atypische Neuroleptika bezeichneten Psychopharmaka zehnmal so viel wie herkömmliche Medikamente zur Therapie der Schizophrenie.

Diese Ergebnisse waren selbst für Psychiater einigermaßen verwirrend. Die Hersteller der getesteten Arzneimittel waren darüber auch wenig erfreut. »Ärzte und Patienten haben jetzt genügend Informationen, um die verschiedenen Behandlungsmöglichkeiten vergleichen zu können«, sagte Thomas Insel, Direktor der Abteilung für mentale Gesundheit der US-Gesundheitsbehörde NIH zu der Untersuchung. »Es ist immerhin die größte, längste und unabhängigste Studie zur Erforschung der Therapie bei Schizophrenie.« Fast 1500 Patienten aus 57 amerikanischen Krankenhäusern gingen in die Untersuchung ein. Nach dem Zufallsprinzip wurden sie fünf Gruppen zugeteilt und bekamen für 18 Monate entweder den Psychopharmaka-Klassiker Perphenazin (Trilafon) oder die neuartigen Psychopharmaka Olanzapin (Zyprexa), Quetiapin (Seroquel), Risperidon (Risperdal), sowie Ziprasidon (Geodon/Zeldox).

Die neuartigen Psychopharmaka wurden zwar seit ihrer Markteinführung in den 1990er Jahren schon oft getestet – meist jedoch im Auftrag der Hersteller, um die Zulassung zur Akutbehandlung zu bekommen. Deshalb erstreckten sich diese Studien zumeist nur über ein, zwei Monate, schlossen wenige Patienten ein und verglichen oft nur eine Arznei mit Placebo. So blieb bisher verborgen, was die neue Studie offenbarte. Ob alt oder neu – 74 Prozent der Patienten setzten die Psychopharmaka wegen Nebenwirkungen oder zu geringer Wirksamkeit vorzeitig ab. Lediglich das ebenfalls zur neuen Pharmakagruppe gehörende Olanzapin lag mit einer Abbrecherquote von 64 Prozent etwas besser.

Olanzapin linderte in dieser Untersuchung schizophrene Beschwerden zwar etwas wirksamer als die anderen vier Medikamente. Dafür ging es aber auch mit stärkeren Nebenwirkungen einher. Stoffwechselveränderungen und Cholesterinanstieg, die das Risiko für Diabetes und Arterienverkalkung deutlich erhöhen, waren unter Olanzapin ausgeprägter. Unter allen Psychopharmaka kam es zur Gewichtszunahme. »Die Ergebnisse kann man durchaus als entmutigend bezeichnen«, schreibt der Psychiater Robert Freedman in einem begleitenden Kommentar in der Fachzeitschrift. Allerdings, so betont er, wirkten die Medikamente bei jedem Patienten unterschiedlich gut.

Anders als erwartet, waren auch parkinson-ähnliche Bewegungsstörungen – um sie zu vermindern, wurden die neuartigen Pharmaka ursprünglich entwickelt – unter neuen Neuroleptika nicht seltener als unter alten. »In der Bilanz haben die neueren Arzneimittel in dieser Studie keinen Vorteil gegenüber den alten erbracht«, lautete daher die Schlussfolgerung der Autoren.

Wolfgang Maier, Professor für Psychiatrie an der Universität Bonn und im Vorstand der Deutschen Gesellschaft für Psychiatrie, sieht das anders. »Zwar füllt die Studie eine große Lücke, denn die lange Beobachtungszeit gibt den Alltag vieler Patienten wieder – und auch die Behandlungsphase, in der die Pharmafirmen das meiste Geld verdienen«, kommentierte Maier die Studie. »Andererseits erhöhen Neuroleptika der neuen Generation die Denkleistung und Lebenszufriedenheit der Patienten, sodass diese beruflich und sozial besser integriert werden können.« Dieser Umstand werde durch das Kriterium Abbruch der Einnahme nicht erfasst – zudem bedeutete »Abbruch« in dieser Studie zumeist lediglich den Wechsel von einem Neuroleptikum zum anderen. Maier warnte davor, den Kostenerstattern weitere Munition dafür zu liefern, Medikamente nicht mehr zu bezahlen, weil sie vermeintlich nichts bringen. In der Praxis habe sich durchaus gezeigt, dass viele Kranke davon profitieren könnten.

Die Autoren bleiben in ihrem Fazit denn auch zurückhaltend. »Wie Ärzte, Patienten, Angehörige und Politiker den Zielkonflikt zwischen Wirksamkeit, Nebenwirkungen und Preisen bewerten, wird darüber entscheiden, welche Psychopharmaka in Zukunft wie oft verschrieben werden.«

Literatur:
Lieberman JA, Stroup TS, McEvoy JP, et al.: Effectiveness of antipsychotic drugs in patients with chronic schizophrenia. New England Journal of Medicine 2005;353:1209-1223
Freedman R: The choice of antipsychotic drugs for schizophrenia. New England Journal of Medicine 2005;353:1286-1288

Schlaf I

Viel Schlafen ist gesund

Hätte Napoleon Recht, wären die meisten Menschen Idioten. »Vier Stunden schläft der Mann, fünf die Frau und sechs ein Idiot«, soll der kleine Korse gesagt haben. Von sich selbst behauptete er, kaum Schlaf zu brauchen. Er hat allerdings gemogelt, denn der rastlose Eroberer hielt seinen Mittagsschlaf heimlich – oder er war tagsüber so übermüdet, dass er sogar im Sattel sitzend einschlief.

Die Mehrzahl der Menschen gönnt sich deutlich mehr Nachtruhe als Napoleon. Erwachsene in Deutschland schlafen durchschnittlich sieben Stunden und acht Minuten lang. Sie gehen im Mittel gegen 23 Uhr ins Bett und in der Frühe stehen sie zwischen sechs und halb sieben auf. Mit der Dauer des Nachtschlafes liegen sie im europäischen Durchschnitt. Briten und Italiener schlafen ein paar Minuten kürzer, Spanier und Portugiesen etwas länger. »Nach allem, was wir wissen, hat sich die mittlere Schlafdauer von täglich rund sieben Stunden in den vergangenen Jahrhunderten kaum verändert«, sagt Jürgen Zulley, Schlafforscher aus Regensburg.

Einig sind sich die Experten noch lange nicht, wie viel Schlaf der Mensch braucht, bei welchem Schlafdefizit es gefährlich wird und ob zu viel Schlaf auch schädlich sein kann. Dabei ist die zentrale Frage des Fachgebiets noch gar nicht beantwortet. Warum schlafen wir überhaupt? Alexander Borbély, Pionier der Schlafforschung aus Zürich, gibt zu, dass dies »eine peinliche Frage für jeden Schlafforscher« ist. Denn es gebe zwar viele Erklärungsversuche, aber keine endgültige Antwort.

Für ausreichenden Nachtschlaf gibt es genügend gute Gründe. »Zu wenig Schlaf macht alt und ruiniert die Gesundheit«, sagt Zulley. Denn im Schlaf finden Aufbau- und Reparaturleistungen statt. Im Tiefschlaf wird beispielsweise Wachstumshormon ausgeschüttet. Bei Kindern stimuliert es das Längenwachstum. Bei Erwachsenen ist das Wachstumshormon wichtig für die Erneuerung und Regeneration von Zellen. Auch das Immunsystem sortiert sich im Schlaf neu und rüstet sich für weitere Abwehraufgaben. So steigen während der Nachtruhe die Konzentrationen der Interleukine 2 und 6 an – körpereigene Botenstoffe, die zur Eindämmung von Entzündungen vermehrt produziert werden.

Zu wenig Schlaf führt zu einer Umstellung zahlreicher Stoffwechselvorgänge. So wird durch Schlafmangel etwa die Zuckerverwertung beeinträchtigt. Menschen mit chronischem Schlafdefizit entwickeln daher häufiger Diabetes. Sie neigen außerdem zu Übergewicht, Bluthochdruck und einer vermehrten körpereigenen Kortisol-Produktion. Eine erhöhte Neigung zu Herzkreislaufkrankheiten ist die Folge. »Auch wenn kurzfristig die psychische Belastung durch Schlafentzug überwiegt, sind langfristig die körperlichen Folgen gravierender«, so Zulley. Wo genau die kritische Grenze vom kurzen Schlaf zum Schlafmangel liegt, können die Forscher nicht sagen. Natürlich gibt es auch individuelle Unterschiede. Von Versuchsratten weiß man immerhin, dass sie an komplettem Schlafentzug genauso schnell sterben wie an vollständigem Nahrungsentzug.

Die Schlafforschung hat sich bisher hauptsächlich mit den Folgen von Schlafmangel, Unterbrechungen des Schlafrhythmus durch Schichtarbeit sowie mit Schlafstörungen beschäftigt. Das Phänomen der Langschläfer wurde im Vergleich dazu wissenschaftlich nicht so ausführlich berücksichtigt. Dabei gibt es zahlreiche Hinweise dafür, dass zu langes Schlafen der Gesundheit ebenfalls schadet. Mittlerweile ist unbestritten, dass die Sterblichkeit und auch die Krankheitsanfälligkeit bei denjenigen deutlich erhöht ist, die täglich durchschnittlich länger als acht Stunden schlafen. Daniel Kripke von der University of California in San Diego zieht einen interessanten Vergleich: »Mit dem Schlafen ist es wie mit der Ernährung – weniger ist mehr.« Durch den Wandel von vorwiegend körperlich anstrengenden zu sitzenden Tätigkeiten in den Industriegesellschaften sei der Kalorienbedarf wie auch das Schlafbedürfnis des Menschen in den vergangenen Jahrzehnten gesunken. Vermutlich lebt länger, wer weniger isst – und wer weniger schläft.

Viele epidemiologische Befunde mit insgesamt mehreren Millionen Befragten scheinen die Annahme zu belegen, dass sich ausgeprägte Langschläfer nichts Gutes tun. Demnach ist die Sterblichkeit bei Frauen, die länger als siebeneinhalb Stunden schlafen, sogar größer als die von Frauen, die nur zwischen dreieinhalb und viereinhalb Stunden täglich in den Schlaf sinken. So war die Häufigkeit von Herzkreislaufleiden und anderen Erkrankungen erhöht, wenn der Schlaf länger als acht oder neun Stunden dauerte.

Für Zulley sind diese Ergebnisse zwar beeindruckend. Von der Kausalität ist er deshalb aber noch nicht überzeugt: »In den bisherigen Untersuchungen konnte man nicht klar unterscheiden, ob die Leute länger schliefen, weil sie krank waren, oder ob sie krank wurden, weil sie lange schliefen.« Auch Kripke präsentiert seine Daten zurückhaltend. Er hat aber schon eine Hochrechnung erstellt. Demnach wäre zu langer Schlaf die vierthäufigste Todesursache in den USA, wenn alle Krankheiten und Todesfälle einbezogen würden, mit denen längeres Schlafen in Verbindung steht.

Zur Erklärung dieser Beobachtungen gibt es verschiedene Ansätze. In den letzten Wochen und Monaten des Lebens steigt das Schlafbedürfnis deutlich an. Bei älteren Menschen könnte eine leichte Erhöhung der Schlafdauer dafür sprechen, dass sie nur noch Jahre – und nicht mehr Jahrzehnte – zu leben haben. Ein anderes Modell geht davon aus, dass Menschen dann lange im Bett bleiben, wenn ihr Schlaf öfter für längere Zeit unterbrochen wird. Dieser so genannte fragmentierte Schlaf ist ebenfalls ein Anzeichen für schlechte Gesundheit.

Ein weiterer Aspekt: Das Gefühl der Abgeschlagenheit und Lethargie, das besonders Langschläfer kennen, vermindert die Widerstandsfähigkeit gegenüber Stress und Krankheiten. Außerdem bleiben Langschläfer zu lange im Dunkeln – lichtscheue Gestalten haben ebenfalls im Vergleich zu Morgenmenschen eine erhöhte Sterblichkeit. Die schlechteste Nachricht aber lautet: Langschläfer sind nicht nur nicht gesünder – es gibt bisher auch keinerlei Beleg dafür, dass sie bessere Laune oder mehr Spaß am Leben haben. Darüber hinaus gibt es sogar Hinweise dafür, dass Langschläfer häufiger unter psychischen Krankheiten leiden als der Rest der Bevölkerung.

Dass zu wenig Schlaf ebenso ungesund ist wie zu viel, hat sich offenbar noch nicht herumgesprochen. Kurzschläfer gelten als effizienter, leistungsbereiter und erfolgreicher. Langschläfer als ängstlich, antriebsarm und weniger lebenstüchtig. Sabine Christiansen hatte am 4. Juli 2004 die Frage »Deutschland vor dem Untergang – verschlafen wir die Zukunft?« zum Thema. Am Beginn ihrer Sendung verblüffte sie ihre Zuschauer mit einem erstaunlichen Bekenntnis: »Die Deutschen schlafen zu lange. Eine Kuh beispielsweise kommt mit drei bis vier Stunden Schlaf am Tag aus. Ich auch.«

Literatur:
Youngstedt SD, Kripke DF: Long sleep and mortality: rationale for sleeprestriction. Sleep Medicine Reviews 2004;8:159-174
Zulley J, Knab B: Unsere Innere Uhr. Freiburg 2000
Zulley J: Mein Buch vom guten Schlaf. München 2005

S

S

Schlaf II

Wer viel träumt, schläft tief und schwer

Das Gegenteil ist der Fall. Wer sich an viele Träume erinnert, hat eher einen leichten Schlaf. Doch der Reihe nach. Alle Menschen träumen. Jede Nacht. Ob man sich daran erinnert, hängt von der Tiefe des Schlafs ab. Auch werden alle Menschen mehrmals während einer Nacht wach. Man muss aber mindestens zwei, drei Minuten wach bleiben, um sich daran am nächsten Morgen zu erinnern. Sind die wachen Phasen kürzer, hat man das Gefühl, ohne Unterbrechungen durchgeschlafen zu haben.

An Träume erinnern sich die Menschen besser, die einen leichten Schlaf haben. Bei den tiefen Schläfern sind die traumlosen letzten Phasen des Schlafes so dominant, dass sie sich nicht an die Träume erinnern können.

Schlafen III

In kühlen Räumen zu schlafen ist gesünder als in warmen

Generell gilt, dass die meisten Menschen es nicht mögen, wenn die Temperatur in ihrem Schlafzimmer zu hoch ist. Wer es unter der Decke warm hat, braucht das Schlafzimmer nicht so zu beheizen wie das Wohn- oder Arbeitszimmer. Die spartanischen Empfehlungen mancher Eltern und Großeltern sind jedoch ebenfalls übertrieben. Im Winter das Schlafzimmer nicht zu heizen und überdies noch das Fenster geöffnet zu lassen, fördert keineswegs die Gesundheit. Im Gegenteil: Beim Schlafen in kalten Räumen trocknet die Nasenschleimhaut leichter ein. Sofern Erkältungsviren im Raum sind, fällt es ihnen leichter, die Schleimhaut zu durchdringen. Die Gefahr, sich zu erkälten, wird in kalten Räumen also eher größer als kleiner. Medizinisch empfohlen wird eine Schlaftemperatur von 16 bis 18 Grad Celsius – nicht viel weniger als die 18 bis 22 Grad, die für die anderen Zimmer als Richtlinie angegeben werden.

Literatur:
Rinzler, Carol Ann: Feed a cold, starve a fever – a dictionary of medical folklore. New York 1991

Schlaf IV

Das alte Hausmittel Backmohn hilft, wenn Säuglinge und kleine Kinder nicht schlafen können

S

Vor manchen Hausmitteln muss sogar das Bundesinstitut für Risikobewertung (BfR) warnen. Da nicht nur in alten Rezepten, sondern auch in neueren Kochbüchern Backmohn als Ein- und Durchschlafhilfe empfohlen wird, veröffentlichte das BfR im April 2005 eine Warnung. Vom schreienden Nachwuchs genervte Eltern sollten keinesfalls zu Backmohn greifen und etwa dessen »abgeseihte Milch« Babys zu trinken geben. Immerhin enthalte Backmohn die Alkaloide Morphin und Codein – manchmal in lebensgefährlichen Konzentrationen. Tiefer Schlaf dürfte dann nicht die einzige Wirkung sein.

So hatte nach Berichten des BfR ein sechs Monate alter Säugling Milch von Backmohn bekommen – nach dem Rezept aus einem Backbuch. Kurz darauf musste der Notarzt alarmiert werden, denn das Kind war kaum noch bei Bewusstsein, hatte Atemstörungen und reagierte nicht mehr auf starke Schmerzreize. Das Kind musste in der Klinik mit einer Sauerstoffmaske beatmet werden, da ein Atemstillstand drohte. In seinem Urin wurden hohe Konzentrationen Morphin und Codein nachgewiesen. Ein Gegenmittel linderte die Symptome der Opiatvergiftung.

Die Mutter hatte ihrem Kleinen lediglich 75 Milliliter abgeseihter Milch gegeben, die sie aus 200 Gramm Mohn in einem halben Liter Milch gewonnen hatte. Das Rezept stammte aus einem Backbuch – dort wurden sogar 400 Gramm Mohn für das gefährliche Gebräu empfohlen. Eigentlich sollten die ölreichen Mohnsamen frei von Alkaloiden wie Morphium sein. Die gebräuchlichen Produkte variieren jedoch sehr stark – die Unterschiede im Morphingehalt können um den Faktor 100 schwanken.

Quelle:
Presseerklärung des Bundesinstituts für Risikobewertung 12/2005 (www.bfr.bund.de)

Schlangenbisse

S

Beim Biss einer Giftschlange sollte die Wunde ausgesaugt und womöglich sogar ausgeschnitten werden

Aus Western- und Trapperfilmen kennt jeder die Szene: Eine Nebenfigur – möglichst unschuldig und Mitleid erregend, meist Frau oder Kind – wird von einer Schlange gebissen. Im Wilden Westen muss es eine Klapperschlange sein, das erhöht die Dramatik. Dann kommt der Held, beruhigt die aufgeregte Szenerie, beugt sich über die Bisswunde und saugt sie kräftig aus. Anschließend zückt er sein Messer und schneidet – unter Branntweinbetäubung des Opfers – das Fleisch rund um die Bisswunde aus. Ein paar bange Stunden folgen. Schonung und eine fiebrige Nacht. Dann wird alles gut.

Für den Film mag die wagemutige Tat des Helden ein wichtiger Höhepunkt sein. Den ärztlichen Empfehlungen der Ersthelfer und Notfallmediziner entspricht sie nicht. Aus medizinischer Sicht verschlimmert sich sogar durch Saugen, Beißen, Schneiden die Lage nach einem Schlangenbiss. Denn das »Aussaugen« der Bisswunde führt dazu, dass die Region rund um die Bissstelle noch besser durchblutet wird. Dadurch verteilt sich das Schlangengift schneller im Körper und kann rascher seine womöglich tödliche Wirkung entfalten. Zudem ist das Gift meist bereits in das umliegende Gewebe eingedrungen und könnte mechanisch gar nicht mehr dem Körper entzogen werden.

Das Ausschneiden der Wunde ist ähnlich nutzlos und trägt nur zur schnelleren Verteilung des Toxins bei. Besser ist es, die Körperregion rund um die Bissstelle ruhig zu lagern und dafür zu sorgen, dass die

Durchblutung dort nicht noch zusätzlich angeregt wird. Als letztes Mittel (das heißt, wenn es dem Bissopfer immer schlechter geht) kann es hilfreich sein, das Glied, an dem die Schlange zugebissen hat, abzubinden. Dann gilt es, dem Bissopfer möglichst schnell ein Antiserum zu verabreichen, mit dem das Schlangengift neutralisiert wird. Bis es soweit ist, sollten die Begleiter für Ruhe sorgen. Denn auch die Aufregung des Opfers nach dem Biss trägt dazu bei, dass das Gift schneller im Körper zirkuliert.

Schmerz

S

Wer sich bewusst auf Schmerzen einstellt, nimmt sie geringer wahr

Das Gegenteil ist der Fall – obwohl die Sache etwas kompliziert ist. Die gute Nachricht zuerst. Die Kraft positiver Gedanken kann Schmerzen so stark lindern wie eine Dosis Morphin. Die schlechte Nachricht: Stellt man sich auf heftige Schmerzen ein – etwa vor dem Zahnarztbesuch –, empfindet man sie stärker, als wenn sie den Körper unvorbereitet heimsuchen. Wissenschaftler der Universität Winston-Salem in North Carolina beschreiben in der Fachzeitschrift Proceedings of the National Academy of Sciences, wie subjektiv körperliche Pein erlebt wird. Ihr Fazit: Die Intensität der unangenehmen Empfindungen wird entscheidend davon beeinflusst, welches Ausmaß an Schmerzen zuvor erwartet wurde.

Die amerikanischen Neurobiologen haben eine ausgeklügelte Versuchsanordnung für ihren Schmerz-Artikel gewählt. Freiwilligen Probanden fügten sie unangenehme, aber ungefährliche Hitzereize zu. Im immer gleichen zeitlichen Abstand erhöhten die Forscher die Schmerzreize von »gering« über »mäßig« bis »stark«. Nachdem diese Steigerung zwei Tage lang trainiert worden war, variierten sie die Tortur. Nun bekamen die Teilnehmer einen starken Schmerzreiz zu dem Zeitpunkt versetzt, zu dem sie nur mit einem mäßigen gerechnet hatten. So unerwartet mit starker Hitze malträtiert, verringerte sich die Schmerzwahrnehmung um 28 Prozent im Vergleich zu den Versuchen, in denen starke Schmerzen erwartet und auch verabreicht wurden. Um etwa 30 Prozent werden Schmerzen auch durch Opiate gemildert – die stärkste Gruppe der medikamentösen Schmerzkiller.

»Wir erleben Schmerz nicht im luftleeren Raum«, sagt der Neurowissenschaftler Robert Coghill, der die Untersuchung geleitet hat. »Schmerz ist nicht nur das Ergebnis von Signalen aus einer malträtierten Körperregion, sondern er entwickelt sich aus dem gedanklichen Umfeld eines Menschen, das bei jedem einzigartig ist.« In der Studie zeigte sich, dass die Erwartung starker Schmerzen mit einer gesteigerten Nervenaktivierung in verschiedenen Hirnregionen einherging. Die Wege der Schmerzempfindung waren gleichsam gebahnt, bevor der entsprechende Reiz überhaupt da war.

Wenn nicht nur Fakire und Yogi, sondern auch Schmerzpatienten in der Lage sind, ihre Wahrnehmung positiv zu beeinflussen, könnte sich das auf ihren Alltag segensreich auswirken. »Schmerzen müssen mit mehr als nur mit Pillen behandelt werden«, fordert Neurobiologe Coghill. »Unser Gehirn kann den Schmerz formen – diese Fähigkeit müssen wir ausnützen.«

Schmerztherapeuten wissen schon länger, dass Antidepressiva nicht nur die Laune heben, sondern auch Schmerzen dämpfen. Weil die Hirnregionen für Schmerz und Wohlbefinden eng miteinander verknüpft sind, trägt bessere Stimmung dazu bei, körperliche Torturen weniger stark zu empfinden. »Für chronisch Kranke ist es wichtig, die Schmerzerwartung zu unterbrechen«, sagt Carl Scheidt, Professor für Psychosomatik an der Universität Freiburg. »Kommt man nicht aus diesem Teufelskreis heraus, gilt leider: Chronischer Schmerz sagt weiteren chronischen Schmerz voraus.« Dann bewahrheitet sich, dass jenseits der persönlichen Schmerzgrenze manchmal sogar die schlimmsten Erwartungen Wirklichkeit werden.

Literatur:

Koyama T, McHaffie JG, Laurienti, Coghill RC: The subjective experience of pain: where expectations become reality. Proceedings of the National Academy of Sciences 2005;102:12950-12955

Schnuller I

Schnuller sind gesundheitsschädlich

Das stimmt zwar einerseits, denn Schnuller stören das Wachstum der Zähne und erhöhen die Neigung der Kinder, an einer Mittelohrentzündung zu erkranken, um das 1,2- bis 2fache. Zudem erhöhen sie die Wahrscheinlichkeit, dass die Kinder sich nicht stillen lassen. Doch entscheidender für die Nutzen-Schaden-Bilanz ist es, dass der Gebrauch von Schnullern offenbar das Risiko bei Säuglingen erheblich vermindert, an plötzlichem Kindstod zu sterben. Zu diesem Ergebnis kam eine Auswertung der neuesten Untersuchungen, die von der amerikanischen Vereinigung der Kinderärzte im Oktober 2005 vorgestellt wurde und in deren neue Empfehlungen zur Verhütung des plötzlichen Kindstodes mündete. Eltern werden dies gern hören – schließlich heißt der Schnuller im Englischen »pacifier«, was so viel wie Friedensbringer oder Beruhigungsmittel bedeutet.

Die Auswertung von sieben größeren Studien hatte ergeben, dass mit der Einschlafhilfe Schnuller das Risiko für plötzlichen Kindstod deutlich reduziert wird. Ein Fall von plötzlichem Kindstod unter 2733 Kindern kann auf diese Weise vermieden werden. Als mögliche Erklärung geben die Wissenschaftler verschiedene Hypothesen an. Erstens könnte ein Schnuller den Saug- und Atemreflex unterstützen. Zweitens könnte es sein, dass Kinder mit Schnuller eher lernen, durch den Mund zu atmen, auch wenn die Nase verstopft ist. Drittens könnte das Saugen am Schnuller verhindern, dass die Zunge nach hinten rutscht und den Rachen verstopft. Viertens scheinen Kinder, die am Schnuller nuckeln, einen geringeren Weckreiz zu benötigen als Kinder ohne Schnuller. Das ist von Bedeutung, da bei Atemnot, Herzrhythmusstörungen und anderen Komplikationen, die mit dem plötzlichen Kindstod in Verbindung gebracht werden, Todesfälle oftmals mit einer hohen Weckschwelle einhergingen. Außerdem liegen Kinder, die »schnullern«, häufiger auf dem Rücken, was nachweislich das Risiko für plötzlichen Kindstod senkt. Welche Erklärung auch immer zutrifft, Schnuller wirken sich offenbar positiv auf die Überlebenswahrscheinlichkeit der Kinder aus, auch wenn drei Viertel der Kinder den Schnuller weniger als eine Stunde pro Nacht im Mund behält.

Dennoch gibt es Empfehlungen, den Einsatz von Schnullern zu begrenzen. Die Schnuller sollten nie tagsüber und frühestens nach vier Wochen verwendet werden, wenn die Kinder sich an das regelmäßige Stillen gewöhnt haben. Der Schnuller wird auch nur zum Einschlafen empfohlen – er soll nicht wieder eingestöpselt werden, wenn er dem Kleinkind im Schlaf einmal aus dem Mund gefallen ist. Und im Alter von einem Jahr sollte er dem Kind wieder abgewöhnt werden. Denn nach Vollendung des ersten Lebensjahres ist das Risiko für plötzlichen Kindstod deutlich gesunken und die möglichen Schäden durch Zahnfehlstellungen und erhöhte Infektionsneigung überwiegen.

Literatur:
Hauck FR, Omojokun OO, Siadaty MS: Do pacifiers reduce the risk of sudden death syndrome? A meta-analysis. Pediatrics 2005;116e:716-723

Schnuller II

Kinder mit Schnuller nuckeln länger am Finger

Das klingt nahe liegend, weil diese Kinder bereits an das Saugen gewöhnt sind. Dem ist aber nicht so. Die meisten Kinder gewöhnen sich nicht das Daumenlutschen an, nachdem sie vom Schnuller entwöhnt sind. Und sie saugen insgesamt kürzere Zeit. Die meisten Kinder hören nämlich vor Beginn des dritten Lebensjahres damit auf, den Schnuller zu benutzen. Sie lutschen dann auch nicht am Daumen. Nur ein Prozent der Kinder, die schon fünf Jahre oder älter sind, hat noch einen Schnuller. Demgegenüber behalten von den Kindern, die am Daumen lutschen, noch 50 Prozent diese Angewohnheit im Alter von sechs Jahren bei. Sechs Prozent dieser Kinder nuckeln sogar noch im Alter von neun Jahren.

Schuhe I

Die Zeiten sind vorbei, da Kinder in Deutschland zu kleine Schuhe tragen

Mit Kindern Schuhe zu kaufen, ist nicht leicht. Im Vorschulalter können sie nicht sagen, wo der Schuh drückt. Später entscheidet das Design über die Passform. Prof. Thomas Horstmann ist Sportmediziner und Chef der Sportorthopädie am Universitätsklinikum in Tübingen. Sein Team hat bundesweit die Füße von fast 3000 Kindern untersucht. Dabei kamen die Mediziner zu erstaunlichen Ergebnissen. »In unserer Studie haben wir festgestellt, dass ein Drittel der Kinder in Deutschland zu kleine Schuhe trägt«, sagt Horstmann.

Schuhe II

Schuhverkäufer drücken mit dem Daumen auf den großen Zeh und können so genau testen, ob der Schuh passt

Obwohl dieser Test extrem verbreitet ist, hilft er nicht wirklich weiter, um die richtige Größe zu bestimmen. Denn bei dieser Größenprobe krallen besonders Kinder die Zehen reflexartig zusammen. Besser ist der Pappfuß – die Kinder stellen sich auf einen Karton und man malt den Fußumriss ab, der dann als Größenvorlage dienen kann. Es hilft natürlich auch, wenn man die Innensohle rausnehmen und danach die Größe bestimmen kann.

Schuhe III

Die Größenangaben auf der Packung entsprechen der wahren Schuhgröße

Größe 38 entspricht oft nicht Größe 38. Das ist von Modell zu Modell und von Hersteller zu Hersteller verschieden. »Wir brauchen ein Messsystem, das den Schuh-Innenraum erfasst«, fordert der Tübinger Sportorthopäde Thomas Horstmann. Er schlägt vor, dass die Produzenten nur Schuhe in der Größe herstellen, die auf dem Karton steht, und dass sie endlich die Leisten, also die Passformen für die Schuhe verbessern. Die Vorgaben, nach denen die meisten Schuhe produziert werden, wurden in den vergangenen 40 Jahren nämlich kaum verändert. Die Füße haben sich zwar gegenüber früher nicht sehr verändert, aber die alten Leisten entsprechen nicht den Bedürfnissen der Kinderfüße. Hersteller haben sich damals auf das WMS-System – weit, mittel, schmal – geeinigt. Das reicht nicht. Die Tübinger Mediziner haben in ihren Messungen die fünf Kriterien Ballenbreite, Fersenbreite, Spannhöhe, Ballenwinkel und Ballenlänge erfasst. Daraus haben sie drei gängige Typen ermittelt. Der voluminöse Fuß – mit breiten, kurzen Zehen und hohem Spann. Der schlanke Fuß – schmal, flacher Spann, lange Zehen. Und der lange spitze Fuß – kurze Zehen, lange Ballen, spitzer Ballenwinkel. Schuhhersteller könnten ihre Leisten problemlos umstellen. Außerdem ist die Sohlengeometrie wichtig. Häufig entspricht sie nicht dem Abrollverhalten des Fußes. Die flexibelste Zone des Schuhes sitzt oft zu weit vorn oder hinten, manchmal gibt es sie gar nicht. Sie soll mittig unterm Ballen sitzen. Bei guten Schuhen spricht auch nichts dagegen, sie weiter zu vererben. Wenn sie nicht völlig abgelatscht sind, kann das nicht schaden.

Schwangerschaft

Eine Schwangere muss »für zwei« essen

Auch wenn Schwangere diesen Spruch immer wieder hören, ist wenig dran. Denn eine Schwangere braucht nur etwa zehn Prozent mehr Kalorien. Allerdings sollten Schwangere auf eine möglichst ausgewogene und gesunde Ernährung achten, da das heranwachsende Baby viele Nährstoffe zum Aufbau der Organe und Gewebe braucht.

S

Sex I

Alkohol turnt Männer ab

Wie so oft bei medizinischen Fragen kommt es natürlich auf die Dosis an. Und da gibt es die unterschiedlichsten Überlieferungen. Manche fühlen sich schlapp und müde nach ein paar Gläschen oder schlafen sogar ein, bei anderen regt sich der Trieb und sie kommen erst richtig auf Touren, wenn sie Alkohol im Blut haben. Aber um das Trinken von Alkohol soll es hier gar nicht gehen – sondern um die reine Vorstellung davon. Psychologen aus den USA haben nämlich untersucht, wie Männer reagieren, wenn sie nur mit Begriffen aus der Welt des Alkohols konfrontiert werden. Dazu befragten die Forscher Probanden zwischen 18 und 28 Jahren zunächst, ob sie glaubten, dass Alkohol ihre Lust beeinflusst. Dann sah ein Teil der jungen Männer Begriffe, unter denen auch immer wieder Worte wie Fass, Bier oder Whiskey vorkamen. Die eingestreuten Begriffe bei der anderen Gruppe lauteten Tee, Kaffee oder Wasser.

Als die Herren anschließend am Computerbildschirm die Attraktivität von Frauen auf einer Neun-Punkte-Skala bewerten sollten, zeigte sich der Unterschied. Die Gruppe, die zuvor »alkoholische« Begriffe gelesen hatte, fand die Frauen attraktiver als die Gruppe der verbalen Nichtalkoholiker. Allerdings funktionierte dieses Sich-schön-

Denken ohne Sich-schön-Saufen nur bei den Männern, die daran glaubten, dass Alkohol ihre Lust steigere.

Literatur:
Friedman RS, McCarthy DM, Forster J, Denzler M: Automatic effects of alcohol cues on sexual attraction. Addiction 2005;5:672-681

Sex II

S

Enthaltsamkeit verbessert die Spermienqualität

Sex und Fortpflanzung hängen manchmal miteinander zusammen. Soweit sind sich die Experten einig. In der Frage, wie oft Mann und Frau Sex haben sollten, um die Chance auf eine Empfängnis zu erhöhen, gehen die Meinungen allerdings auseinander. Viele Männer (und auch manche Frauen) glauben, dass sich die Spermienqualität und damit die Chance auf eine Empfängnis erhöht, wenn der Mann mehrere Tage enthaltsam bleibt. Auch viele Fortpflanzungsmediziner sind offenbar dieser Ansicht und empfehlen Paaren mit unerfülltem Kinderwunsch eine Abstinenz von drei bis fünf Tagen.

Eliyahu Levitas von der Soroka-Universitätsklinik in Israel sagt hingegen: »Jeden zweiten Tag Sex zu haben, wäre viel besser.« Und zwar aus medizinischen Gründen. Denn das Team um Levitas hat 1800 Samenproben von etwa 900 Männern untersucht und die Ergebnisse im Juni 2005 auf dem Europäischen Kongress für Reproduktionsmedizin in Kopenhagen vorgestellt. Die Mediziner aus Israel unterteilten die Männer in zwei Gruppen – eine mit normaler und eine mit verringerter Spermienzahl. Bei den Männern mit weniger Keimzellen sank bereits bei einer länger als zwei Tage währenden Abstinenz die Beweglichkeit der Spermien und ihre Fähigkeit, in Eizellen einzudringen und diese zu befruchten. Verfügten die Männer hingegen über eine normale Spermienzahl, ließen die Eigenschaften der Samenzellen erst nach fünf- bis zehntägiger Enthaltsamkeit nach. Levitas empfiehlt Paaren bei unerfülltem Kinderwunsch in jedem Fall »nur kurze Abstinenz«.

Denn mit den Spermien verhält es sich offenbar anders als mit einem guten Wein: Die Qualität wird mit der Zeit nicht unbedingt besser.

Sex III

Wenn Frauen mit Beginn der Wechseljahre weniger sexuelle Lust verspüren, liegt das an ihren sinkenden Hormonspiegeln

Das glauben viele Frauen, einige Männer (sofern sie sich mit dem Thema beschäftigen) und etliche Ärzte. Wäre auch nahe liegend: Hormone runter, Libido runter. Eine Untersuchung australischer Mediziner in der Fachzeitschrift Fertility and Sterility hat 2005 jedoch gezeigt, dass die Hormone gar nicht der entscheidende Faktor sind, wenn bei der Frau die Lust nachlässt. Viel wichtiger sind psychosoziale Einflüsse.

336 Frauen zwischen 45 und 55 nahmen an der Studie teil. Acht Jahre lang wurden ihre Hormonkonzentrationen gemessen und sie nach Libido sowie Sexualverhalten befragt. Die Auswertung zeigte, dass ein Jahr vor der letzten Menstruation zwar die Östrogenspiegel und andere Hormonwerte bei den Frauen sanken. Die Lust auf Sex und das tatsächliche Sexualverhalten wurden jedoch in weit größerem Ausmaß von psychosozialen Einflüssen bestimmt. Wichtigster Faktor: Der Grad der sexuellen Aktivität in früheren Jahren, die Stabilität der Bindung und die Empfindungen gegenüber dem Partner. Eine weitere Beobachtung der Australier bestätigt ihre Ergebnisse indirekt ebenfalls. Um die sexuelle Aktivität der Frauen um nur zehn Prozent zu steigern, müsste die übliche Östrogendosis mindestens verdoppelt werden. Das stand aber nie zur Diskussion. Und nach den zahlreichen Studien zu den schädlichen Auswirkungen der Hormontherapie in den Wechseljahren, die seit 2002 erschienen sind, ist es erst recht keine sinnvolle Alternative.

Literatur:
Dennerstein L, Lehert P, Burger H: The relative effects of hormones and relationship factors on sexual function of women through the natural menopause transition. Fertility and Sterility 2005;84:174-180

Sex IV

Die Forschung vernachlässigt die Lust der Frau

Das kann man nun wirklich nicht sagen, auch wenn es kein Mittel für die Frau gibt, das kommerziell nur halb so erfolgreich ist wie Viagra. Sex – vielmehr: das Leiden am Sex – ist dennoch zu einem lukrativen Forschungsobjekt geworden. Seit Alfred Kinsey sich von den Gallwespen ab- und den Menschen zuwandte und seine Umfragen über das Sexualverhalten des Mannes (1948) und der Frau (1953) offen legte, gibt es kaum noch intime Geheimnisse. In der zweiten Hälfte des 20. Jahrhunderts ist eine Gesundheitsindustrie rund um die Sexualität entstanden. Der Arzneimittelkonzern Pfizer hat 1998 den »blauen Diamanten« Viagra auf den Markt gebracht, Eli Lilly und Glaxo-Smith-Kline folgten und entwickelten die Nachahmerpräparate Cialis und Levitra. Mehr als drei Milliarden Euro Umsatz bringen die Erektionshelfer ihren Herstellern jährlich ein. Jetzt sind die Frauen dran. Denn die Gewinnspanne rund um die weibliche Sexualität könnte noch größer sein.

Edward Laumann, ein Soziologieprofessor aus Chicago, der Forschungsgelder vom Viagra-Hersteller Pfizer bezieht, hat 1999 behauptet, dass 31 Prozent der Männer an sexuellen Störungen leiden. Von den Frauen hielt er sogar 43 Prozent für sexuell gestört. Ein neues Syndrom, das die Lustlosigkeit der Frau zur Krankheit aufwertet und ein weites Feld für mögliche Therapien eröffnet, ist bereits gefunden – die HSDD (»Hypoactive Sexual Desire Disorder«), kurz: nachlassende Lust. Andere Forscher benutzen die Abkürzung FSD (»Female Sexual Dysfunction«). Die Krankheitskriterien sind vage, auch wenn das Ausmaß der vermeintlichen Störung seit 2004 mit dem PFSF-Test bestimmt werden kann. PFSF bedeutet »Profile of Female Sexual Function« und erfasst die Parameter Begehren, Erregung, Orgasmus, Befriedigung, Empfindsamkeit, sexuelles Selbstbild sowie sexuelle Ängste und Bedenken. Frauen sollen sich selbst einschätzen. Einen Grenzwert gibt es nicht, doch welche Frau wird schon von sich behaupten, dass sie in allen Bereichen zufrieden ist?

Die Pharmaindustrie erforscht etliche Mittel zur Partnerschaftsoptimierung. Pfizer hatte nach dem Erfolg bei Männern Viagra auch an

Frauen getestet. Der Potenzhelfer ließ zwar auch in die weiblichen Genitalorgane mehr Blut strömen, doch dadurch bekamen Frauen nicht automatisch mehr Lust. Trotzdem erprobt die Firma Vivus aus dem kalifornischen Mountain View die gefäßerweiternde Substanz Alprostadil, die auf die weiblichen Genitalien aufgetragen wird und Frauen durch verbesserten Blutfluss und erhöhte Gleitfähigkeit leichter erregen soll. Boehringer Ingelheim testet Flibanserin, das als Antidepressivum keine Zulassung erhielt, dafür aber die Begierde steigern soll. Das Pharmaunternehmen Palatin Technologies aus New Jersey setzt auf das Nasenspray PT 141, das die Melanocortin-Rezeptoren im Gehirn stimuliert und so Frauen mehr Lust auf die Lust verschaffen soll. Und weltweit ermitteln Forscher mit Kernspinaufnahmen, in welchen Hirnregionen die Lust aufflackert, wenn Frauen zum Höhepunkt kommen.

Pflaster, Cremes und Salben mit Testosteron sollen helfen gegen die libidinöse Flaute. Denn bei Frauen strömt das Männlichkeitshormon ebenfalls durch die Adern, wenn auch in erheblich niedrigerer Konzentration. Da die körpereigene Produktion des Testosterons nach den Wechseljahren nachlässt, gilt es als weibliche Lustbarkeitsdroge und wird auf die Haut, intravaginal oder zum Schlucken verabreicht. Erst im Juli 2005 bewies eine Untersuchung im Fachblatt Journal of the American Medical Association allerdings, dass niedrige Konzentrationen der Sexualhormone nichts mit verminderter Lust zu tun haben. Obwohl also eine positive Wirkung auf die Libido nie nachgewiesen werden konnte, verschreiben amerikanische Ärzte jedes Jahr millionenfach Testosteron-Präparate.

Ähnlich populär ist die »Wunderdroge« Dehydroepiandrosteron, kurz DHEA, ein Hormon aus der Nebenniere. Mediziner aus Würzburg hatten 1999 entdeckt, dass Frauen, die an krankhaftem Hormonmangel litten, während einer Behandlung mit DHEA deutlich bessere Laune und mehr Lust bekamen. Die behandelten Frauen waren jedoch wirklich krank, ihre Nebennierenrinde funktionierte nicht richtig. »Es nützt nichts, wenn ein Mann seiner gesunden Frau heimlich DHEA in den Tee tut und hofft, dass sie dadurch scharf wird«, kommentierte Bruno Allolio, Hormonexperte aus Würzburg und Leiter der Untersuchung, seinerzeit die Ergebnisse.

Leonore Tiefer, Psychologin an der New York University, kritisiert die Diagnose- und Therapiewut der Ärzte. Wer will entscheiden, wie oft eine Frau Lust haben soll und wann eine sexuelle Störung vorliegt, fragt sie. »Sexuelle Probleme sind ein soziales, kulturelles und psychologisches Problem – und dann eventuell ein medizinisches.« Im Fachblatt Science stellte Tiefer im Juni 2005 klar: »Die meisten Sexualstörungen der Frau haben mit ihrem Selbstwertgefühl und der Qualität der Partnerschaft zu tun. Es gibt Dinge, die man nicht mit Medikamenten behandeln kann.« Die weibliche Sexualität werde auf diese Weise medikalisiert, kritisiert Tiefer, und die Vielfalt der körperlichen Liebe auf Hormonspiegel, Gleitfaktoren oder Nervenreize reduziert. Dabei blieben Qualität der Beziehung und andere Lebensumstände unbeachtet, die viel wichtiger für eine befriedigende Zweisamkeit seien.

S

Der Impotenzexperte Irwin Goldstein, Urologe an der Universität Boston, ist hingegen von den Vorwürfen genervt, die jedes Mal auftauchen, wenn Sex-Medikamente neu erprobt oder vermarktet werden. Männer hätten sich in den Zeiten vor Viagra auch ständig anhören müssen, dass ihre Probleme rein psychisch seien. Jetzt erginge es den Frauen so, wenn sie über eine unbefriedigende Sexualität klagen. »Die Kritiker der Sex-Pharmaka reden von Medikalisierung«, kritisiert Goldstein. »Das, was sie machen, nenne ich Psychologisierung.«

Literatur:
Bartens W: Lust aus dem Labor. Mit Viagra verdient die Industrie Milliarden. Jetzt kommt die Libido der Frauen dran: Wer nicht dauernd will, wird für krank erklärt. SZ Wissen 2005;5:68-72

Sexualhormone I

Schwarze haben deutlich mehr Sexualhormone als Weiße

Das ist eines der vielen Vorurteile aus der rassistischen Mottenkiste. Demnach sind schwarze Männer sexuell weitaus aktiver als weiße, gelbe oder rote. Dieses Vorurteil gilt im Vergleich zwischen den Volksgruppen. Aber auch innerhalb einer Ethnie wird immer wieder vermutet, dass Männer, die sexuell aktiver oder »hungriger« sind, auch erhöhte Hormonspiegel aufweisen. Ein erhöhter Testosteronwert wird dabei als biochemischer Beweis gedeutet. Die These vom erhöhten Testosteronspiegel bei schwarzen Männern erhielt in jüngster Zeit auch deshalb vermehrt Zuspruch, weil Schwarze häufiger an Prostatakrebs erkranken. Ein Risikofaktor für Prostatakrebs ist ein erhöhter Testosteronspiegel.

Mediziner von der Northwestern University in Chicago haben in einer großen Studie die Hormonkonzentrationen von rund 500 schwarzen und etwa 700 weißen Männern untersucht. Sie fanden heraus, dass sich das Vorurteil nicht bestätigen ließ und die Testosteronwerte der Schwarzen nur sehr geringfügig über denen der Weißen lagen. Ein größerer Zusammenhang als zwischen Hautfarbe und Testosteron bestand allerdings zwischen dem Bauchumfang und der Konzentration des männlichen Sexualhormons. Denn mit zunehmendem Hüftgold sinkt der Testosteronspiegel merklich ab. Wurden schwarze und weiße Männer miteinander verglichen, die ähnlich schlank oder ähnlich korpulent waren, fanden sich keine Unterschiede in der Dichte ihrer Männlichkeitshormone. Beide Typen – dünne Schwarze wie dünne Weiße – haben höhere Testosteronwerte als dicke Schwarze und dicke Weiße. Die geringen anfänglichen Unterschiede zwischen Schwarz und Weiß im Testosteronwert beruhten allein darauf, dass in der Untersuchung die dunkelhäutigen im Durchschnitt etwas schlanker waren als ihre weißhäutigen Geschlechtsgenossen.

Literatur:
Gapstur SM, Gann PH, Kopp P, et al.: Serum androgen concentrations in young men: A longitudinal analysis of associations with age, obesity, and race. The cardia male hormone study. Cancer Epidemiology, Biomarkers and Prevention 2002;11:1041-1047

S

Sexualhormone II

Weniger Sexualhormone bedeuten auch weniger Lust

Bei Männern besteht kein Zusammenhang zwischen der Lust auf Sex und dem Spiegel von Sexualhormonen wie Testosteron (s.o.). Bei Frauen ebenfalls nicht. Eine im Fachblatt der amerikanischen Medizinervereinigung veröffentlichte Studie zeigte, dass eine verminderte Libido nichts mit den Hormonspiegeln zu tun hat.

Die Wissenschaftler aus Australien untersuchten mehr als 1400 Frauen. Sie erfassten ihre sexuelle Zufriedenheit und verschiedene Parameter wie Erregbarkeit, Empfindlichkeit, Befriedigung und die Selbsteinschätzung. Zudem maßen sie verschiedene Hormone wie Testosteron, Androstenedion und DHEA, das immer wieder als »Wundermittel« für die weibliche Lust gehandelt wird. Dabei zeigte sich, dass kein bestimmter Hormonwert einem Mangel an Lust zugeordnet werden konnte. »Es bringt nichts, diese Werte zu messen, wenn eine Frau über fehlende Libido klagt«, sagt Susan Davis, die die Untersuchung geleitet hat. »Auch wenn manche Frauen mit DHEA-Mangel an sexueller Lustlosigkeit leiden, bedeutet das umgekehrt nicht, dass ein niedriger DHEA-Spiegel mit einer verminderten Libido einhergeht.« Ähnlich äußert sich der Hormonexperte Bruno Allolio von der Universitätsklinik Würzburg. Seine Arbeitsgruppe hat 1999 gezeigt, dass Frauen mit einem krankhaften DHEA-Mangel durch die entsprechende Hormongabe wieder besser gestimmt und lustvoller werden.

Literatur:
Davis SR, Davison SL, Donath S, Bell RJ: Circulating androgen levels and self-reported sexual function in women. Journal of the American Medical Association 2005;294:91-96

Sperma

Die Samenflüssigkeit besteht hauptsächlich aus Spermien

Die Spermien – obwohl mehr als 100 Millionen im Ejakulat sind – machen weniger als zehn Prozent der Samenflüssigkeit aus. Der Großteil sind Drüsensekrete der Samenbläschen und der Prostata. Aus diesem Grund haben Männer, die sterilisiert worden sind, auch weiterhin einen Samenerguss – im Ejakulat sind allerdings keine Spermien mehr enthalten.

Sport

Schon wenig Sport verbessert die Gesundheit

Natürlich ist Sport fast uneingeschränkt zu empfehlen. Körperliche Betätigung macht schließlich meistens Spaß und beugt zudem zahlreichen Krankheiten vor. Selbst wenn man die Sportunfälle und -verletzungen einbezieht, hat Sport immer noch mehr positive Wirkungen als negative. Allerdings werden typische Risikofaktoren wie ein erhöhter Blutzuckerspiegel, Bluthochdruck, Übergewicht und erhöhte Blutfette erst günstig beeinflusst, wenn der Sport mit einer gewissen Regelmäßigkeit und Intensität ausgeübt wird.

Sportwissenschaftler der Universität Bayreuth haben dies belegt. Sie wollten herausfinden, welche Auswirkungen ein »niedrigschwelliges« Sportangebot auf die Gesundheit hat. Dazu ließen sie übergewichtige, unsportliche, träge Probanden im Rahmen einer dreijährigen Studie ein einjähriges Einstiegstrainingsprogramm bewältigen. Es bestand in einer insgesamt 90-minütigen moderaten Übungseinheit einmal pro Woche. In diesen eineinhalb Stunden war die Ausdauerleistung in Form von Walking nur eine von sieben Sequenzen. Daneben standen noch Aufwärmen, Kräftigungs- und Entspannungsübungen sowie Informationseinheiten auf dem Programm. Der Energieverbrauch durch die körperliche Betätigung betrug etwa 500 bis 800 Kilokalorien (kcal) in der Woche.

Nach Auswertung der Daten zeigte sich, dass die geringe sportliche Betätigung – obwohl sie immerhin regelmäßig einmal pro Woche ausgeführt wurde – kaum Einfluss auf die gesundheitsgefährlichen Risikofaktoren hatte. Das Körperselbstbild der Probanden verbesserte sich zwar, doch erhöhte Blutfettwerte, Blutzuckerspiegel und Bluthochdruck wurden dadurch nicht oder nur wenig beeinflusst. Die Untersuchung belegte eher, was schon vorherige Studien angedeutet hatten: Ein nachhaltiger positiver Effekt auf die Gesundheit lässt sich erst bei einem Energieverbrauch von mehr als 1000 – besser noch von mehr als 2000 kcal in der Woche feststellen. Letzteres entspricht aber einem drei- bis fünfmaligen wöchentlichen Training von einer halben bis einer Stunde. Das intensive Training hat allerdings den Nachteil, dass die durch die positiven Wirkungen auf die Gesundheit mögliche Lebensverlängerung für das Training draufgeht.

Zudem lassen sich viele übergewichtige Couch-Potatoes von intensiven Empfehlungen dieser Art abschrecken. Kaum jemand schafft es, vom Sportmuffel gleich zum Trainingsweltmeister zu werden. Trotzdem sehen die Bayreuther Sportwissenschaftler ihre Untersuchung durchaus als Erfolg an. Zwar sei der rein gesundheitliche Nutzen im ersten Jahr des niedrig dosierten Programms noch gering. Doch eigne sich ein solch sanfter Einstieg hervorragend, um die sportliche Belastung danach kontinuierlich weiter aufzubauen.

Literatur:
Sygusch R, Wagner P, Janke A, Brehm W: Gesundheitssport – Effekte und deren Nachhaltigkeit bei unterschiedlichem Energieverbrauch. Deutsche Zeitschrift für Sportmedizin 2005;9:318-326

Sport II

Sportlicher Erfolg im Sprint oder Langstreckenlauf beruht zwar auf Talent, entscheidend sind aber Technik und Trainingsdisziplin

Für das Laufen sind wirklich die Gene entscheidend. Mehr als 90 Prozent machen sie in diesen Disziplinen aus – der verschwindend geringe Rest ist Trainingssache. Und im Erbgut gibt es weltweit erhebliche Unterschiede, die man zur Kenntnis nehmen muss. Carl Lewis, neunmaliger Olympiasieger im Sprint und Weitsprung, hat es auf den Punkt gebracht: »Körperlich sind wir Schwarzen in vielen Fällen einfach besser ausgestattet.« Sportmediziner reden lieber von unterschiedlichen genetischen Grundlagen. Nur 9,77 Sekunden über 100 Meter brauchte Asafa Powell aus Jamaika am 14. Juni 2005 in Athen für seinen neuen Weltrekord. Die Fabelzeit bestätigt, was auch ein Blick in die Bestenlisten der Leichtathletik offenbart, unter den schnellsten hundert Athleten über die 100 und 200 Meter finden sich kaum Weiße. Über die langen Distanzen sind sie ebenfalls in der Minderheit im Vergleich mit den afrikanischen Ausdauerwundern.

Irgendwo quer durch die Sahara muss die Grenze verlaufen. Westlich davon, aus Staaten wie Nigeria oder dem Senegal stammen gedrungene, muskelbepackte Sprinter. Die meisten Farbigen aus den USA und der Karibik sind Nachfahren jener Westafrikaner, die in die neue Welt verschleppt und dort versklavt wurden. Im Osten und Norden Afrikas dominieren hingegen hagere Ausdauerathleten. »Fast alle Hochleistungssportler sind genetische Extremvarianten«, sagt der Freiburger Arzt und Präsident der deutschen Sportmediziner Hans-Hermann Dickhuth.

Bei Läufern zeigt sich das im Aufbau ihrer Muskeln. Bei Top-Sprintern bestehen sie zu mehr als 80 Prozent aus »schnellen« weißen Fasern. Sie können ohne Training und Vorbereitung oftmals bereits 11 Sekunden über 100 Meter laufen. Von einigen Weltklassesprintern weiß man, dass sie erst ein, zwei Jahre zuvor zufällig in einem Footballteam oder bei anderen Sportarten entdeckt wurden. Langstreckenläufer der Spitzenklasse verfügen hingegen über mehr als 80 Prozent »langsame« rote Muskulatur – wer über eine solche Veranlagung verfügt, kann ohne Training die 10 Kilometer in 35 Minuten zurücklegen. Die meisten Weißen gehören zum Mischtyp. Ihr Muskelverhältnis von 50 zu 50 lässt sie im Sprint hinterherhecheln. Auf der Langstrecke kommen sie deshalb über das Mittelmaß ebenfalls selten hinaus.

Nicht ein einziges Gen, sondern mindestens 30 bis 40 Erbanlagen bestimmen den Aufbau der Muskulatur und ihren Sauerstoffumsatz. Ebenfalls genetisch bedingt ist die neuromuskuläre Koordination, das heißt die Fähigkeit, bei hoher Frequenz viel Kraft einzusetzen und trotzdem nicht zu verkrampfen. »Ohne diese Grundlagen läuft im Spitzensprint gar nichts«, sagt Dickhuth. »Sie machen 80 bis 90 Prozent des Erfolgs aus.« Werden sie durch optimales Training und richtige Ernährung ausgereizt, hält der Sportarzt eine weitere Steigerung über 100 Meter für möglich: »9,67 Sekunden könnten in den nächsten 20 Jahren schon drin sein.«

Etliche Sportmediziner bezweifeln allerdings, dass Menschen ohne Hilfe der Pharmaindustrie überhaupt in der Lage wären, 100 Meter unter 10 Sekunden zu laufen. Von Ben Johnson, Linford Christie und anderen Dopingsündern weiß man, dass verbotene Medikamente die 100-Meter-Zeit um zwei bis drei Zehntelsekunden verbessern können.

Mittels Gen-Doping wären eines Tages vielleicht sogar Zeiten um 9,4 Sekunden möglich. Denn jeder Mensch verfügt über einen extrem schnellen Muskeltyp, der allerdings bisher genetisch blockiert ist. Würde er durch Gen-Manipulation aktiviert werden, könnten selbst Europäer eines Tages auf die Überholspur gelangen. Unter 9 Sekunden würde der 100-Meter-Weltrekord trotzdem nicht fallen. Die Schrittfrequenz und die »neuromuskuläre Ansteuerung« bilden die natürliche Grenze. Darunter wird die Übertragung der Nervenimpulse auf die Muskeln verstanden. Der Mensch hat einfach eine zu lange Leitung – er kann nicht schneller laufen, als er denkt.

Literatur:
Dickhuth HH: Genetik und Grenzen der menschlichen Leistungsfähigkeit. Leistungssport 2004;1:5-11

Spritzen

Injektionen in den großen Gesäßmuskel bringen den Wirkstoff am sichersten in den Körper

Die Spritze in den Allerwertesten gilt als klassische Arzt-Patienten-Szene. Ob Impfungen, Schmerzmittel oder andere Injektionen, die Pobacken – genauer die Muskelfasern des Glutaeus Maximus – gelten als sicherer Ort für Injektionen, wenn die Spritze im oberen äußeren Quadranten (das heißt verhältnismäßig weit oben und nahe des Beckenkamms) angesetzt wird. Victoria Chan von einem großen Krankenhaus in Dublin zweifelt jedoch am Nutzen der Injektion am bewährten Ort. Auf der Tagung der nordamerikanischen Radiologen stellte sie ihre Ergebnisse vor. »Viele Menschen, besonders Frauen, bekommen bei einer Injektion in die Pobacken nicht die ausreichende Dosis verabreicht«, so Chan. Denn Übergewicht – besonders die bei Frauen ausgeprägteren Fettpolster am Gesäß – verhindert, dass die Spritzen tief genug eindringen. Bei 68 Prozent der 50 von Chan und ihren Kollegen untersuchten Patienten kamen die Spritzen nicht richtig ans Ziel. Bei den Frauen waren es 23 von 25 Spritzen (nur acht Prozent), bei den Männern kamen immerhin 56 Prozent an. Gelangen die Injektionen nicht bis in den Muskel, sondern nur in das umhüllende Fettgewebe, ist die Wirkung ungleich geringer. Denn Fett ist viel weniger von Blutgefäßen versorgt, sodass sich der Wirkstoff schlechter im Organismus verteilt. Abhilfe könnten längere Nadeln schaffen, die sich bei Patienten jedoch wohl kaum größerer Popularität erfreuen würden.

Stammzellen

Stammzellen sind eine sichere Therapieoption

S

Das dachten die Befürworter der Methode bisher. Im September 2005 stellte sich jedoch heraus: Embryonale Stammzellen aus dem Labor können sich so verändern, dass sie zu Krebszellen entarten. Die Crux dabei: je länger sie aufbewahrt werden, umso häufiger neigen sie zu kanzerogenen Mutationen. Anirban Maitra von der Johns-Hopkins-Universität in Baltimore und ein internationales Wissenschaftlerteam berichteten dies in dem Fachmagazin Nature Genetics. Für die Autoren folgt aus ihren Laboruntersuchungen, »dass einige der alten Stammzelllinien für therapeutische Zwecke wahrscheinlich ungeeignet sind«.

Die Genetiker aus den USA, Kanada, Schweden und Singapur hatten junge und alte embryonale Stammzellen, aus denen nach den Visionen mancher Mediziner der Gewebeersatz der Zukunft entstehen soll, miteinander verglichen. Stammzellen müssen – wie andere Zellen auch – immer wieder »passagiert« werden, damit man sie im Labor mehrere Jahre aufbewahren kann. Eine »Passage« bedeutet, dass im Abstand von zwei, drei Tagen die neu entstandenen Zellen abgelöst werden müssen und die Nährlösung erneuert wird. Denn wenn sich in einem Kulturgefäß zu viele Zellen befinden oder die Nährlösung verbraucht ist, gehen die kultivierten Zellen zugrunde.

Das internationale Forscherteam fand bei genauer Analyse der Stammzellen im Erbgut von acht der neun untersuchten alten Zelllinien auffällige genetische Veränderungen. Die als alt bezeichneten Zellen hatten zwischen 39 und 147 Passagen hinter sich. Im Vergleich dazu wurden Zellen nach 11 bis 59 Passagen noch als »jung« bezeichnet. Krebserregende Mutationen waren bei den alten Zellen deutlich häu-

S

figer. Die Rate der Abweichungen in der Anzahl der Gen-Kopien war beispielsweise um 45 Prozent erhöht. Veränderungen in der Sequenz der mitochondrialen DNS traten immerhin zu 22 Prozent häufiger auf. Methylierungen in der Promoter-Region der Gene, die für ihre Vervielfältigung und Aktivierung von Bedeutung ist, gab es in alten Stammzelllinien zu 90 Prozent häufiger als in jungen. Diese drei Veränderungen im Erbgut werden typischerweise auch beobachtet, wenn menschliche Zellen zu Krebszellen entarten.

Die Ergebnisse verleiten Befürworter wie Gegner der embryonalen Stammzellforschung zu unterschiedlichen Schlussfolgerungen. Lord Robert Winston, renommierter Reproduktionsmediziner aus London und Präsident der britischen Forschervereinigung BAAS, beklagte während einer Tagung in Dublin den »Hype« um embryonale Stammzellen und kommentierte die Gefahr der Krebsentstehung so: »Diese Zellen machen so viele Probleme – etwa die Entartung. Es wird lange dauern, bis sie klinisch genutzt werden können. Ich bezweifle, dass man mit Ersatzgewebe aus Stammzellen jemals komplexe Krankheiten wie Alzheimer wird heilen können.«

Der Kölner Neurophysiologe und Stammzellforscher Jürgen Hescheler ist für eine Liberalisierung der strikten Forschungsbegrenzung in Deutschland. Er unterstützt zwar die Forderung der Nature-Genetics-Autoren, dass »embryonale Stammzellen vor einer therapeutischen Verwendung genau auf mögliche Veränderungen untersucht werden müssen«. Durch »geschicktes Einfrieren« könne die Zahl der Passagen heute schon niedrig gehalten werden, betont er. Mittelfristig seien aber neue, »frische« Stammzelllinien erforderlich. Das deutsche Stammzellgesetz aus dem Frühjahr 2002 erlaubt nämlich nur die Einfuhr von Zellen, die vor dem 1. Januar 2002 gewonnen wurden: »Die alten Linien sind ein Hindernis in unseren Bemühungen um eine Therapie mit embryonalen Stammzellen«, sagt Hescheler.

Literatur:
Maitra A, Arking DE, Shivapurkar N, et al.: Genomic alterations in cultured human embryonic stem cells. Nature Genetics 2005;37:1099-1103

Stillen I

In der Stillzeit sollten Frauen keine Hülsenfrüchte oder andere blähende Lebensmittel essen

Jede junge Mutter kennt diesen Ratschlag. Denn kleine Kinder haben die Angewohnheit, zu schreien, ohne dass jedes Mal eine Ursache dafür erkennbar wäre. Meist wird das Geschrei der Kleinen mit Bauchschmerzen erklärt, in den ersten Lebenswochen pauschal als »Drei-Monats-Kolik« bezeichnet. Kinder brauchen in der Tat etwas Zeit, um sich an die Muttermilchernährung zu gewöhnen. Doch die Ernährung der Mutter beeinflusst kaum, ob das Kind in seinen ersten Lebenswochen Verdauungsschwierigkeiten hat oder nicht.

S

Es wäre auch ein weiter Weg, wenn das, was die Frau zu sich nimmt, das Befinden des Säuglings so massiv beeinflussen würde. Die Nahrung der Frau muss zunächst in ihren Magen und Darm gelangen. Dort wirken die blähenden Substanzen meist direkt, das heißt Gärung und Zersetzung führen zur Produktion von Gasen. Vom Darm werden einzelne Nährstoffe und Stoffwechselprodukte über die Darmwand ins Blut aufgenommen. Die Milch produzierenden Brustdrüsen stehen jedoch nur indirekt mit dem Blutkreislauf in Verbindung, sodass auch hier gleichsam mehrere natürliche Filter verhindern, dass beispielsweise die Blähstoffe aus grünen Bohnen ungebremst vom Darm ins Blut und von dort in die Milch übergehen.

Anders ist das bei Medikamenten und Alkohol – sie können sehr wohl über die Muttermilch das Kind schädigen. Hier finden allerdings auch keine Umbau- und Gärungsprozesse im Darm statt, sondern die schädigende Substanz ist im Darm der Mutter wie in ihrem Blut, ihrer Milch und schließlich im Körper des Babys.

Stillen II

Wenn Mütter stillen, haben nur die Kinder einen Vorteil davon

Dass Kinder einen gesundheitlichen Nutzen davon haben, wenn sie gestillt werden, ist mittlerweile bekannt. Sie sind beispielsweise besser gegen Infektionen geschützt und entwickeln später seltener Allergien. Der intensive Körperkontakt zwischen Mutter und Kind wirkt sich ebenfalls positiv auf die Entwicklung des Kindes aus.

Aber auch die Mütter haben etwas davon, wenn sie stillen. Zum einen bekommen Frauen, die gestillt haben, seltener Brustkrebs. Dies wird vereinfacht damit erklärt, dass die Brustdrüsen und Milchgänge, in denen sich ein Krebs entwickeln könnte, beim Stillen häufig »durchgespült« werden und sich so weniger Tumorzellen dort festsetzen können. Ein anderer Vorteil der stillenden Frauen besteht offenbar darin, dass sie später seltener zuckerkrank werden.

Mediziner von der Harvard-Universität in Boston haben 2005 zwei große Studien ausgewertet, die im Rahmen der so genannten »Nurses' Health Study« durchgeführt wurden. An der einen Untersuchung nahmen mehr als 83.000, an der anderen mehr als 73.000 Frauen teil. In beiden Studien zeigte sich, dass das Risiko der Frauen, später an dem auch als Typ-II-Diabetes bezeichneten »Alters-Diabetes« zu erkranken, um etwa 15 Prozent vermindert war, wenn sie gestillt hatten. Andere Untersuchungen hatten zuvor schon den Schluss nahe gelegt, dass durch das Stillen die Insulinempfindlichkeit der Zellen gesteigert wird. Das bedeutet, dass die Zellen den Blutzucker rascher aufnehmen und das Risiko für die Zuckerkrankheit dadurch vermindert wird. Mit den beiden großen Studien an insgesamt mehr als 150.000 Frauen konnte jedoch erstmals gezeigt werden, wie groß der Nutzen für stillende Frauen wirklich ist.

Literatur:
Stuebe AM, Rich-Edwards JW, Willett WC, et al.: Duration of lactation and incidence of type 2 diabetes. Journal of the American Medical Association 2005;294:2601-2610

Tetanus

An Tetanus erkrankt man, wenn man in rostige Nägel tritt

Tetanus (auch als Wundstarrkrampf bezeichnet) ist noch immer eine lebensbedrohliche Erkrankung. Ausgelöst wird sie durch das Bakterium Clostridium tetani. Es kommt allerdings weniger auf oder in rostigen Nägeln vor, sondern eher im Verdauungstrakt von Tieren. Der Nagel ist also weniger gefährlich als etwas Spitzes, das in Pferdeäpfeln oder Kuhfladen lag und dann zu Verletzungen führte.

T

Tiefkühlkost

Aufgetaute Lebensmittel soll man nicht erneut einfrieren

Das Leben ist gefährlich – besonders das Essen. Unklar ist allerdings, wie sich die Mär verbreitet hat, dass man einmal aufgetaute Lebensmittel nicht wieder einfrieren (und dann zumindest nicht mehr essen) soll. Wahrscheinlich fürchten sich die Menschen vor den Mikroben, die das aufgetaute Essen besiedeln können. Insbesondere Bakterien und Pilze lassen sich gern auf diversen Speisen nieder.

Lagern Lebensmittel zu lange bei mehr als 10 Grad Celsius außerhalb des Kühlschranks, können sich auf ihnen in der Tat Bakterien- und andere Erregerkulturen bilden. Doch diese Gefahr droht jeder Art von Nahrung – egal ob sie aufgetaut oder niemals eingefroren wurde. Denn das erneute Einfrieren von Lebensmitteln hat auf diese die gleiche Wirkung, als ob sie frisch wären: Die meisten Keime werden dadurch abgetötet. Ob Wurst, Spinat, Pilze oder ein komplettes Menü – beim Einfrieren leiden zwar eventuell Geschmack und Aussehen der Speisen und auch dem Nährstoffgehalt tun die Temperaturschwankungen auf Dauer nicht gut. Medizinisch ist es jedoch völlig unbedenklich, egal ob man einmal oder zehnmal den Auftau- und Einfriervorgang wiederholt.

Toast

Graubrot ist gesünder als Toastbrot

Wie vielen Menschen wird das Frühstück verleidet, weil sie irgendeinen Gesundheitsapostel am Tisch sitzen haben, der ihnen Toastbrot oder Brötchen missgönnt, weil beides angeblich nicht gesund sei. Graubrot sei viel besser für den Körper. Dabei sind sowohl Toast als auch Graubrot aus Auszugsmehlen gebacken, in denen die Randschicht der Getreidekörner nicht mehr enthalten ist – und in dieser Randschicht sitzen nun mal die Vitamine und Mineralstoffe. Wer gesund essen will, muss daher schon zu Vollkornprodukten greifen. Die enthalten alles aus dem Getreide, was gesund ist.

Toilette

Lange auf dem Klo sitzen ist ungesund

Diese Warnung war mir neu. Nachdem mehrere Bekannte jedoch davon berichteten, dass ihre Mütter oder Großmütter ihnen in Kindertagen geraten haben, nicht zu lange auf der Toilette sitzen zu bleiben, scheint es sich doch um einen verbreiteten Aberglauben zu handeln. Aber was heißt Aberglaube? Im Medizinstudium lernte ich jedenfalls, dass in äußerst seltenen Fällen geschädigte Gefäße bei einer Druckerhöhung im Bauchraum platzen können. Eine Gefäßaussackung der Schlagadern – in der Fachsprache Aneurysma genannt – droht beispielsweise einzureißen, wenn auf dem Klo zu lange oder zu intensiv gepresst wird. Dann kann es zu Blutungen kommen oder – falls die betroffene Arterie das Gehirn versorgt – auch zu einem Schlaganfall. Allerdings, so muss man einschränken, bedeutet eine längere Verweildauer auf dem stillen Örtchen nicht automatisch, dass auch länger und häufiger gepresst wird als während kurzer Sitzungen.

Daher ist zu vermuten, dass sich die Empfehlungen der Mütter und Großmütter auf andere Gefahren für Leib und Leben bezog. Vielleicht hatten sie Sorge, dass sich die jungen Männer (denn ich habe die entsprechenden Warnungen nur aus Berichten von Männern gehört) zu sehr mit sich selbst beschäftigten.

Eine andere Erklärung wäre die verbreitete Angst vor Ansteckung. Gerade die Toilette – und dazu gehört auch die hauseigene – wird immer wieder als Hort für fiese Keime und Bazillen angesehen.

Tränensäcke

Tränensäcke entstehen bei Schlafmangel oder ausschweifendem Lebenswandel

T

Entgegen einer populären Vorstellung haben Tränensäcke kaum etwas mit akuter Müdigkeit oder chronischen Schlafdefiziten zu tun. Die Polster unter (und gelegentlich auch über) den Augen sind vielmehr eine genetisch bedingte Alterserscheinung. Dabei lagert sich Fett aus dem Bereich der Augenhöhle unter der Haut ab und erzeugt die Wülste, die den Betreffenden gleich müde aussehen lassen. Tränensäcke sind Alterserscheinungen, die sich auch durch zehn Stunden Schlaf täglich nicht verhindern lassen, wenn die Veranlagung dazu besteht. Mit den Tränendrüsen oder -gängen haben sie nichts zu tun.

Trinken I

Bei Grippe und schweren Erkältungskrankheiten soll man viel trinken

Ärzte empfehlen das. Eltern geben den Rat ebenfalls weiter. Sobald die Nase rinnt, der Hals kratzt und die Lungen rasseln, gilt es, den Körper mit mehr Flüssigkeit als sonst zu versorgen. Für viele Menschen klingt das sehr einleuchtend. Eine häufige Erklärung ist, dass man bei grippalen Infekten – erst recht, wenn Fieber dazu kommt – mehr schwitzt und daher den Verlust unbedingt ausgleichen sollte. Zudem sei es allgemein zu empfehlen, dass Hals und Rachen ordentlich gespült werden, sobald sich dort gemeine Keime eingenistet haben. Der zähe Schleim, der Hals und Bronchien verstopft, werde durch häufiges und vermehrtes Trinken schneller »verflüssigt« und lasse sich dann besser abhusten, was die Genesung beschleunige. Schaden, so der allgemeine Konsens, könne das vermehrte Trinken auf keinen Fall, die meisten Menschen würden ohnehin viel zu wenig Flüssigkeit zu sich nehmen.

Australische Mediziner von der University of Queensland haben dieses Alltagsrezept auf seine Tauglichkeit überprüft. Sie werteten die bisherige Literatur zum Thema aus und fassten sie zusammen. Entgegen der weit verbreiteten Auffassung kamen die Mediziner zu dem Schluss, dass vermehrtes Trinken bei Atemwegsinfektionen keineswegs immer harmlos ist. Bei einer Bronchitis oder gar einer Lungenentzündung produziert der Körper mehr Antidiuretisches Hormon (ADH) als sonst. Vermutlich ist das auch bei Infektionen der oberen Atemwege, das heißt von Rachen, Kehlkopf und Luftröhre der Fall. ADH reguliert, wie viel Flüssigkeit über die Nieren ausgeschieden wird. Wird es vermehrt ausgeschüttet, hält der Körper Flüssigkeit zurück. Wenn es in geringen Mengen vorliegt oder (etwa durch Alkoholkonsum) teilweise blockiert wird, scheidet der Körper mit dem Harn vermehrt Flüssigkeit aus.

Doch zurück zu den Atemwegen. Wenn durch eine Atemwegsinfektion mehr ADH im Körper zirkuliert, liegen die im Blut enthaltenen Salze und Mineralien wie Natrium und Kalium stärker verdünnt vor als sonst. Wird dann mehr getrunken als gewöhnlich, kann der Verdünnungseffekt sogar gefährlich werden. Eine verminderte Natriumkonzentration geht mit Symptomen wie Reizbarkeit, Verwirrung und Krämpfen einher – im Extremfall führt sie sogar bis ins Koma. Dass dies nicht nur eine theoretische Gefahr ist, zeigen zwei Untersuchungen an Kindern mit Lungenentzündung, bei denen bei 31 bzw. 45 Prozent ein Natriummangel im Blut vorlag, der auf zu starke Verdünnung zurückzuführen war. Vier Kinder mit sehr niedrigen Natriumkonzentrationen starben. Von einer allgemeinen Empfehlung, bei Erkältungskrankheiten und Lungenleiden viel zu trinken, sollte daher abgesehen werden.

Literatur:
Guppy MPB, Mickan SM, Del Mar CB: »Drink plenty of fluids«: A systematic review of evidence for his recommendation in acute respiratory infections. British Medical Journal 2004;328:499-500

Trinken II

Bei Marathon und anderem Ausdauersport soll man trinken, bevor der Durst kommt

Man muss keinen Marathon laufen, um die Empfehlung zu kennen, viel zu trinken. Es muss wohl im Jahr 2003 oder 2004 passiert sein. Plötzlich schienen insbesondere junge Frauen die Mineralwasser- oder Energy-Drink-Flaschen mit Nuckelaufsatz entdeckt zu haben. Kein Weg, keine S-Bahn-Fahrt fortan ohne.

Bei Sportlern verhält es sich anders. Jeder gelegentliche Jogger wusste auch schon vor dieser Mode von dem Ratschlag, vor und während einer Ausdauerbelastung ausreichend zu trinken. Ganz wichtig schien es, auf jeden Fall bereits zu trinken, bevor das Durstgefühl einsetzt. Angeblich sei es für den Flüssigkeitsausgleich zu spät, wenn man erst zu Flasche oder Trinkbecher greift, wenn der Durst schon da ist. Aber wozu sollte der Körper eigentlich Gefühle wie Durst und Hunger signalisieren, wenn nicht als Zeichen dafür, dass es jetzt langsam an der Zeit ist, ihn mit Flüssigkeit oder Nahrung zu versorgen?

T

Obwohl unklar bleibt, woher diese skurrile Empfehlung kommt, hatten sich bisher Wissenschaftler allerdings kaum die Mühe gemacht, dieses Läuferdogma gründlicher zu untersuchen. Die Studien, die es gab, beobachteten entweder nur sehr wenige Läufer oder sie konzentrierten sich auf die Spitzengruppe. Forscher von der Harvard-Universität haben den Mythos auf eine breitere Basis gestellt. Dazu untersuchten sie 766 Teilnehmer des wohl berühmtesten Rennens über die 42,195-Kilometer-Distanz – des Boston-Marathons. Sie wählten den Lauf im Jahr 2002 aus, bei dem es bedauerlicherweise sogar zu einem Todesfall kam – eine 28-Jährige kollabierte kurz nach dem Zieleinlauf.

Die Läufer mussten über ihren Flüssigkeitsverbrauch während des Laufes Protokoll führen, ihre Getränkeaufnahme sollten sie ebenso abschätzen wie ihre Ausscheidung. Nach dem Ziel wurde ihnen eine Blutprobe entnommen. Immerhin 13 Prozent der Teilnehmer wiesen nach dem Rennen eine Hyponatriämie auf, das heißt, die Kochsalzkonzentration in ihrem Blut war spürbar verringert – bei 22 Prozent der Frauen und acht Prozent der Männer. Bei 0,6 Prozent der Läufer (das heißt bei drei Läufern) war die Salzmenge im Blut sogar so bedrohlich erniedrigt, dass Bewusstseinstrübungen, Schwindel und Krämpfe die Folge sein können. Die Analyse ergab, dass besonders Hobbyläufer, die nicht zur Spitzengruppe gehörten, anfällig dafür sind, eine Hyponatriämie zu entwickeln. Wer für die 42,195 Kilometer länger als vier Stunden brauchte, wer mehr als drei Liter Flüssigkeit während des Laufs zu sich genommen hatte und deshalb starken Gewichtsschwankungen unterlag, war besonders gefährdet. Frauen und Läufer, die »isotonische« Getränke zu sich nahmen, waren häufiger betroffen, denn die Kochsalzkonzentration in Sportgetränken beträgt nur rund ein Fünftel der Salzkonzentration im Körper. In früheren Studien wurden meist nur Eliteläufer untersucht, deren Risiko für eine Hyponatriämie anscheinend sehr gering ist.

Die Forscher betonen, dass die Hyponatriämie für viele Läufer ein Problem sei. Hochgerechnet auf die 15.000 Teilnehmer des Boston-Marathons, die den Lauf 2002 auch beendeten, wäre bei 1900 von ihnen von einer geringgradigen Hyponatriämie auszugehen, bei 90 sogar von einer schweren Salzverluststörung. Allgemeine Empfehlungen zur Trinkmenge kann es nicht geben, da die Läufer unterschiedlich schwitzen und der Flüssigkeitsverlust bei jedem verschieden ist. Als relativ einfache Vorbeugung empfehlen die Harvard-Wissenschaftler, dass sich die Läufer vor und nach dem Training wiegen. Wer hinterher deutlich mehr wiegt als vorher, sollte seinen Flüssigkeitskonsum während des Laufs besser einschränken, um unangenehme Nebenwirkungen zu vermeiden.

Literatur:
Almond CS, Shin AY, Fortescue EB, et al.: Hyponatremia among runners in the Boston Marathon. New England Journal of Medicine 2005;352:1550-1556

Trinken III

Wenn man vor dem Essen trinkt, hat man keinen Hunger mehr

Es gibt sogar Familien, in denen es verboten ist, eine halbe Stunde vor dem Essen noch etwas zu trinken. Andere setzen diese vermeintliche Essbremse angeblich sogar gezielt ein. Die Idee dahinter: Wenn der Bauch voll mit Flüssigkeit ist, passt weniger Essen hinein.

Vorstellbar ist das. In der Praxis funktioniert die flüssige Appetitbremse jedoch nicht richtig. Das liegt an der kurzen Verweildauer der Getränke im Magen von einigen Sekunden bis wenigen Minuten. Und der Magen ist nun einmal das Organ, das dem Gehirn ein Hungergefühl meldet.

Übergewicht I

Jede Form von Übergewicht schadet der Gesundheit

Die Zahlen sind Besorgnis erregend. Nach jüngsten Schätzungen der Weltgesundheitsorganisation WHO sind weltweit etwa eine Milliarde Menschen übergewichtig. 300.000 Menschen gelten sogar als extrem übergewichtig. Mediziner bezeichnen diese übergroße Leibesfülle als Adipositas und warnen seit Jahren eindringlich vor den Folgen der Völlerei für die Gesundheit. Doch dick ist nicht gleich dick. Dies haben Wissenschaftler auf einer internationalen Tagung zum Thema Übergewicht und Bluthochdruck festgestellt, die Ende Oktober 2005 in Berlin stattfand. »Wie groß die Risiken für Herz und Kreislauf für übergewichtige Menschen wirklich sind, ist stark davon abhängig, wo sich die überflüssigen Fettreserven angesammelt haben«, sagt Friedrich Luft, Chefarzt für Innere Medizin an der Berliner Charité und Mitveranstalter der Tagung.

Entscheidend ist demnach nicht, ob es sich um Frust- oder Lustspeck handelt. Gefährlich sind vielmehr besonders die Polster, die sich um Bauch und Taille legen. Tief liegender Hüftspeck hingegen, sowie Depots an Po, Schenkeln oder Oberkörper mögen zwar nicht schön anzuschauen sein. Schädlich für die Gesundheit sind sie aber kaum. »Man muss die Apfel- und die Birnenform unterscheiden«, sagt Luft. Oder auch den Phänotyp Bierbauch, der bei Männern häufiger ist, vom eher weiblichen Rubens-Typ mit ausladenden Hüften.

Diese unterschiedlichen Muster der Fettverteilung beeinflussen nämlich nicht nur die Silhouette des Körpers. »Die Apfelform geht mit Fettansammlungen *im* Bauch und im Bereich der inneren Organe einher«, sagt Luft. »Das so genannte subkutane Fett, das sich direkt unter der Haut ansammelt und zumeist zur Birnenform führt, erhöht hingegen das Herzkreislauf-Risiko kaum.« Warum die intraabdominellen Fettansammlungen, wie die Polster im Bauch genannt werden, so gefährlich sind, erklärt Martin Reincke, Chefarzt der Inneren Medizin am Universitätsklinikum Innenstadt in München: »Dieses Fett ist sehr stoffwechselaktiv, das heißt, es wird schnell mobilisiert, in die Blutbahn eingespeist und erhöht so das Risiko für viele Krankheiten.« Das subkutane Fett hingegen ist weitaus passiver und beeinflusst den Stoffwechsel nur gering.

Erhöhter Blutdruck, Neigung zur Zuckerkrankheit, gestörte Blutfettwerte und Herzkreislauferkrankungen sind häufig eine Folge der übermäßigen Korpulenz. Diese vier Symptome werden von Medizinern als »Metabolisches Syndrom« oder auch als »tödliches Quartett« bezeichnet. Dabei ist es ganz einfach zu erkennen, wann es höchste Zeit zum Maßhalten wird: »Öfter mal das Maßband anlegen«, empfiehlt Martin Reincke. Denn überschreitet der Taillenumfang bei Männern 102 Zentimeter und bei Frauen 88 Zentimeter, deuten alle Anzeichen auf ein sich entwickelndes Metabolisches Syndrom hin.

Kosmetische Eingriffe nutzen übrigens nicht viel. Man muss schon richtig abnehmen, wenn man etwas für die Gesundheit tun will. Wenn Schönheitschirurgen beim Fettabsaugen nur das oberflächliche Fett entfernen und so den Bauch um ein paar Schichten abtragen, sinkt das Risiko für erhöhten Blutdruck, Diabetes und verschiedene Herzerkrankungen jedenfalls nicht. Ein Trost bleibt immerhin denjenigen, die sich schon bei kleinen Pölsterchen und Rettungsringen Sorgen um ihre Gesundheit machen und die nächste Diät erwägen. Die höchste Lebenserwartung haben nicht Menschen, die sich mühsam ihr Idealgewicht erhungern. Am ältesten werden vielmehr die, deren Waage auf Dauer ungefähr Normalgewicht anzeigt.

Übergewicht II

Erwachsene, die dick sind, waren schon als kleine Kinder dick

Im Gegenteil. Eine finnische Studie, die im Oktober 2005 in der Fachzeitschrift New England Journal of Medicine erschienen ist, konnte zeigen, dass Kinder mit einem geringen Geburtsgewicht ein besonders hohes Risiko haben, als Erwachsene übergewichtig zu sein. Erhöht wurde die Wahrscheinlichkeit, dick zu werden, wenn die Kinder von ihrem zweiten oder dritten Lebensjahr an massiv bis zum zehnten, elften Lebensjahr an Gewicht zulegten. Über die Gründe für dieses eher umgekehrt zu erwartende Verhältnis können Mediziner nur spekulieren. Eventuell wird bei einer raschen Gewichtszunahme im Vorschul- und Grundschulalter das meiste Fett im Bauch und nicht unter der Haut eingelagert. Und dieses Fett ist nun mal hartnäckiger wieder wegzuschmelzen.

Literatur:
Barker DJP, Osmond C, Forsén TJ, et al.: Trajectories of growth among children who have coronary events as adults. New England Journal of Medicine 353:1802-1809

Übergewicht III

Wer schon als Kind oder Jugendlicher dick ist, hat es auch später schwer im Leben

Seit einigen Jahren wird das Bild in grellen Farben gemalt: Dicke Kinder sind etlichen Gesundheitsrisiken ausgesetzt, sie haben ein geringeres Selbstbewusstsein als schlanke Gleichaltrige, sie werden ausgegrenzt und gehänselt. Was liegt da näher, als dass sie auch als Erwachsene benachteiligt sind? Kinderärzte aus London sind daher der Frage nachgegangen, wie sich dicke Kinder weiter entwickeln. Dazu verglichen sie die Daten von fast 8500 Briten, die im April 1970 geboren waren. Sie untersuchten das Gewicht und die allgemeinen Lebensumstände dieser Gruppe, als die Teilnehmer der Studie zehn Jahre und 30 Jahre alt waren.

Anders als erwartet, hatte das Übergewicht in jungen Jahren keinen wesentlichen Einfluss darauf, wie es den Probanden als Erwachsenen ging. Wenn Zehnjährige übergewichtig waren, ließ sich daraus weder eine bestimmte soziale Klasse vorhersagen noch ihr Einkommen, ihre Ausbildung, ihre Befähigung zu Freundschaften, noch die Neigung zu psychischen Störungen. Einzig bei den Frauen, die bereits als Zehnjährige dick waren und auch dick blieben, zeigte sich, dass sie seltener eine feste Anstellung und seltener einen festen Partner hatten. Bei den Männern wirkte sich Übergewicht offenbar nicht negativ aus.

U

Literatur:
Viner RM, Cole TJ: Adult socioeconomic, educational, social, and psychological outcomes of childhood obesity: a national birth cohort study. British Medical Journal 2005;330:1354-1358

Übergewicht IV

Dicke wissen, dass sie dick sind

Anscheinend nicht alle. Denn in einer britischen Untersuchung von mehr als 2000 Männern zeigte sich, dass ein erheblicher Teil der Herren das eigene Hüftgold und den für alle anderen offensichtlichen Bauchspeck leugnete. Von den erwachsenen Herren waren 65 Prozent übergewichtig. Aber nur 40 Prozent waren auch der Ansicht, dass sie zur Gruppe der Dickleibigen gehörten. »Frauen sind auch übergewichtig«, sagt Professorin Jane Wardle aus London, die an der Studie leitend beteiligt war. »Aber von ihnen wissen deutlich mehr, dass sie ein Gewichtsproblem haben.« Und das Problem zu erkennen, sei schließlich der erste Schritt auf dem Weg zur Besserung.

Verstopfung I

Eine verlängerte Stuhlpassage »vergiftet« den Körper

Ein uraltes Vorurteil, das sich schon in ägyptischen Papyrusrollen aus dem 16. Jahrhundert vor Christus findet. Anfang des 20. Jahrhunderts erreichte diese Theorie ihren Höhepunkt, die Selbstvergiftung des Körpers durch zu lange Aufenthaltszeiten des Stuhlgangs wurde sogar als Grundübel häufiger Krankheiten wie Bluthochdruck, Arthritis, Gallenleiden und sogar Krebs angesehen. Demnach würde sich durch den Stau im Darm die dortige Bakterienflora verändern und schädliche Substanzen produzieren. Menschen mit einem »verlängerten« Dickdarm seien besonders anfällig dafür.

Bis heute konnten im Darm keine durch eine verlängerte Verweildauer entstehenden Giftstoffe nachgewiesen werden – genauso wenig wie andere verlangsamte Verdauungsprozesse, die auf gefährliche Eigenproduktionen schließen ließen. Trotzdem fanden in der ersten Hälfte des 20. Jahrhunderts Einläufe starken Zuspruch. In einigen Fällen wurden sogar Teile des Dickdarms operativ entfernt, um die chronische Verstopfung zu behandeln. Später kamen Abführmittel in Mode, und noch heute findet das Konzept der »Darmreinigung« in vielen Spielarten seine Anhänger. Medizinisch begründen lässt sich das nicht. Der Wunsch nach Reinigung und Sauberkeit mag bei einem Organ, das die Überbleibsel des Stoffwechsels entsorgt, besonders ausgeprägt sein.

Literatur:
Müller-Lissner SA, Kamm MA, Scarpignato C, Wald A: Myths and misconceptions about chronic constipation. American Journal of Gastroenterology 2005;100: 232-242

Verstopfung II

Hormonschwankungen sind – zumindest bei Frauen – häufige Ursache der Verstopfung

Hormone werden immer wieder verdächtigt, den Darm zu lähmen. Zwar leiden Jungen häufiger als Mädchen an Verstopfung, doch mit der Pubertät ändert sich das. Frauen berichten zudem, dass sich ihr Stuhlgang im Verlauf des Zyklus stark ändert. Forscher haben die Passagedauer und das spezifische Gewicht von Frauen während unterschiedlicher Phasen ihres Zyklus untersucht. Die Unterschiede waren minimal – lediglich, dass Frauen zu Beginn der Menstruation häufigeren und dünneren Stuhlgang hatten, wurde in mehreren Studien berichtet.

Durch die Unterfunktion der Schilddrüse, so die Theorie, komme es auch zu Stillstand im Darm. Die Untersuchung von Frauen, die an Verstopfung litten, zeigte jedoch, dass nur bei einem äußerst geringen Teil von ihnen auch die Schilddrüse nicht richtig funktionierte.

Vitamine

Vitamin- und Multivitaminzusätze schützen vor Infektionen – besonders für alte Menschen sind sie daher wichtig

Alte Menschen sind die Bevölkerungsgruppe, die in den wohlhabenden Ländern am schnellsten wächst. Das Altern geht mit diversen körperlichen Veränderungen einher – so wird beispielsweise auch die Anfälligkeit für Infektionen größer. Doch nicht nur alte Menschen meinen, sich mit Hilfe von Vitaminpräparaten vor Infektionen schützen zu können. In den Industrienationen nehmen 20 bis 30 Prozent der Bevölkerung die Brausetabletten ein in der Hoffnung, sich und ihrer Gesundheit damit etwas Gutes zu tun. Allein in Deutschland werden jährlich etwa 170 Millionen Euro für derartige Nahrungsergänzungspräparate ausgegeben. Dabei ist noch nicht einmal der Mechanismus bekannt, wie zusätzliche Vitamine vor Infektionen schützen könnten.

Mal wird spekuliert, dass sich dadurch die Abwehrlage insgesamt verbessere. Dann heißt es wieder, Vitamine beschleunigen die Heilung bei bereits eingetretenen Erkrankungen oder sie schützen, indem sie »freie Radikale« abfangen.

Zwei britische Wissenschaftler von den Universitäten Sheffield und Leicester haben die vorhandene Fachliteratur bewertet und in einer so genannten Meta-Analyse die qualitativ hochwertigen Beiträge zu einem Überblick zusammengefasst. Die Forscher kommen zu dem Ergebnis, dass die acht ausgewerteten Studien mit insgesamt 600 Teilnehmern extrem widersprüchlich sind und keine allgemeine Empfehlung zur Verwendung von Multivitaminpräparaten oder anderen Vitaminzusätzen rechtfertigen. Einige Untersuchungen erbrachten zwar geringfügige Vorteile für die Probanden, die regelmäßig Vitamine zu sich nahmen – dies waren jedoch die kleineren Studien mit wenigen Teilnehmern, die statistisch nicht so aussagekräftig sind. Andere, meist größere Studien, fanden hingegen keinen Unterschied oder sogar einen schlechteren Gesundheitszustand bei den Teilnehmern, die Vitamine nahmen. Dies wurde in früheren Untersuchungen bereits berichtet, denn bei hohen Vitamin-Dosierungen können Nebenwirkungen auftreten, etwa die Schädigung von Leber, Nieren und Magen. Zudem wird die Zellfunktion beeinträchtigt.

V

In der aktuellen Analyse blieben die Vitaminzusätze bei älteren Herrschaften weitgehend ohne Wirkung, auch wenn sie in den höchsten zulässigen Dosierungen, die etwa in den vitaminglӓubigen USA oder in Frankreich erlaubt sind, eingenommen wurden. In den anderen Studien wurde untersucht, wie die üblichen Multivitamintabletten – gelegentlich mit Mineralstoffzusatz – bei alten Leuten wirken. Auch hier war der Effekt sehr gering oder gar nicht vorhanden. Eine Erklärung für die gelegentlich beobachtete schützende Wirkung der Vitamine könnte darin bestehen, dass der Ernährungszustand der Teilnehmer einiger kleinerer Studien eher bescheiden war. Große Studien aus den USA, Frankreich und den Niederlanden erbrachten keinen Effekt. Kleinere aus Indien und den USA zeigten hingegen eine geringe Wirkung der Vitamine.

Nicht nur bei Alten wurde die Wirkung der Vitamine aus der Dose untersucht. In einer anderen Studie eines australisch-finnischen Medizinerteams wurde speziell die angeblich vorbeugende Wirkung von

Vitamin C bei Erkältungen unter die Lupe genommen. Die beiden Gesundheitsexperten werteten 55 Untersuchungen aus den vergangenen 65 Jahren (von 1940 bis 2004) aus. Dabei zeigte sich, das zusätzliche Vitamin-C-Gaben von 200 Milligramm oder mehr täglich in keiner der Studien dazu führten, dass seltener Erkältungskrankheiten auftraten. Auch wenn bereits eine Erkältung aufgetreten war, taugte Vitamin C nicht dazu, die Beschwerden zu lindern. Die allgemein verbreitete Anwendung der Pillen und Brausetabletten erscheint angesichts dieser Ergebnisse sehr fragwürdig, schlussfolgern die Autoren. Sie fanden lediglich in kleineren, methodisch ungenauen Studien eine gewisse Wirkung des Vitamin C. Sie bezog sich allerdings nur auf starke Anstrengungen und/oder Extrembedingungen: Marathonläufer und unterkühlte Skifahrer schienen davon zu profitieren und sich seltener zu erkälten, wenn sie vorbeugend Vitamin C schluckten.

Literatur:
El-Kadiki A, Sutton AJ: Role of multivitamins and mineral supplements in preventing infections in elderly people: systematic review and meta-analysis of randomised controlled trials. British Medical Journal 2005;330:871
Douglas RM, Hemilä H: Vitamin C for preventing and treating the common cold. PLoS Medicine 2005;2:e168

Vogelgrippe I

Die Vogelgrippe ist für Menschen äußerst gefährlich

So, wie sie im Herbst und Winter 2005/2006 um die Welt zog, ist sie nicht sehr gefährlich für Menschen – höchstens als Berufskrankheit für Geflügelzüchter. Die Vogelgrippe gibt es seit mehr als 100 Jahren. 1997 wurde aber erstmals in Hongkong belegt, dass sie auch Menschen gefährlich werden kann. Sie wird vom Influenza-A-Virus, Typ H5N1, übertragen. So lautet das Kürzel für den gegenwärtig kursierenden Erreger der Vogelgrippe. Die Buchstaben H und N stehen für Eiweißstoffe auf der Oberfläche der Viren. Hämagglutinin (H) und Neuraminidase (N) stehen wie Stacheln von den rundlichen Influenza-Viren ab. Sie wirken wie Enterhaken. Damit krallen sich die Erreger an Körperzellen fest, um sie zu infiltrieren. Die Oberflächen-Proteine verändern sich schnell. Die Grippe-Pandemien der Vergangenheit waren meist die Folge einer neuen Mutation. Die Vogelgrippe verläuft ähnlich einer schweren Grippe mit Fieber, Kopf- und Halsschmerzen, Husten und Lungenentzündung. Von den bisher mehr als 190 infizierten Menschen ist die Hälfte gestorben. Noch ist sie aber nicht von Mensch zu Mensch übertragbar.

Gefährlich wird es erst, wenn ein so genanntes »Super-Virus« entsteht. Das Erbgut von Viren ist nämlich extrem labil. Bei der Vervielfältigung der Influenza-Viren entstehen durch Mutationen und genetische Ablesefehler ständig neue Varianten. Zudem kommt es bei Infektionen immer wieder zum »Antigen-Shift«: Dabei infiltrieren mehrere Viren dieselbe Zelle und sortieren ihre Erbgutschnipsel zu neuen Viren. Deshalb könnte es eine Frage der Zeit sein, bis durch die fortwährende Veränderung der Viren ein »Super-Virus« entsteht, das die Eigenschaften der Vogelgrippe (besonders schweres Krankheitsbild) und die der herkömmlichen Grippe (hohe Infektiosität, das heißt große Ansteckungsgefahr) miteinander vereint.

Die Gefahr für Menschen, sich an einer schweren Grippe mit womöglich tödlichem Ausgang zu infizieren, bleibt nach Einschätzung von Experten derzeit aber trotzdem noch gering. »Das Problem wird überzeichnet«, sagt Bernhard Fleckenstein, Leiter der Virologie an der Universität Erlangen-Nürnberg. Denn die weitere Ausbreitung der Vogelgrippe habe wenig mit der Gefährdung für den Menschen zu tun. »Die Möglichkeit einer Pandemie war schon immer da«, sagt Fleckenstein. »Auch in den vergangenen Jahren. Es hat nur niemand darüber geredet.«

Für Fleckenstein ist nicht mal sicher, dass ein neues, gefährliches Virus aus einer Vermischung menschlicher Viren mit Vogelgrippe-Viren hervorgeht. Es könne auch aus einer Mutation herkömmlicher Grippe-Viren entstehen. »Wenn sich aber Viren zu einem gefährlicheren Erreger vermischen, ist es egal, ob dies in Asien oder in Europa geschieht«, sagt Fleckenstein. »Das neue Virus hätte sich in wenigen Tagen weltweit verbreitet.«

Wenn überhaupt seien nicht Touristen, sondern Geflügelzüchter in Gebieten gefährdet, in denen die Vogelgrippe wütet. Zudem werde der Erreger bislang nicht von Mensch zu Mensch übertragen. Wer sicher gehen will, soll der Empfehlung des Bernhard-Nocht-Instituts zufolge vor allem bei Reisen in betroffene Regionen jeden Kontakt mit Geflügel oder Geflügelkot vermeiden. Wenn Geflügel zubereitet wird, sollte es gut gegart werden. »Dadurch wird das Virus zerstört«, sagt Barbara Ebert.

Hobby-Ornithologen und Naturliebhaber müssen sich auch keine Quarantäne verordnen. Ein Spaziergang in Vogelschutzgebieten sei völlig ungefährlich. Selbst wenn dort Tiere infiziert seien, gebe es quasi keine Ansteckungsgefahr, sagt Ebert. Dafür sei die für eine Übertragung nötige Virendosis viel zu hoch.

Vogelgrippe II

Eine Grippe-Impfung schützt auch vor der Vogelgrippe

Eine konventionelle Grippe-Impfung schützt nicht vor der Vogelgrippe. Dazu sind die jeweiligen Keime – obwohl sie sich ähneln – äußerlich zu verschieden. Sowohl die Erreger der Vogelgrippe als auch die meisten Erreger der herkömmlichen Grippe gehören zwar zu den Influenza-A-Viren. Die Oberfläche der Viren unterscheidet sich jedoch stark. Gegen sie sind aber die Impfung wie auch die meisten Medikamente gerichtet, die derzeit erprobt werden.

Die Angst vor einem Super-Virus beruht auf der Flexibilität wie der Schlampigkeit der Erreger. Denn ihr Erbgut besteht aus Bruchstücken. Bei jeder Vermehrung sortiert es sich neu. Genetische Ablesefehler während der Vervielfältigung lassen zudem ständig neue Virus-Varianten entstehen. Mischen sich Vogelgrippeviren mit dem Erreger der herkömmlichen Grippe, wäre die Katastrophe da. Das neue Virus könnte die jeweils gefährlichsten Eigenschaften in die Liaison einbringen, verheerende Symptome auslösen und sich schnell verbreiten.

Grippe-Impfstoffe enthalten abgeschwächte Bestandteile verschiedener Viren. Gegen H5N1, den Erreger der Vogelgrippe, wirkt die Impfung nicht. Die Impfstoffe werden nach Empfehlung der WHO regelmäßig verändert und dem Erregerspektrum angepasst. Sie enthalten inaktivierte Virenbruchstücke und verhindern zu 70 bis 90 Prozent eine Ansteckung. Die Seren für Grippe-Impfstoffe werden meist in Hühnereiern entwickelt, weshalb die Produktion länger dauert als etwa die von Tabletten. Nach Schätzungen sind in Deutschland fast 18 Millionen Menschen gegen Grippe geimpft.

Die Ständige Impfkommission (Stiko) empfiehlt die Grippe-Impfung für über 60-Jährige und für Menschen mit chronischen Erkrankungen oder Immunschwäche. Zudem hält sie Grippe-Impfungen für Bewohner von Alten- und Pflegeheimen für sinnvoll sowie für medizinische und pflegende Berufsgruppen. Medikamente gegen die Grippe stören den Stoffwechsel der Viren oder ihre Vermehrung. Sie lindern die Symptome. Ob sie gegen die Vogelgrippe helfen, ist ungewiss.

Obwohl die Grippeimpfung weder vor Vogelgrippe noch vor Sars schützt, wird sie bei Reisen in Regionen mit Vogelgrippe empfohlen. Einerseits wird dadurch eine Grippe ausgeschlossen, wenn plötzlich hohes Fieber, Muskel- und Kopfschmerz sowie Atemwegsinfektionen auftreten. Wichtiger sei jedoch, dass auf diese Weise bei einer gleichzeitigen Infektion mit menschlichen und tierischen Influenza-Viren verhindert werden könne, dass sich beide Keime vermischen und ein hoch infektiöses Super-Virus entsteht.

Vogelgrippe III

Deutsche Kliniken und Krankenhäuser wären nicht auf Vogelgrippefälle beim Menschen vorbereitet

Solange das Vogelgrippe-Virus noch nicht mutiert ist und sich Menschen nur bei engem Kontakt mit Geflügel anstecken können, wären deutsche Kliniken auf Krankheitsfälle vorbereitet. »Mit dem Grippe-Schnelltest kann man innerhalb von einer Stunde Influenza-Viren diagnostizieren«, sagt Regine Heilbronn, Professorin für Virologie am Campus Benjamin Franklin der Berliner Charité. Für den Test muss man in ein Röhrchen spucken oder es wird ein Rachenabstrich genommen. Dann wird nach Viren gefahndet, die die typischen Oberflächenantigene H und N aufweisen. H steht für Hämaglutinin, N für Neuraminidase. »Der Test erkennt allerdings nicht, um welche Influenza-Viren es sich handelt«, sagt Heilbronn. Zur Bestimmung, ob eine Infektion mit dem gefährlichen Vogelgrippe-Erreger H5N1 oder mit herkömmlichen Grippe-Erregern vorliegt, werden die Proben in Referenzlabore des Robert-Koch-Instituts geschickt.

»Der Mensch steht sowieso nicht im Mittelpunkt«, sagt Lothar Wieler, Professor für Veterinärmedizin an der FU Berlin. »Lebensmittel und illegale Geflügelimporte sind eine viel größere Gefahr als Reisende, die in betroffenen Gebieten waren.« Der Experte für Tierseuchen verweist auf die Relationen. Mehr als zwei Milliarden Menschen leben in Ostasien. Doch trotz mehrerer Millionen infizierter Vögel in Asien hätten sich weltweit nach offiziellen Erhebungen bis Ende Februar 2006 nur etwa 190 Menschen mit Vogelgrippe infiziert und 92 seien daran gestorben. »Das ist eine Infektionsquote weit im unteren Promillebereich. Für Deutschland kann man von einem nur hypothetischen Risiko sprechen«, sagt Wieler. »Schließlich ist das Virus seit neun Jahren in der menschlichen Population.« 1997 waren in Hongkong die ersten Vogelgrippefälle dokumentiert worden.

Die Beschwerden bei herkömmlicher Grippe und Vogelgrippe unterscheiden sich kaum: »Ein schweres Krankheitsgefühl, Fieber und Schwäche stehen bei beiden Infektionen im Vordergrund«, sagt Regine Heilbronn. Anders dagegen die vergleichsweise banalen Erkältungskrankheiten. Hier dominieren Atemprobleme mit Husten, Schnupfen, Heiserkeit. »Das sind die Kranken, die ein, zwei Aspirin schlucken und am nächsten Tag wieder zur Arbeit können«, sagt Heilbronn. »Mit einer richtigen Grippe liegt man hingegen eine Woche flach.«

»Es gibt schon immer wieder Patienten, die typische Grippesymptome haben und sagen, dass sie in Regionen mit Vogelgrippe waren«, sagt Thomas Löscher, Leiter der Abteilung für Infektionskrankheiten und Tropenmedizin an der LMU München. »Ein konkreter Verdachtsfall hat sich aber noch nicht ergeben.« Für den Fall der Fälle sehen sich Kliniken und Institute gut gerüstet. »Spätestens seit der weltweiten Bedrohung durch die Lungenseuche Sars im Frühjahr 2003 sind wir vorbereitet«, sagt Löscher. »Selbst wenn es demnächst einen Patienten mit H5N1 geben sollte, wäre es ein Einzelfall und die Kontaktpersonen wären nicht in Gefahr.«

»Wir müssen keine speziellen Vorsichtsmaßnahmen treffen«, sagt auch Martin Reincke, Chefarzt der Inneren Medizin am Klinikum Innenstadt der LMU. »Wir haben spezielle Isolierzimmer für alle Patienten mit hoch ansteckenden Krankheiten – aber das ist die Vogelgrippe ja bisher glücklicherweise nicht.« Isolierzimmer gibt es an den meisten größeren Kliniken. Sie befinden sich meist auf oder in der Nähe der Intensivstationen. Damit sich niemand anstecken kann, sind sie mit einem speziellen Belüftungssystem ausgestattet, das nicht mit der Ab- und Zuluft des restlichen Krankenhauses in Kontakt kommt. Für Personal und Besucher gibt es Desinfektionsschleusen. Werden Patienten behandelt, die besonders ansteckende Erreger haben, stehen Ganzkörperschutzanzüge zur Verfügung.

In größeren Städten wie München steht für hoch infektiöse Patienten sogar ein spezielles Transportfahrzeug der Feuerwehr bereit. »Das ist ein etwas abgespeckter Notarztwagen, der sehr gut abgedichtet ist und sich nach dem Transport leichter desinfizieren lässt«, sagt Löscher, der immer wieder betont, dass diese extremen Sicherheitsvorkehrungen bei Verdacht auf Vogelgrippe nach bisherigem Kenntnisstand gar nicht nötig wären: »Die Übertragung der Viren von Mensch zu Mensch ist ja noch nirgends eindeutig bewiesen worden.«

Waffen

Taser sind harmlos

Taser gelten als neuartige Wunderwaffe, als harmlos und als sicheres Mittel, um Verbrecher zur Strecke zu bringen. Zielpersonen lassen sich mit Hilfe von Stromstößen bis zu 50.000 Volt mit dem Elektrogewehr von der Polizei oder anderen Verbrechensbekämpfern kurzzeitig außer Gefecht setzen. Sind die Halunken wieder handlungsfähig, so die Theorie, hat die Polizei sie bereits in Handschellen oder Sicherheitsverwahrung abgeführt.

Doch so harmlos, wie von ihren Herstellern behauptet wird, sind die Stromwaffen nicht. Im medizinischen Fachblatt, dem New England Journal of Medicine, wurde der Fall eines Heranwachsenden geschildert, der von Polizisten mit einem Taser beschossen wurde und danach zusammenbrach. Die herbeigeeilten Hilfskräfte diagnostizierten ein Kammerflimmern – dabei verläuft die Erregung des Herzmuskels nicht mehr in geordneten Bahnen, und unbehandelt führt diese schwere Herzrhythmusstörung zum Tod. Die Maßnahmen zur Wiederbelebung hatten Erfolg und nach einigen Tagen auf der Intensivstation konnte der junge Mann geheilt entlassen werden. Die Mediziner empfehlen in ihrem Beitrag auch, dass Polizisten, die Taser einsetzen, zumindest Geräte zur Wiederbelebung und einen ambulanten Defibrillator griffbereit haben sollten.

Laut Amnesty International sind bisher mehr als 130 Menschen nach Gebrauch von Tasern gestorben, davon allein 70 in den Jahren 2004 und 2005. Für Richard Luceri, auf Herzrhythmusstörungen spezialisierter Mediziner im amerikanischen Fort Lauderdale, ist ein Zusammenhang zwischen den Todesfällen, dem im Fallbericht geschilderten Kammerflimmern und der Verwendung von Tasern »rein spekulativ und entbehrt jedes wissenschaftlichen Beweises«. Warum manche Menschen anfälliger für die Stromstöße sind als andere, ist in der Tat bisher noch nicht geklärt. Die unerklärliche Häufung solcher Zwischenfälle könnte jedoch ein Anlass sein, die weitere Verbreitung der vermeintlichen Wunderwaffen mit Skepsis zu betrachten. Bisher sollen die Waffen in mehr als 5000 amerikanischen Polizeiwachen und Gefängnissen im Einsatz sein, verschiedene Polizeieinheiten in Deutschland erwogen die Anschaffung. In letzter Zeit häuften sich die Klagen, dass die amerikanische Polizei die Stromstöße nicht nur bei gefährlichen Schwerverbrechern, sondern schon im Routineeinsatz bei Kleinkriminellen und sogar Kindern angewendet habe.

Literatur:
Kim PJ, Franklin WH: Ventricular fibrillation after stun-gun discharge. New England Journal of Medicine 2005;353:958-959
Berenson A: Doctors blame taser stun gun for fibrillation. New York Times 2.9.2005

Warzen

Warzen verschwinden, wenn man sie »bespricht«

Die Wissenschaft hat es zwar geschafft, dass Menschen zum Mond fliegen können – warum Warzen kommen und gehen, weiß sie aber immer noch nicht genau. Insofern ist es heikel, die erfolgreiche »Besprechung« von Warzen als Irrtum hinzustellen. In vielen Regionen Deutschlands haben diese abergläubischen Handlungen erstaunliche Erfolge gezeitigt. Denn bei Warzen scheint mehr als bei vielen anderen Erkrankungen der Placebo-Effekt wirksam zu sein. Heilerfolge stellen sich ein, wenn die Patienten nur fest genug daran glauben, dass die Behandlung auch hilft. Der Freiburger Hautarzt Wolfgang Strasser hat deshalb vor Jahren bereits gesagt: »Manche Patienten schwören darauf, dass Zahnpasta gegen Warzen hilft. Wenn sie es glaubten, half es meist auch.« Strasser empfahl in diesem Fall dann nur, eine neutral weiße Zahnpasta zu verwenden – und nicht etwa Präparate mit bunten Streifen.

Warzen entstehen meist auf dem Boden einer Virusinfektion der Haut. Als hilfreich hat sich in der Behandlung der lästigen Auswüchse eine Vereisung der Warzen erwiesen. Die von den Viren befallenen Hautzellen werden dabei trocken gelegt und die Erreger durch die Kälte abgetötet. Wem diese Erklärung zu naturwissenschaftlich ist, der findet sicher auch bei Mondschein, mit Zahnpasta oder unter Absingen obskurer Zauberformeln erste und letzte Hilfe.

Wetter

Der Klimawandel wird in einigen Jahrzehnten etliche Todesopfer fordern

Der Klimawandel fordert nicht erst in 30, 50 oder 80 Jahren viele Menschenleben, sondern schon jetzt. 150.000 Todesfälle sind bereits heute nach Schätzungen der Weltgesundheitsorganisation WHO jedes Jahr auf die Erderwärmung zurückzuführen. Zu diesem Ergebnis kommen Forscher der University of Wisconsin und der WHO in der Fachzeitschrift Nature im November 2005.

Gesundheitswissenschaftler und Klimaexperten um Jonathan Patz beschreiben die größten Gefahren, die aus der von Menschen verursachten Klimaveränderung resultieren. Für Europa besonders relevant: Während großer Hitze kommt es ebenso wie während extremer Kälte zu mehr Todesfällen durch Herzversagen und Atemwegserkrankungen. Die Hitzewelle im August 2003, die in zwei Wochen europaweit zwischen 22.000 und 45.000 Menschen das Leben kostete, zeigt beispielhaft die Risiken einer dauerhaften Erderwärmung. In diesem wahrscheinlich heißesten Sommer seit 500 Jahren lag die Temperatur um 3,5 Grad über dem Durchschnitt. Der Zusammenhang von Temperaturanstieg und erhöhter Sterblichkeit zeigt sich aber nicht nur in den gemäßigten Breiten Europas oder Nordamerikas. Er ist auch in subtropischen Regionen wie im brasilianischen São Paulo nachgewiesen.

Andere gesundheitliche Auswirkungen des Klimawandels betreffen hauptsächlich das mittlere und südliche Afrika sowie Südostasien. Die Erderwärmung wird dort zu mehr Infektionserkrankungen führen. Denn Stechmücken, Fliegen und andere Krankheitsüberträger vergrößern ihr Verbreitungsgebiet und führen dazu, dass sich Malaria, Dengue-Fieber und andere tropische Erkrankungen häufen. Aber auch Lebensmittelvergiftungen, etwa durch Salmonellen, werden wahrscheinlicher, wenn die Temperaturen steigen.

Als weitere Folge des Klimawandels prognostizieren die Forscher, dass Durchfallerkrankungen und Unterernährung zunehmen, wenn bisher fruchtbare Regionen versteppen und noch weniger Menschen Zugang zu ausreichend sauberem Wasser haben.

Literatur:
Patz JA, Campbell-Lendrum D, Holloway T, Foley JA: Impact of regional climate change on human health. Nature 2005;438:310-317

Zähne

Süßes verursacht Karies

Nein, Zucker und andere Süßigkeiten führen nicht zu Karies. Die Löcher in den Zähnen werden vielmehr durch Bakterien ausgelöst – am häufigsten durch einen Keim namens Streptococcus mutans. Mit Zucker hat die Kariesentstehung allerdings doch etwas zu tun, denn zu den bevorzugten Nahrungsmitteln der Bakterien zählen nun mal Süßigkeiten. Werden die Karies-Bakterien ordentlich mit Süßem gefüttert, vermehren sie sich und scheiden verschiedene Säuren aus. Diese Säuren sind es, die den Zahnschmelz angreifen und Löcher in den Zähnen verursachen.

Zunge

Die Zunge kann vier Geschmacksrichtungen unterscheiden

Es sind fünf. Neben den bekannten Geschmäckern für süß und sauer, bitter und salzig gibt es noch Geschmackssensoren, die auf »Umami« reagieren. Der japanische Begriff bezeichnet einen pikant-würzigen Fleischgeschmack, und die entsprechenden Rezeptoren wurden erst vor wenigen Jahren entdeckt.

Literaturverzeichnis

A

Abbott A: Avian flu special: What's in the medicine cabinet? Nature 2005;435:407-409. In dieser Nature-Ausgabe vom 26. Mai 2005 hat das Fachmagazin einen Schwerpunkt zum Thema Vogelgrippe herausgebracht.

Abidov A, Rozanski A, Hachamovitch R, et al.: Prognostic significance of dyspnea in patients referred for cardiac stress testing. New England Journal of Medicine 2005;353:1889-1898

Alibek K, Handelman S: Bioterror. Tod aus dem Labor. München 2001

Almond CS, Shin AY, Fortescue EB, et al.: Hyponatremia among runners in the Boston Marathon. New England Journal of Medicine 2005;352:1550-1556

Anderheim L, Holter H, Bergh C, Möller A: Does psychological stress affect the outcome of in vitro fertilisation? Human Reproduction 2005;20:2969-2975

Appel LJ, Sacks FM, Carey VJ: Effects of monounsaturated fat, and carbohydrate intake on blood pressure and serum lipids. Results of the omniheart randomized trial. Journal of the American Medical Association 2005;294:2455-2464

Astrup A: Super-sized and diabetic by frequent fast-food consumption? Lancet 2005;365:4-5

B

Barker DJP, Osmond C, Forsén TJ, et al.: Trajectories of growth among children who have coronary events as adults. New England Journal of Medicine 353:1802-1809

Bartens W: Dem Leben auf der Spur. München 2003

Bartens W: Die Krankmacher. München 2005

Bartens W: Die Tyrannei der Gene. Wie die Gentechnik unser Denken verändert. München 1999.

Bartens W: Lexikon der Medizin-Irrtümer. Vorurteile, Halbwahrheiten, fragwürdige Behandlungen. Frankfurt 2004

Bartens W: Lust aus dem Labor. Mit Viagra verdient die Industrie Milliarden. Jetzt kommt die Libido der Frauen dran: Wer nicht dauernd will, wird für krank erklärt. SZ-Wissen 2005;5:68-72

Bartens W: Vom Kopf ins Kreuz. Ob der Rücken weh tut, hat mehr mit der Seele zu tun als mit den Knochen. SZ-Wissen 2005;2:44-47

Beevers DG: The end of beta blockers for uncomplicated hypertension? Lancet 2005;366:1510-1512

Bellini WJ, Rota JS, Lowe LE, et al.: Subacute sclerosing panencephalitis: more cases of this fatal disease are prevented by measles immunization than was previously recognized. Journal of Infectious Diseases 2005;192:1686-1693

Bennett JW, Chung KT: Alexander Fleming and the discovery of penicillin. Advances in Applied Microbiology 2001;49:163-184

Berenson A: Doctors blame taser stun gun for fibrillation. New York Times 2.9.2005

Bericht der Techniker Krankenkasse und der Charité am 20. April 2005 in Berlin

Berndt, Christina: Die Küche lebt. Wer Keime auf der Klobrille fürchtet, sollte nie wieder einen Kühlschrank öffnen. SZ-Wissen 2005;1:32-36

Boyd CM, Darer J, Boult C, et al.: Clinical practice guidelines and quality of care for older patients with multiple comorbid diseases: implications for pay for performance. Journal of the American Medical Association 2005;294:716-724

C

Cannon CP: The ideal cholesterol. Lower is better. Journal of the American Medical Association 2005;294:2492-2494

Chen YY, Kawachi I, Subramanian SV, et al.: Can social factors explain sex differences in insomnia? Findings from a national survey in

Taiwan. Journal for Epidemiology and Community Health 2005;59:488-94

Cheng Z, Ventura M, She X, et al.: A genome-wide comparison of recent chimpanzee and human segmental duplications. Nature 2005;437:88-93

Colchester AC, Colchester NT: The origin of bovine spongiform encephalopathy: the human prion disease hypothesis. Lancet 2005;366:856-861

Concato J, Wells CK, Horwitz RI, et al.: The effectiveness of screening for prostate cancer: a nested case-control study. Archives of Internal Medicine 2006;166:38-43

D

Danesh J, Wheeler JG, Hirschfield GM, et al.: C-reactive protein and other circulating markers of inflammation in the prediction of coronary heart disease. New England Journal of Medicine 2004;350:1387-1397

Davis SR, Davison SL, Donath S, Bell RJ: Circulating androgen levels and self-reported sexual function in women. Journal of the American Medical Association 2005;294:91-96

De Backer G, Ambrosioni E, Borch-Johnson K et al.: European guidelines on cardiovascular disease prevention in clinical practice. European Heart Journal 2003;24:1601-1610

DeLemos JA, Blazing MA, Wiviott SD: Early intensive versus delayed conservative simvastatin strategy in patients with acute coronary syndromes. Phase Z of the A to Z trial. Journal of the American Medical Association 2005;292:1307-1316

Demicheli V, Jefferson T, Rivetti A, et al.: Vaccines for measles, mumps and rubella in children. Cochrane Database Syst Rev. 2005;19:CD004407

Dennerstein L, Lehert P, Burger H: The relative effects of hormones and relationship factors on sexual function of women through the natural menopause transition. Fertility and Sterility 2005;84:174-180

Dettweiler U, Simon P: Points to consider for ethics committees in human gene therapy trials. Bioethics 2001;15:491-500

Dickhuth HH: Genetik und Grenzen der menschlichen Leistungsfähigkeit. Leistungssport 2004;1:5-11

Dickson D: Cline stripped of research grants. Nature 1981;294:391-392

Dobson R: After the French paradox comes the Italian enigma. British Medical Journal 2004;329:1064

Douglas RM, Hemilä H: Vitamin C for preventing and treating the common cold. PLoS Medicine 2005;2:e168

E

Ebbesen J, Buajordet I, Erikssen J, et al.: Drug-related deaths in a department of internal medicine. Archives of Internal Medicine 2001;161:2317-2323

Ebell MH: Antibiotic prescribing for cough and symptoms of respiratory tract infection – do the right thing. Journal of the American Medical Association 2005;293:3062-3064

El-Kadiki A, Sutton AJ: Role of multivitamins and mineral supplements in preventing infections in elderly people: systematic review and meta-analysis of randomised controlled trials. British Medical Journal 2005;330:871

Evans PD, Gilbert SL, Mekel-Bobrov N, et al.: Microcephalin, a gene regulating brain size, continues to evolve adaptively in humans. Science 2005;309:1717-1720

F

FDA warns about antidepressants, suicide. CNN.com. 1. Juli 2005

Fisher B, Anderson S, Bryant J, et al.: Twenty-year follow-up of a randomized trial comparing total mastectomy, lumpectomy, and lumpectomy plus irradiation for the treatment of invasive breast cancer. New England Journal of Medicine 2002;347:1233-1241

Fleischer DM, Conover-Walker MK, Matsui EC, Wood RA: The

natural history of tree nut allergy. Journal of Allergy and Clinical Immunology 2005;116:1087-1093

Fontana L, Meyer TE, Klein S: Long-term calorie restriction is highly effective in reducing the risk of atherosclerosis in humans. Proceedings of the National Academy of Sciences 2004;101:6659-6663

Freedman R: The choice of antipsychotic drugs for schizophrenia. New England Journal of Medicine 2005;353:1286-1288

Friedman RS, McCarthy DM, Forster J, Denzler M: Automatic effects of alcohol cues on sexual attraction. Addiction 2005;5:672-681

G

Gapstur SM, Gann PH, Kopp P, et al.: Serum androgen concentrations in young men: A longitudinal analysis of associations with age, obesity, and race. The cardia male hormone study. Cancer Epidemiology, Biomarkers and Prevention 2002;11:1041-1047

Gerac-Studie 16.11.2005

Gilbert R, Salanti G, Harden M, See S: Infant sleeping position and the sudden infant death syndrome: systematic review of observational studies and historical review of recommendations from 1940 to 2002. International Journal of Epidemiology 2005;34:874-887

Giles LC, Glonek GFV, Luszcz MA, Andrews GR: Effect of social networks on 10 year survival in very old Australians: the Australian longitudinal study of aging. Journal of Epidemiology and Community Health 2005;59:574-579

Goldsworthy PD, McFarlane AC: Howard Florey, Alexander Fleming and the fairy tale of penicillin. Medical Journal of Australia 2002;176:176-178

Grandjean AC, Reimers KJ, Bannick KE, Haven MC: The effect of caffeinated, caloric and non-caloric beverages on hydration. Journal of the American College of Nutrition 2000;5:591-600

Grandt D, Friebel H, Müller-Oerlinghausen: Arzneitherapie(un)sicherheit. Notwendige Schritte zur Verbesserung der Patientensicherheit bei medikamentöser Therapie. Deutsches Ärzteblatt 2005; 102:A509-515

Grant AM, Avenell A, Campbell MK, et al. and the record trial-group: Oral vitamin D3 and calcium for secondary prevention of low-trauma fractures in elderly people: a randomised placebo-controlled trial. Lancet 2005;365:1621-1628

Griffiths D, Derbyshire S, Stenger A, Resnick N: Brain control of normal and overactive bladder. Journal of Urology 2005;174:1862-1867

Gritz ER, Fingeret MC, Vidrine DJ, et al.: Successes and failures of the teachable moment: Smoking cessation in cancer patients. Cancer 2006;106:17-27

Guppy MPB, Mickan SM, Del Mar CB: »Drink plenty of fluids«: A systematic review of evidence for this recommendation in acute respiratory infections. British Medical Journal 2004;328:499-500

H

Hauck FR, Omojokun OO, Siadaty MS: Do pacifiers reduce the risk of sudden death syndrome? A meta-analysis. Pediatrics 2005; 116e:716-723

Hay EM, Mullis R, Lewis M, et al.: Comparison of physical treatments versus a brief pain-management programme for back pain in primary care: a randomised clinical trial in physiotherapy practice. Lancet 2005;365:2024-2030

Hayakawa T, Angata T, Lewis AL, et al.: A human-specific gene in microglia. Science 2005;309:1693

Hippisley-Cox J, Coupland C: Risk of myocardial infarction in patients taking cyclo-oxygenase-2 inhibitors or conventional non-steroidal anti-inflammatory drugs: population based nested case-control analysis. British Medical Journal 2005;330:1366

Hyde JS: The gender similarities hypothesis. American Psychologist 2005;60:581-592

J

Jackson LA, Jackson ML, Nelson JC, et al.: Evidence of bias in estimates of influenza vaccine effectiveness in seniors. International Journal of Epidemiology, online 20. Dezember 2005

Jackson R, Broad J, Connor J, Wells S: Alcohol and ischaemic heart disease: probably no free lunch. Lancet 2005;366:1911-1912

Jefferson T, Rivetti D, Rivetti A, et al.: Efficacy and effectiveness of influenza vaccines in elderly people: a systematic review. Lancet 2005;366:1165-1174

Jorm AF: Social networks and health: it's time for an intervention trial. Journal of Epidemiology and Community Health 2005;59:537-538

K

Keil U, Fitzgerald AP, Gohlke H: Risikoabschätzung tödlicher Herz-Kreislauf-Erkrankungen. Die neuen Score-Deutschland-Tabellen für die Primärprävention. Deutsches Ärzteblatt 2005;102:A1808-1812

Kim PJ, Franklin WH: Ventricular fibrillation after stun-gun discharge. New England Journal of Medicine 2005;353:958-959

Kono S: Green tea and gastric cancer in Japan. New England Journal of Medicine 2001;344:1867-1868

Konzentrieren wir uns zu sehr aufs LDL-Cholesterin? Interview mit Wilfried März. Münchner Medizinische Wochenschrift 2005;14:14

Koyama T, McHaffie JG, Laurienti, Coghill RC: The subjective experience of pain: where expectations become reality. Proceedings of the National Academy of Sciences 2005;102:12950-12955

Krieger N, Lowy I, Aronowitz R, et al.: Hormone replacement therapy, cancer, controversies, and women's health: historical, epidemiological, biological, clinical, and advocacy perspectives. Journal of Epidemiology and Community Health 2005;59:740-748

L

Larson E, Aiello A, Lee LV, et al.: Short- and long-term effects of handwashing with antimicrobial or plain soap in the community. Journal of Community Health 2003;2:139-150

Lieberman JA, Stroup TS, McEvoy JP, et al.: Effectiveness of antipsychotic drugs in patients with chronic schizophrenia. New England Journal of Medicine 2005;353:1209-1223

Linde K, Clausius N, Ramirez G, et al.: Are the clinical effects of homeopathy placebo effects? A meta-analysis of placebo-controlled trials. Lancet 1997;350:834-843

Lindholm LH, Carlberg B, Samuelsson O: Should beta blockers remain first choice in the treatment of primary hypertension? A meta-analysis. Lancet 2005;366:1545-1553

Little P, Rumsby K, Kelly J, et al.: Information leaflet and antibiotic prescribing strategies for acute lower respiratory tract infection. Journal of the American Medical Association 2005;293:3029-3035

Lowfat diets might deprive kids vitamins. CNN.com 12.4.2005

M

Magid DJ, Wang Y, Herrin J, et al.: Relationship between time of day, day of week, timeliness of reperfusion, and in-hospital mortality for patients with acute ST-Segment elevation myocardial infarction. Journal of the American Medical Association 2005;294:803-812

Maier H, Scholz R: Wiedervereinigung zeigt: Für ein langes Leben ist es nie zu spät. Demografische Forschung 2004;3:1-2

Mair W, Piper MDW, Partridge L: Calories do not explain extension of life span by dietary restriction in drosophila. PLoS Biology 2005;3:e223

Maitra A, Arking DE, Shivapurkar N, et al.: Genomic alterations in cultured human embryonic stem cells. Nature Genetics 2005;37:1099-1103

Marshall SF, Bernstein L, Anton-Culver H et al.: Nonsteroidal anti-inflammatory drug use and breast cancer risk by stage and hormone receptor status. Journal of the National Cancer Institute 2005;97:805-812

Marson A, Jacoby A, Johnson A, et al.: Immediate versus deferred antiepileptic drug treatment for early epilepsy and single seizures: a randomised controlled trial. Lancet 2005;365:2007-2013

Marwick TH: Dyspnea and risk in suspected coronary disease. New England Journal of Medicine 2005;353:1963-1965

McIntosh AM, Berkovic SF: Treatment of new-onset epilepsy: seizures beget discussion. Lancet 2005;365:1985-1986

Meeting Report American Heart Association vom 16.11.2005: Drinking decaffeinated coffee may be harmful to heart health.

Mekel-Bobrov N, Gilbert SL, Evans PD, et al.: Ongoing adaptive evolution of ASPM, a brain size determinant in Homo sapiens. Science 2005;309:1720-1722

Mettler F, Frey GD, et al.: Chernobyl Forum report. Chernobyl's Legacy: Health, Environmental and Socio-Economic Impacts. 2005

Mikhail GW: Coronary heart disease in women. Is underdiagnosed, undertreated, and under-researched. British Medical Journal 2005; 331:467-468

Morton LM, Zheng T, Holford TR, et al.: Alcohol consumption and risk of non-hodgkin lymphoma: a pooled analysis. Lancet Oncology 2005;6:469-476

Moscucci M, Share D, Smith D, et al.: Relationship between operator volume and adverse outcome in contemporary percutaneous coronary intervention practice. An analysis of a quality-controlled multicenter percutaneous coronary intervention clinical database. Journal of the American College of Cardiology 2005;46:625-632

Müller-Lissner SA, Kamm MA, Scarpignato C, Wald A: Myths and misconceptions about chronic constipation. American Journal of Gastroenterology 2005;100: 232-242

N

Naimi ZS, Brown DW, Brewer RD, et al.: Cardiovascular risk factors and confounders among nondrinking and moderate-drinking US-adults. American Journal of Preventive Medicine 2005;4:369-373

New York Times 12. April 2005: The Claim: Crossing your legs causes varicose veins

New York Times 3. Mai 2005: Ugly Children may get parental short shrift

Nickel R, Egle UT, Hardt J: Are childhood adversities relevant in patients with chronic low back pain? European Journal of Pain 2002;6:221-228

Nickel R, Egle UT, Rompe J, et al.: Somatisation predicts the outcome of treatment in patients with low back pain. Journal of Bone and Joint Surgery 2002;84:189-195

Nielsen NR, Zhang ZF, Kristensen TS et al.: Self reported stress and risk of breast cancer: prospective cohort study. British Medical Journal 2005;331:548-550

NN: Editorial: The end of homoeopathy. Lancet 2005;366:690

NN: Zum Welt-Aids-Tag 2005. Stand und Entwicklung der HIV-Epidemie in Deutschland. Epidemiologisches Bulletin 2005;47:437-446

O

Oboler SK, Prochazka AV, Gonzales R et al.: Public expectations and attitudes for physical examinations and testing. Annals of Internal Medicine 2002;136:652-659

O'Malley PG, Greenland P: The annual Physical. Are physicians and patients telling us something? Archives of Internal Medicine 2005;165:1333-1334

Orth SR, Schroeder T, Ritz E, Ferrari P: Effects of smoking on renal function in patients with type 1 and type 2 diabetes mellitus. Nephrology Dialysis Transplantation 2005;20:2414-2419

P

Paradise JL, Campbell TF, Dollaghan CA, et al.: Developmental – outcomes after early or delayed insertion of tympanostomy tubes. New England Journal of Medicine 2005;353:576-586

Patz JA, Campbell-Lendrum D, Holloway T, Foley JA: Impact of regional climate change on human health. Nature 2005;438:310-317

Pedersen TR, Faergemann O, Kastelein JJP, et al.: High-dose atorvastatin versus usual-dose simvastatin for secondary prevention after myocardial infarction. The IDEAL study: a randomized controlled trial. Journal of the American Medical Association 2005;294:2437-2445

Pereira MA, Kartashov AI, Ebbeling CB, et al.: Fast-food habits, weight gain, and insulin resistance (the CARDIA study): 15-year prospective analysis. Lancet 2005;365:36-42

Presseerklärung des Bundesinstituts für Risikobewertung 12/2005 (www.bfr.bund.de)

Prochazka AV, Lundahl K, Pearson W et al.: Support of evidence-based guidelines for the annual physical examination. Archives of Internal Medicine 2005;165:1347-1352

R

Richter J, Stöver IM, Walter S, Mehlhorn H, Häussinger D: Kopfläuse – Umgang mit einer wieder auflebenden Parasitose. Deutsches Ärzteblatt 2005;102:A2395

Ridker PM, Hennekens CH, Buring JE, et al.: C-reactive protein and other markers of inflammation in the prediction of cardiovascular disease in women. New England Journal of Medicine 2000;342:836-843

Rinzler, Carol Ann: Feed a cold, starve a fever – a dictionary of medical folklore. New York 1991

Roberts I, Yates D, Sandercock P, et al.: Effect of intravenous corticosteroids on death within 14 days in 10.008 adults with clinically significant head injury (MRC CRASH trial): randomised placebo-controlled trial. Lancet 2004;364:1321-1328

Roberts RJ, Burgess IF: New head-lice treatments: hope or hype? Lancet 2005;365:8-10

S

Sauerland S, Maegele M: A CRASH landing in severe head injury. Lancet 2004;364:1291-1292

Scholz RD, Maier H: German unification and the plasticity of mortality at older ages. Rostock 2003

Shang A, Huwiler-Muntener K, Nartey L, et al.: Are the clinical effects of homoeopathy placebo effects? Comparative study of placebo-controlled trials of homoeopathy and allopathy. Lancet 2005; 366:726-732

Shankar SK, Satishchandra P: Did BSE in the UK originate from the Indian subcontinent? Lancet 2005;366:790-791

Stampfer MJ, Kang JH, Chen J, et al.: Effects of moderate alcohol consumption on cognitive function in women. New England Journal of Medicine 2005;352:245-253

Stiftung Warentest (Autor: Klaus Koch): Untersuchungen zur Früherkennung – Krebs. Nutzen und Risiken. Berlin 2005

Stiftung Warentest: Die Andere Medizin. »Alternative« Heilmethoden für Sie bewertet. Berlin 2005

Stuebe AM, Rich-Edwards JW, Willett WC, et al.: Duration of lactation and incidence of type 2 diabetes. Journal of the American Medical Association 2005;294:2601-2610

Sun M: Cline loses two NIH grants. Science 1981;214:1220

Suzuki Y, Tsubono Y, Nakaya N, et al.: Green tea and the risk of colorectal cancer: pooled analysis of two prospective studies in Japan. Journal of Epidemiology 2005;4:118-124

Swap CJ, Nagurney JT: Value and limitations of chest pain history in the evaluation of patients with suspected acute coronary syndromes. Journal of the American Medical Association 2005; 294:2623-2629

Sygusch R, Wagner P, Janke A, Brehm W: Gesundheitssport – Effekte und deren Nachhaltigkeit bei unterschiedlichem Energieverbrauch. Deutsche Zeitschrift für Sportmedizin 2005;9:318-326

T

Takkouche B, Etminan M, Montes-Martinez A: No strong evidence of an increased risk of cancer among personal hair dye users. Journal of the American Medical Association 2005;293:2516-2525

Task force on sudden infant death syndrome: The changing concept in sudden infant death syndrome: diagnostic coding shifts, controversies regarding the sleeping environment, and new variables to consider in reducing risk. Pediatrics 2005;116:1245-1255

Taylor R, Giles J: Cash interests taint drug advice. Nature 2005; 437:1070-1071

The Chimpanzee Sequencing and Analysis Consortium: Initial sequence of the chimpanzee genome and comparison with the human genome. Nature 2005;437:69-87

V

Van den Born BJH, Hulsman CAA, Hoekstra JBL, et al.: Value of routine funduscopy in patients with hypertension. British Medical Journal 2005;331:73-77

Vaupel JW, Carey JR, Christensen K: It's never too late. Science 2003;301:1679-1681

Veronesi U, Paganelli G, Viale G, et al.: A randomized comparison of sentinel-node biopsy with routine axillary dissection in breast cancer. New England Journal of Medicine 2003;349:546-553

Viner RM, Cole TJ: Adult socioeconomic, educational, social, and psychological outcomes of childhood obesity: a national birth cohort study. British Medical Journal 2005;330:1354-1358

W

Wainwright M: Fleming's unfinished. Perspectives of Biology and Medicine 2002;45:529-538

Wakefield AJ, Murch SH, Anthony A, et al.: Ileal-lymphoid-nodular hyperplasia, non-specific colitis, and pervasive developmental disorder in children. Lancet 1998;351:637-641

Warmoth L, Regalado MM, Simoni J: Cigarette smoking enhances increased urine albumin excretion as a risk factor for glomerular filtration rate decline in primary hypertension. American Journal of Medical Sciences 2005;330:111-119

Weinberger MH: More novel effects of diet on blood pressure and lipids. Journal of the American Medical Association 2005;294:2497-2498

Westin S, Heath I: Thresholds for normal blood pressure and serum cholesterol. Lower thresholds mean that 90 percent of people over 50 years are identified as patients. British Medical Journal 2005; 330:1461-1462

Whipple B, Perry JD: The G-spot: a modern gynecologic myth. American Journal of Obstetrics and Gynecology 2001;185:359-362

Willett W, Stampfer MJ, Manson JE, et al.: Coffee consumption and coronary heart disease in Women. Journal of the American Medical Association 1996;275:458-462

Willich S, Wegscheider K, Stallmann M, Keil T: Noise burden and the risk of myocardial infarction. European Heart Journal: 2006; 27:276-282

Winters NC: Are antidepressants safe for adolescents? Postgraduate Medicine 2005;118:33-34 Sorensen TIA, Rissanen A: Korkeila M, Kaprio J: Intention to lose weight, weight changes, and 18-y mortality in overweight individuals without co-morbidities. PLoS Medicine 2005;2:e171 (1-11)

Wu AH, Tseng CC, Van Den Berg D, Yu MC: Tea intake, COMT genotype, and breast cancer in Asian-American women. Cancer Research 2003;63:7526-7529

Y

Yang Y, Raine A, Lencz T, et al.: Prefrontal white matter in pathological liars. British Journal of Psychiatry 2005;187:320-325

Young C, Horton R: Putting clinical trials into context. Lancet 2005;366:107-108

Young DS, Hade EM: Holidays, birthdays, and postponement of cancer death. Journal of the American Medical Association 2004; 292:3012-3016

Youngstedt SD, Kripke DF: Long sleep and mortality: rationale for sleeprestriction. Sleep Medicine Reviews 2004;8:159-174

Z

Zok K, Schuldzinski W: Private Zusatzleistungen in der Arztpraxis. Ergebnisse aus Patientenbefragungen. Erschienen Oktober 2005. Zu beziehen über: Wido, Kortrijker Str. 1, 53177 Bonn

Zubieta JK, Bueller J, Jackson L, et al.: Placebo effects mediated by endogenous opioid activity on mu-opioid receptors. The Journal of Neuroscience 2005;25:7754-7762

Zulley J, Knab B: Unsere Innere Uhr. Freiburg 2000

Zulley J: Mein Buch vom guten Schlaf. München 2005

Sach- und Personenregister

»Pollmer und Warmuth stellen fast alles auf den Kopf, was wir über die Wirkung des Essens zu wissen glaubten.« Focus

Udo Pollmer
Susanne Warmuth
Lexikon der populären Ernährungsirrtümer
Missverständnisse, Fehlinterpretationen
und Halbwahrheiten von Alkohol bis Zucker
384 Seiten · geb/SU
€ 19,95 · sFr 41,– · € 23,60 (A)
ISBN 978-3-8218-5691-9

Zu viel, zu süß, zu fett – die Ge- und Verbote der gesunden Ernährung machen die Lust aufs Essen nicht selten zum Frust. Dabei beruhen viele dieser Ernährungsweisheiten auf Missverständnissen, Fehlinterpretationen und Halbwahrheiten, behaupten Udo Pollmer und Susanne Warmuth.
In der um viele Stichwörter aktualisierten Neuausgabe ihres Bestsellers *Lexikon der populären Ernährungsirrtümer* werfen sie einen kritischen Blick auf unsere liebgewonnenen Ernährungsrituale, untersuchen Macht und Wahrheitsgehalt von Kampagnen der Nahrungsmittelindustrie und nehmen zahlreiche andere Fehlinformationen aufs Korn.

Eichborn
Kaiserstraße 66
60329 Frankfurt/Main
Tel. 069/25 60 03-0
Fax 069/25 60 03-30
www.eichborn.de